강경원의 백 투 베이직

강경원의 백 투 베이직

강경원 지음

세미콜론

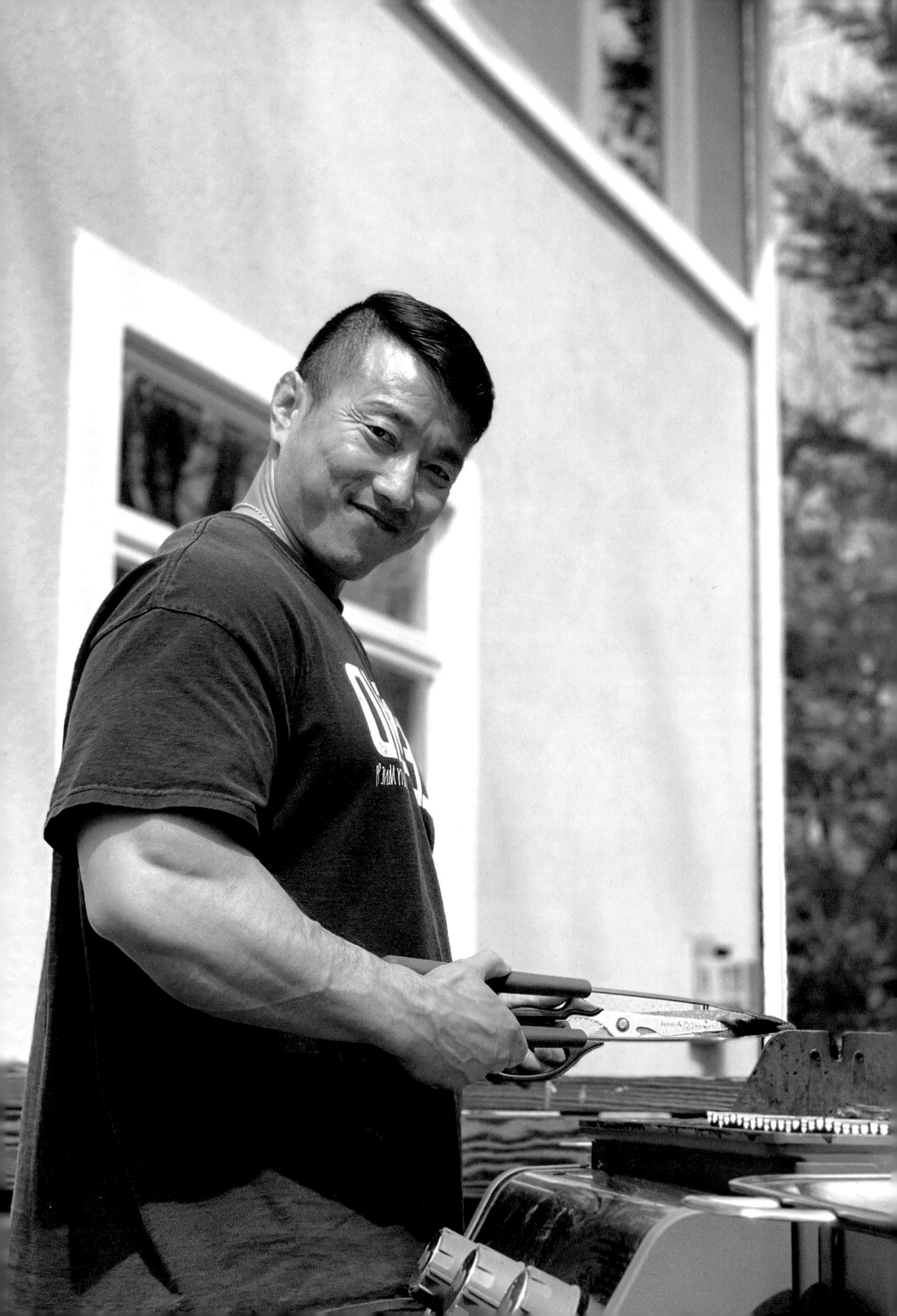

PROLOGUE

이 책에 담은 내용은 30년 동안 제가 몸으로 겪고 배우기 위해 부단히 노력한 결과물입니다. 사실 이것들을 습득하기 위해 남몰래 흘린 땀과 눈물이 있었지요. 어렵게 배운 저만의 노하우를 책을 통해 모든 사람에게 공유한다는 것이 사실 쉬운 결정만은 아니었습니다.

그럼에도 불구하고 이 책을 쓴 이유는, 운동을 좋아하는 많은 이들이 정보의 홍수 속을 헤매며 잘못된 지식으로 크고 작은 부상을 입을 뿐더러 운동에 대한 인식 자체마저 바뀌고 있음을 느꼈기 때문입니다. 이 혼란을 정리할 시기는 바로 지금이라는 생각이 들었어요.

정확한 기본 개념을 아는 것은 수많은 정보를 아는 것보다 몇 배 더 중요합니다. 하지만 요즘의 정보는 예전 정보의 의미와는 많이 달라졌습니다. 당장 인터넷과 유튜브 검색만으로 단시간에 수백, 수천 개의 운동 정보를 한 번에 수집할 수 있는 시대가 되었으니까요.

물론 그 정보들이 다 틀린 것은 아니지만, 실제로 주변의 많은 이들이 본인에게 맞지 않는 정보를 수집하여 적용하는 것들을 보며 매우 안타까운 생각이 들었습니다.

이 책에는 모두가 너무 잘 알고 있다고 생각하는 기본 중의 기본이지만, 정작 제대로 아는 이는 잘 없는 기본에 관해서 이야기했습니다. 이를 토대로 꼭 안전하고 건강하게 몸을 만들길 바랍니다. 부디 제가 먼저 겪은 경험을 바탕으로 이 책을 읽는 독자들이 너무 먼 길을 돌아가지 않고, 건강한 몸과 마음으로 운동을 좋아하고 즐기면 좋겠습니다.

마지막까지 당부하고 싶은 말은 "기본으로 돌아가라."입니다.
그것이 가장 빠른 길입니다.

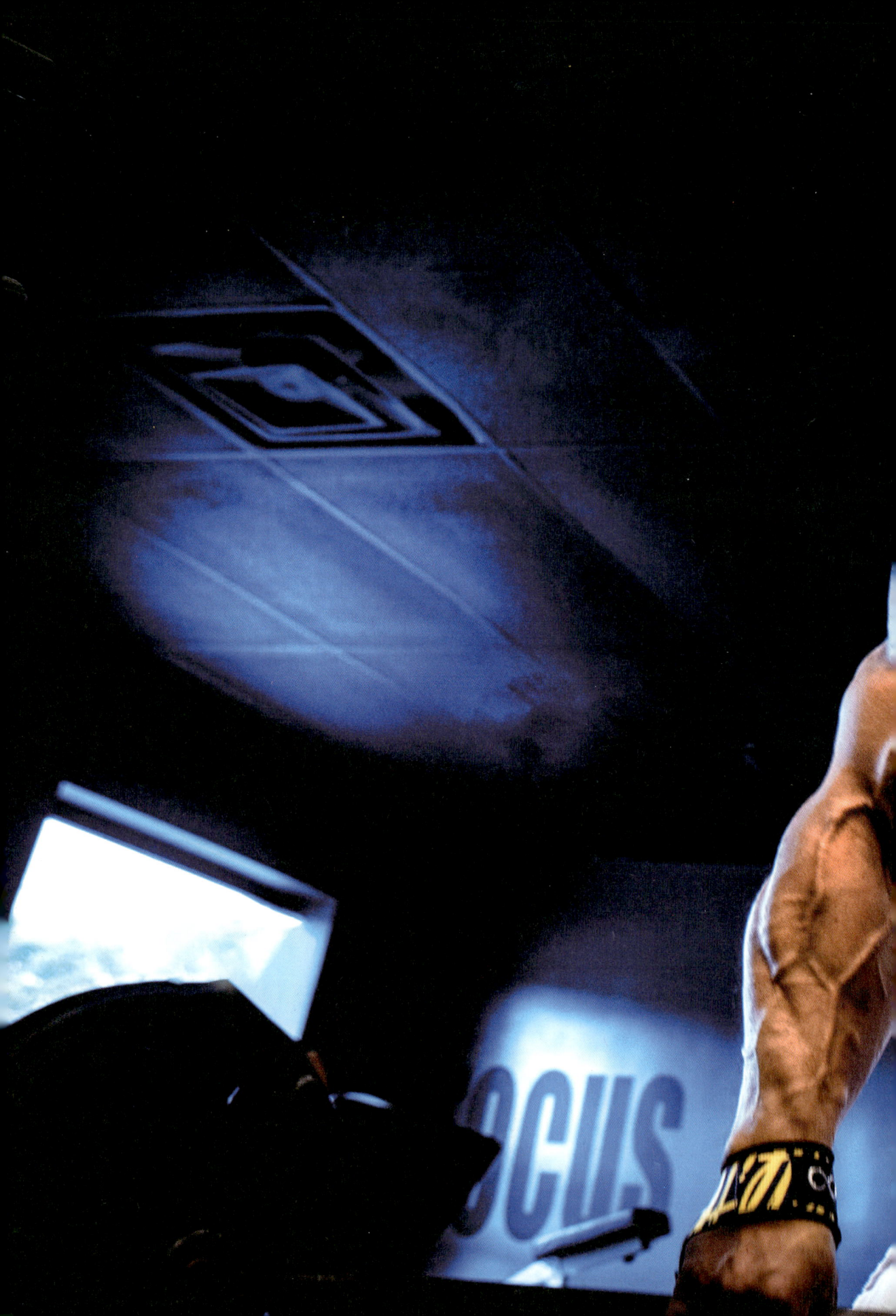

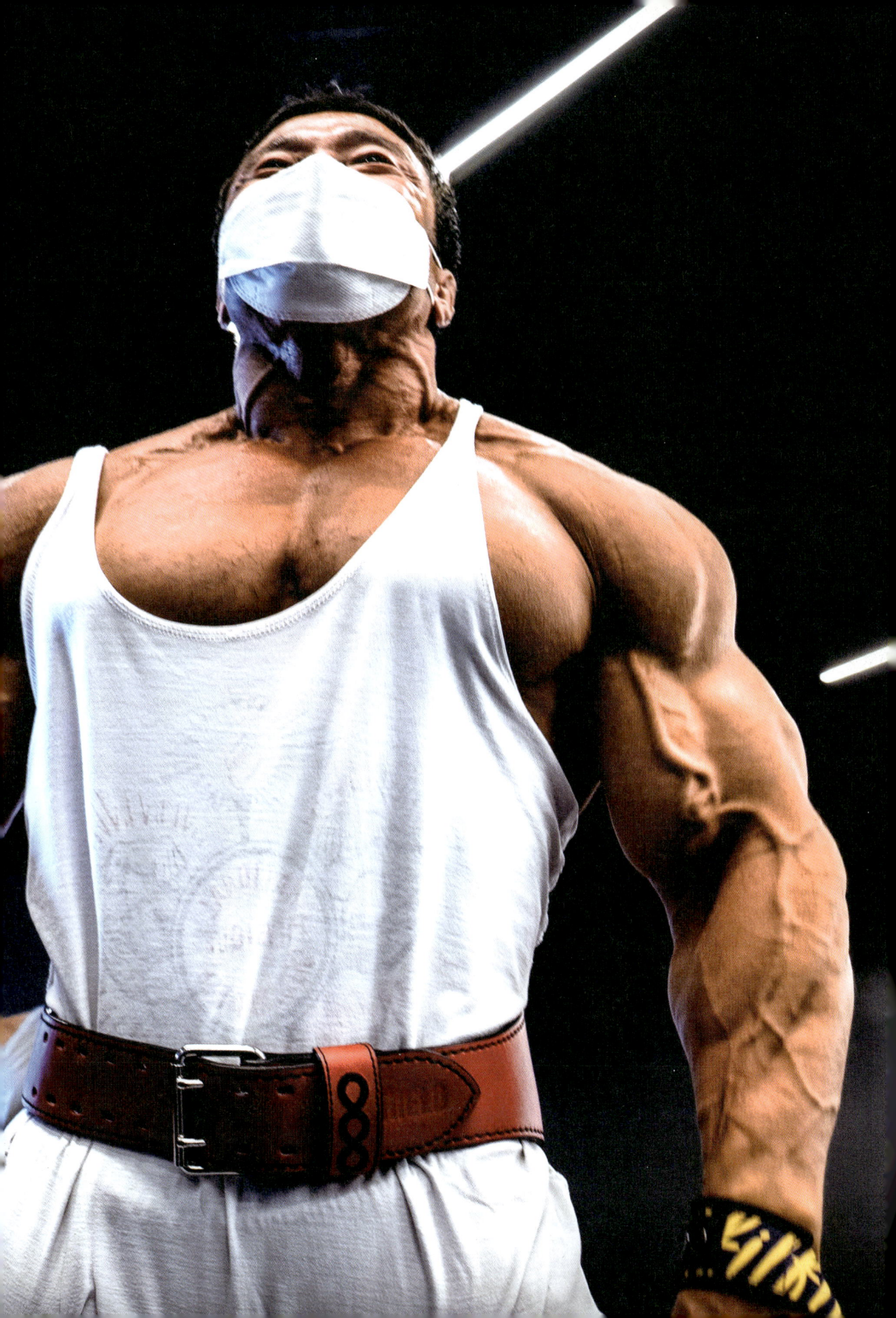

CONTENTS

PROLOGUE　　　　　　　　　　4

MENTAL TRAINING
CHAPTER 1
강경원의 운동 철학

운동 왜 하세요?　　　　　　　　14
어떤 마음으로 운동해야 할까?　　18
슬럼프 극복법　　　　　　　　　22
식단　　　　　　　　　　　　　24
환경　　　　　　　　　　　　　30
구독자 최다 질문 Q&A　　　　　32
신新 근육 해부도　　　　　　　　38

SPECIAL PAGE
멋진 몸을 만들고 싶다면 기억할 5가지　　40

BODY TRAINING

CHAPTER 2

골고루 천천히 하세요

스트레칭

1	발목 돌리기	48
2	무릎 굽혔다 펴기	48
3	허리 돌리기	49
4	옆구리 스트레칭	49
5	몸통 돌리기	50
6	어깨 짧게 돌리기	50
7	어깨 크게 돌리기	50
8	목 스트레칭	51
9	햄스트링 스트레칭	52
10	삼두근 스트레칭	52

SPECIAL PAGE
그립의 종류   53

상체

등   56

01	랫풀다운	60
02	시티드 로우	62
03	풀업	64
04	컨벤셔널 데드리프트	66
05	루마니안 데드리프트	68
06	바벨 로우	70
07	원암 덤벨 로우	72

어깨   74

01	숄더 프레스	78
02	오버헤드 덤벨 프레스	80
03	밀리터리 프레스	84
04	비하인드 넥 프레스	86
05	사이드 레터럴 레이즈	88
06	벤트 오버 레터럴 레이즈	92

가슴 94

01	머신 벤치 프레스	98
02	플랫 벤치 프레스	100
03	인클라인 벤치 프레스	104
04	인클라인 덤벨 프레스	110
05	푸시업	112

팔 114

01	원암 덤벨 컬	118
02	프리처 컬	120
03	컨센트레이션 컬	122
04	케이블 푸시 다운	124
05	덤벨 킥백	128
06	라잉 트라이셉스 익스텐션	130

복근 132

01	플로어 레그 레이즈	136
02	플로어 크런치	138
03	행잉 니 레그 레이즈	140
04	벤치 레그 레이즈	142
05	사이드 크런치	144

하체

01	레그 익스텐션	154
02	레그 컬	156
03	파워 레그 프레스	158
04	스탠딩 카프 레이즈	162
05	덩키 킥	166
06	힙 어브덕션	168
07	기본 스쿼트	170
08	와이드 스쿼트	174
09	내로우 스쿼트	176
10	하프 스쿼트&풀 스쿼트	178
11	바벨 프런트 스쿼트	180
12	바벨 백 스쿼트	182
13	스티프 데드리프트	184

SPECIAL PAGE
유산소 운동, 꼭 해야 하나요?   186

SPECIAL PAGE
호흡법   188

SPLIT ROUTINE
CHAPTER 3

분할 루틴
: 헬스장 갈 때 보세요

초급자	무분할	193
중급자	2분할	194
상급자	3분할	196
선 수	4분할	198
BONUS	강경원 루틴	202

SPECIAL PAGE
보디빌딩 대회 소개   208

CHAPTER

MENTAL TRAINING

강경원의 운동 철학

운동 왜 하세요?

운동이 생활의 일부가 된 분들에게 물어 보고 싶은 질문입니다. 제가 처음 운동을 시작했을 때를 생각하면 우연의 요소도 많았지만, 어쩌면 필연적인 만남이었다는 생각이 듭니다. 오늘도 헬스장에서 구슬땀을 흘린 여러분은 어떤 목표를 향해 운동하고 있나요?

내가 처음 운동을 시작했을 때

어렸을 때부터 운동을 정말 좋아했습니다. 초등학교 4학년 때는 축구를 했고, 5학년 때부터 중학교 3학년까지 태권도를 열심히 배워서 3단을 보유하고 있어요.

그렇게 체육인의 꿈을 키우던 중학교 3학년 당시 갑자기 아버지께서 병으로 돌아가셨습니다. 체육고등학교 진학을 준비하던 그 시기에 저는 모든 꿈을 접어야 했습니다. 하지만 일반 고등학교를 진학한 후에도 운동에 대한 열망은 사그라지지 않았습니다.

한창 사춘기를 겪으면서 알통 자랑, 힘자랑을 수시로 하던 고등학교 1학년 여름 즈음 '친구 따라 강남 간다.'는 말처럼 친구를 따라 간 한남동에 위치한 어느 체육관에서 운동을 시작하게 되었죠.

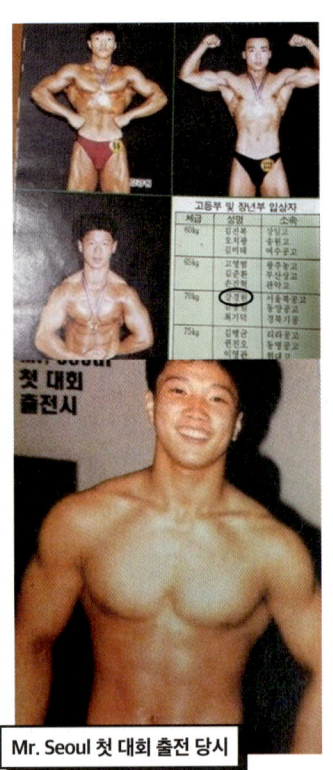

Mr. Seoul 첫 대회 출전 당시

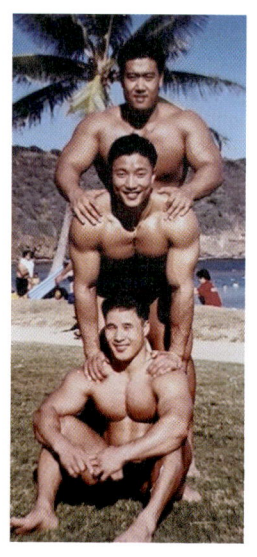

제가 운동을 막 시작했을 때는 보디빌딩 자체가 대중화된 시기가 아니었어요. 헬스, 육체미 이런 명칭들을 쓸 때였으니까요. 그럼에도 당시 체육관에는 몸이 참 좋은 분이 많았습니다. 그분들이 운동하는 걸 옆에서 보고 따라 하면서 운동에 더 관심을 가지게 되었지요. 그러다 우연히 대회장에서 아는 선배의 시합을 보고 큰 감명을 받은 것이 결정적 계기였습니다. '나도 한번 해 볼 수 있겠다.'는 생각이 이 긴 여정의 시작이었어요. 특별한 준비 없이 무작정 첫 시합에 나간 것 또한 그 당시쯤이었으니까요. 저는 그렇게 운동을 시작하게 되었습니다.

보디빌딩 대회를 준비하고 있다면

실제로 운동에 관심이 좀 있는 이들에게 저는 보디빌딩 대회를 준비해 보라고 합니다. 솔직히 보디빌딩 대회를 나가려면 못해도 하루에 3~5시간 정도는 기본적으로 운동에 투자해야 출전할 수 있는 몸이 나오므로 분명 쉬운 결정은 아닐 수 있어요.

하지만 대회를 준비하다 보면 사람은 자연스레 긴장하게 돼요. 목표가 있으면 시간을 효율적으로 쓰게 되고, 집중도를 바짝 높여 몸을 만들 수 있고 다이어트도 훨씬 잘 됩니다. 목표 없이 막연하게 몸을 만들고 체중을 감량한다고 생각하면 더 지칠 거예요.

보디빌딩 대회를 상반기와 하반기에 한 번씩, 1년에 총 두 번 나간다면 몸이 크게 발전할 수 있습니다. 잘 준비하려면 운동도 제대로, 잘 배워야 하고 내 몸에 대해서도 누구보다 잘 알아야 하는 것은 필수적입니다. 여기에 제가 추가로 강조하는 부분이 있다면 대회 경험이 있는 사람을 찾아가서 같이 파트너십 운동을 해 보라는 것이에요. 그 사람의 생활과 운동 패턴, 생활 습관, 식단 등의 전체적인 루틴을 곁에서 배워 보는 것입니다. 그때그때

경험자가 말해 주는 것을 잘 캐치해 본인의 것으로 만들어 시합을 나가는 것이 실질적으로 가장 도움이 된다고 생각합니다.

건강을 위해서라면

운동을 한 번도 안 해 본 사람들 기준으로 일주일에 3번, 30분씩 운동을 하면 건강한 생활을 영위할 수 있다는 말을 어디선가 들어 본 적 있을 겁니다.

실제로 위의 말은 거의 1980~1990년대에 만들어진 옛날 책에나 나오던 이야기이고, 지금 실정에는 전혀 맞지 않는다고 생각해요. 특히 식생활 면에서 예전과는 너무나도 달라졌으니까요. 그때만 해도 간편식이 거의 없었는데, 지금은 바쁜 현대 사회 속 달라진 라이프스타일 때문에 인스턴트 식품을 자주 접할 수 있는 환경으로 많이 변했습니다.

건강을 위해서 우선은 그런 음식들을 최대한 피하고, 주 4회 이상 최소 1시간 반~2시간 정도 운동하길 권합니다. 1시간은 근력(웨이트) 트레이닝을 하고 나머지 30분은 유산소 운동을, 마지막 30분은 스트레칭이나 마무리 운동으로 하루에 총 2시간가량 운동을 해야 문자 그대로 '건강하게' 살 수 있어요. 이렇게 이야기하면 도무지 시간이 없는데 하루에 2시간씩 어떻게 운동하냐고 하는 분들도 많아요. 하지만 그럼에도 시간을 내는 분들 또한 많습니다. 제 기준에서 이 정도의 근력과 유산소 운동을 해야지만 건강하게 살 수 있다고 생각하니 가능하다면 꼭 실천하길 바랍니다.

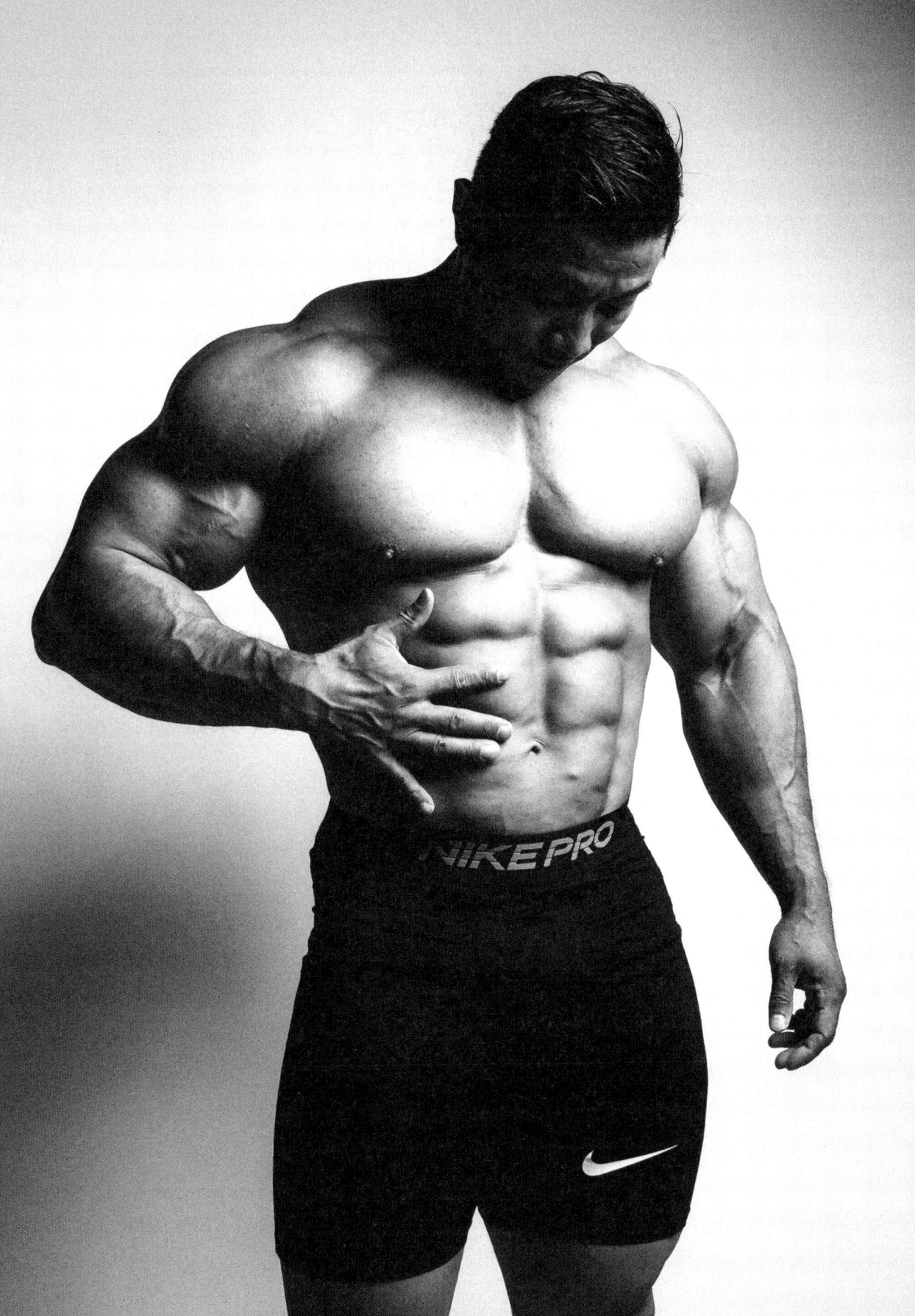

어떤 마음으로 운동해야 할까?

이 책을 펼친 분들이라면 운동에 어느 정도 관심이 있는 분들 혹은 필요성을 느끼는 분들이라 생각합니다. 아직 근력 운동에 익숙하지 않더라도 괜찮습니다. 자신이 어떤 유형에 해당하는지 돌아보고, 앞으로 어떤 마음가짐으로 운동하면 좋을지 생각해 보세요. 어떤 유형에 해당하든 당신은 운동을 좋아하고, 잘하게 될 사람이라는 것을 잊지 마세요.

운동을 좋아하는 사람들

이들은 운동하려는 마음가짐이 반 이상은 잡혀 있어요. 좋은 습관이 될 수 있는 최적의 여건이죠. 비가 오나 눈이 오나, 그냥 하루의 일과 중 자연스럽게 '운동을 한다.'는 마음가짐이 베스트입니다. 특히 사춘기 친구들이나 운동에 관심 있는 사람들은 누구나 잘 다듬어진 근육을 갖고 싶어 해요. 이런 욕구 역시 동기 부여의 반 이상은 되었다고 할 수 있죠.

그러나 이러한 마음가짐을 유지하면서도 여러 이유로 중간에 포기하거나 지칠 때가 종종 있습니다. 이럴 때 훨씬 자극적인 동기 부여, 즉 목표 설정이 필요합니다.

저의 경우 '나는 몸을 만들어서 보디빌딩 시합을 나가야겠다.', '보디빌딩으로 대학도 가고, 트레이너도 하고 싶다.'라는 구체적인 목표를 설정했어요. 한꺼번에 많은 목표를 잡은 것이 아니라 하나를 이룬 뒤 그다음 단계의 목표를 만들고 이뤄내다 보니 현재 강경원이 된 제가 있습니다.

롤모델을 정하고, 그의 일상 속 생활 습관 및 마인드를 배우며 미래의 내 모습을 상상하는 것도 도움이 됩니다. 자신을 계속 깨어 있게 하고, 할 수 있다는 자신감을 갖는 것이 가장 큰 동기부여가 될 거예요.

건강에 적신호가 온 사람들

보통 질병을 발견했거나, 본인이 건강하지 않음을 인지한 뒤 운동을 시작하는 일이 많습니다. 갑작스러운 진단을 받고 심적으로 힘든 상황일 가능성도 높습니다. 하지만 이런 때일수록 오히려 반드시 나아진다는 확신과 긍정적인 마인드를 갖고 운동부터 시작하세요.

힘든 상황을 잘 다스린 경험담을 찾아 듣거나, 유튜브를 활용하여 운동으로 건강도 좋아지게 된 계기를 간접적으로 접해 보길 추천합니다.

몸의 위험신호로 운동이 시급하다는 것을 깨닫는 계기가 되었으니, 이 시기에 마음 다짐만 제대로 한다면 실천은 금방이겠죠. 실제로 질병이 있는 상태의 두 사람이 운동했을 때와 하지 않았을 때의 결과를 봤을 때, 운동을 한 사람이 훨씬 빠르게 쾌유했음은 물론 완치율도 높습니다. 돌이킬 수 없을 만큼의 적신호가 오기 전, 미리 예방 차원에서도 운동은 좋은 동기부여가 됩니다.

재활이 필요한 사람들

만약 사고로 다리가 부러졌거나, 허리에 부상을 입어 수술 후 재활 목적으로 꾸준히 운동하다 '어? 상태가 정말 좋아졌네?'라고 느끼면서 자연스럽게 운동을 생활화하는 분들도 많습니다. 굳이 다치지 않아도 필라테스나 요가 같은 교정 운동 체험으로 몸에 일어난 긍정적인 변화를 느껴 본다면 이 또한 동기부여가 될 수 있겠지요.

다이어트 중인 사람들

최근 재택근무와 온라인 수업 등이 일상화되면서 자연스럽게 활동량도 줄고, 배달 음식을 먹는 횟수도 늘어나 급격한 체중 증가로 다이어트를 시도하는 분들이 많습니다.

저는 본인이 원하는 목표의 몸을 설정하고 이를 계속 상기시키는 것이 다이어트에 큰 도움이 된다고 생각합니다. 바쁜 일상 속에서 타이트한 식단 관리와 운동을 병행하기에 수많은 유혹이 있을 텐데, 그 유혹을 잘 넘길 수 있도록 롤모델의 사진을 자주 꺼내 보거나, 슬럼프를 이길 수 있는 자신만의 명언을 정해 두는 것도 좋은 방법이죠.

특히 다이어트 중인 분들이 반드시 알아 둬야 할 중요한 부분은 '살만 빼야지!' 하면 살을 뺄 수가 없다는 것입니다. 급하게 빼면 무조건 요요 현상이 일어나요. 몇십 또는 몇 년에 걸쳐 체중을 찌워 놨는데, 체육관에 와서 한 달 만에 5~10kg을 뺄 수 있냐고 물어보는 분들이 정말 많습니다. 급하게 해야 한다는 생각은 버리세요. 체계적으로 오랜 기간을 꾸준한 운동과 식단에 투자하며 감량하는 것이 요요 현상 없는 건강한 몸으로 가는 최고의 지름길입니다.

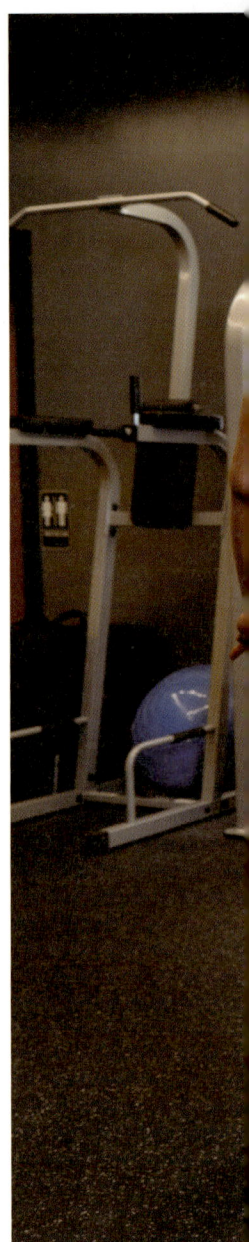

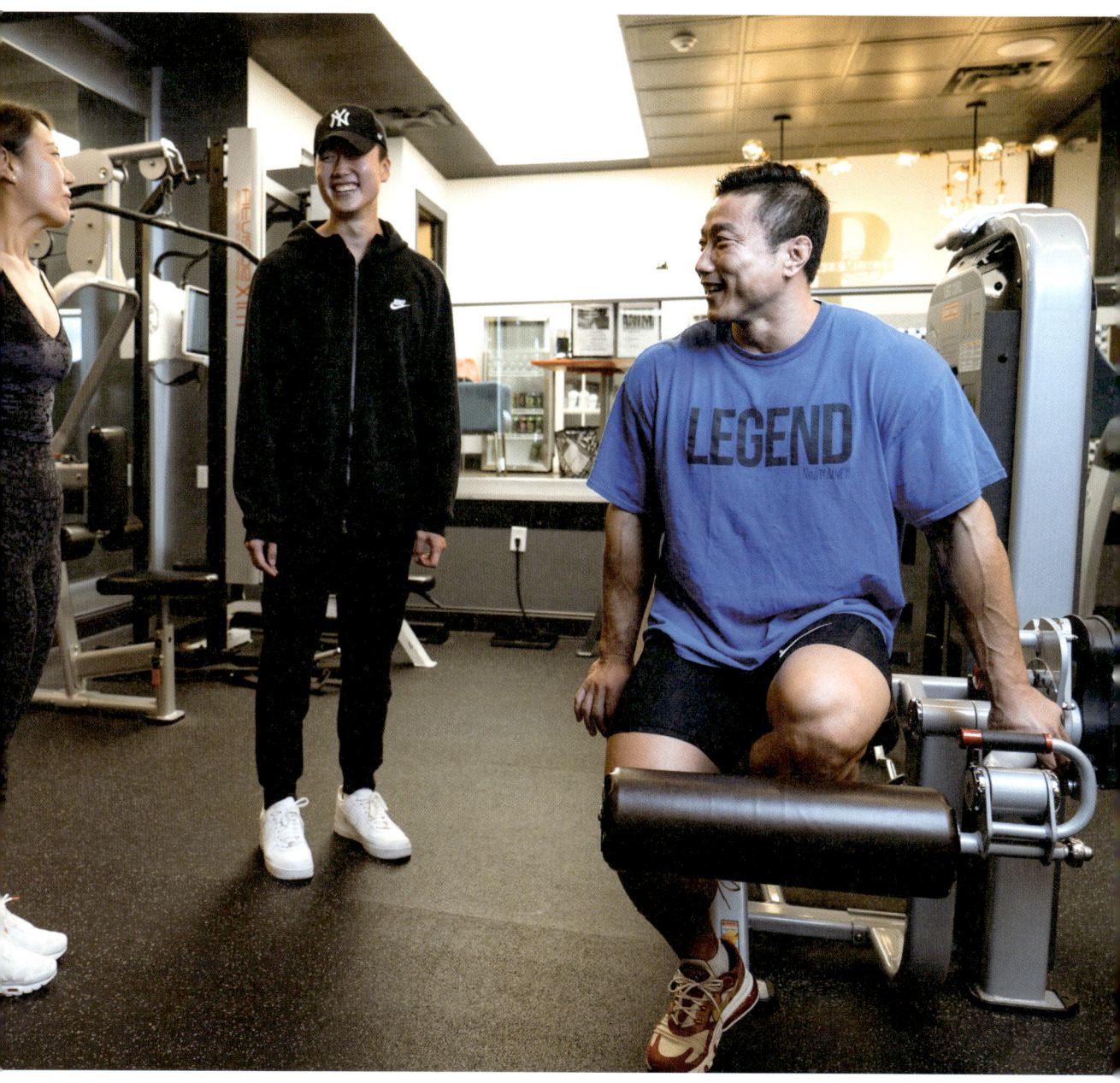

슬럼프 극복법

세미나나 강의를 했을 때 항상 들었던 슬럼프 관련 질문 두 가지에 관해 이야기해 보려 합니다. 저는 이렇다 할 슬럼프가 거의 없었지만, 그래도 어느 지점마다 극복해 온 부분들이 분명 있었어요. 지치지 말고, 건강하게 오래 운동하는 것은 지금까지도 저의 목표입니다.

"선수님도 슬럼프가 있었나요?"

보통 운동을 열심히 하는데 몸에는 큰 발전이 없거나, 본인의 힘으로 바꿀 수 없는 상황 등에 의해 슬럼프를 많이 겪지요. 사람마다 조금씩 다르겠지만, 저 같은 경우 어떤 목표를 세우고 마침내 그 목표를 달성했을 때, 즉 목표가 상실되고 사라졌을 때 슬럼프가 오는 것 같아요. 그럴 때면 그다음 단계의 새로운 목표 설정으로 극복해 왔습니다.

저는 30년 동안 운동을 하면서 큰 슬럼프는 거의 없는 편이었습니다.

1999년 미스터 코리아에서 대상을 받고 2년간 슬럼프가 있었고, 그 후 미국에 와서 시합을 준비하는 현재 슬럼프라면 슬럼프가 온 것 같아요. 더 앞으로 나아가야 하지만 목표한 바를 다 이뤘기 때문에 운동 쪽으로는 더 새로운 목표를 잡을 수 없기 때문이지요. 그래서 지금은 새로운 목표 지점 설정 자체를 고민하고 있습니다. 아마 목표 설정 중인 기간을 슬럼프라고 부르고 있는 것 같기도 합니다.

"슬럼프가 오면 어떻게 하나요?"

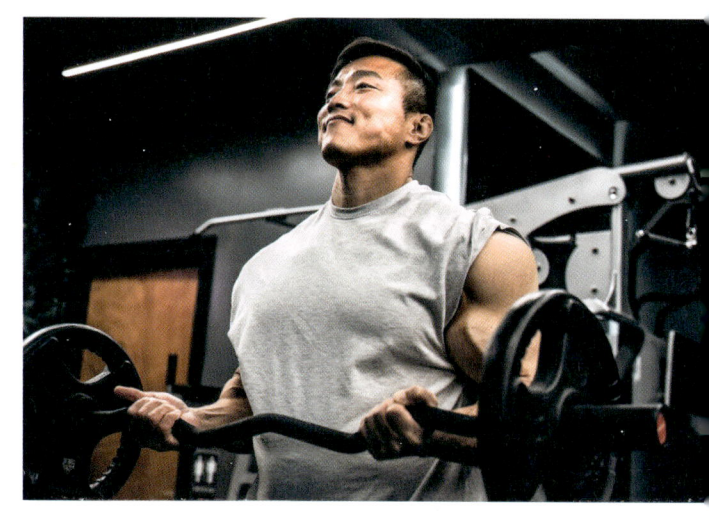

특히 운동하는 분들이 자주 물어 보는 질문입니다. 슬럼프라는 것은 운동하는 사람이라면 당연히 올 수 있어요. 운동하고, 음식도 잘 참아야 하는데 슬럼프가 오면 제아무리 보디빌딩 선수라 하더라도 음식을 못 참겠더라고요.

가장 중요한 문제이지만 슬럼프는 어떻게 생각하냐에 따라 달라지는 것이기 때문에, 전 슬럼프라고 생각하지 않았습니다. 오히려 저는 이 운동 자체가 일이라고 생각하고, 슬럼프가 오듯 처지면 그 생각 자체를 최대한 없애고 무조건 체육관에 가서 운동을 시작해요. 운동에 집중하고 그날의 루틴을 끝내면 보람 덕분에라도 음식을 좀 더 참을 수 있게 되고요. 슬럼프를 슬럼프라고 생각하지 않고, 매일 똑같이 노력하다 보면 슬럼프도 긍정적으로 극복하는 자신만의 방법을 찾을 수 있게 됩니다.

가슴에 남는 운동 명언을 새기는 것도 좋습니다. 제가 가장 좋아하는 명언 중 하나는 "No pain, no gain."입니다. 또 국내 유명 운동선수들의 명언들도 빼놓을 수 없지요. "나보다 더 땀을 흘린 선수가 있다면 금메달을 가져가도 좋다.(레슬링 김현우 선수)", "4초에 모든 것이 결정된다. 나는 1초에 1년을 걸었다.(체조 양학선 선수)", "내가 선을 긋는 순간 나의 한계가 결정된다.(레슬링 심권호 선수)" 등 유명 운동선수들의 명언을 새기고 동기 부여 영상들을 보는 것도 슬럼프를 극복시켜 줄 하나의 방법이라 생각합니다.

식단

식단은 제 나름대로 아주 철저하다고 자부하고 있어요.
가장 자주 물어보는 식단 관련 질문에 대한 답변과 제가 30년 동안 지켜 온 보디빌딩 식단도 함께 소개합니다.

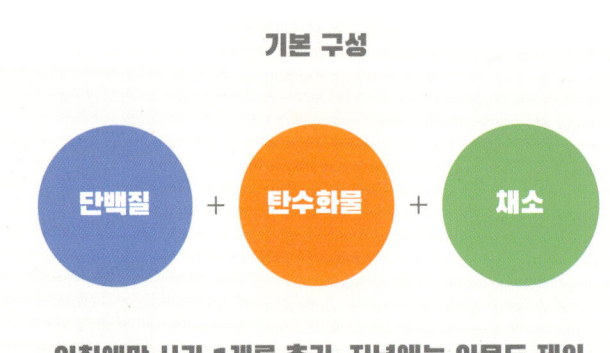

보디빌딩 식단의 정석을 따릅니다. 채소는 오이, 브로콜리, 토마토, 양파, 시금치 등 제철에 나오는 신선한 채소들로 그때그때 여러 종류를 균형 있게 섭취하고 있습니다. 단백질은 달걀흰자, 닭가슴살, 지방이 없는 소고기 등을 먹고, 탄수화물은 고구마나 감자를 오븐에 구워 먹는 방식을 선호합니다.

   보통 식사시간 간격은 3~4시간 정도로 가지며 하루에 네 끼에서 다섯 끼를 먹습니다. 즉 많은 음식을 한 번에 섭취하는 것보다 여러 번 나눠서 섭취하는 것이 좋아요.

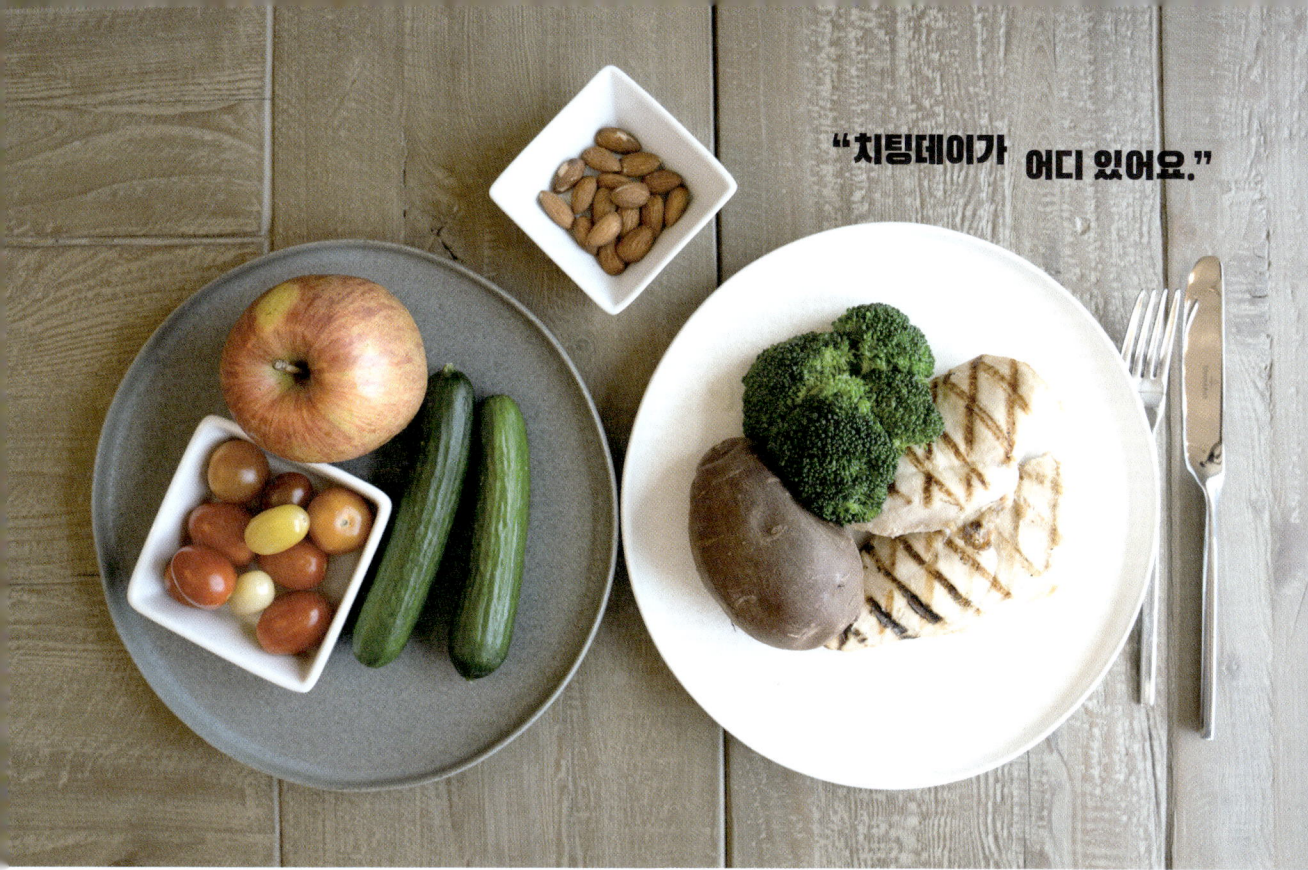

"치팅데이가 어디 있어요."

아침 6:30am	사과 1개	+	닭가슴살 200g	+	오이 1개 (브로콜리 또는 토마토)	+	고구마 200g	+	아몬드 10알
점심 12:00pm			닭가슴살 200g	+	오이 1개 (브로콜리 또는 토마토)	+	고구마 200g	+	아몬드 10알
간식 4:00pm			닭가슴살 200g	+	오이 1개 (브로콜리 또는 토마토)	+	고구마 200g	+	아몬드 10알
저녁 7:00pm			닭가슴살 200g	+	오이 1개 (브로콜리 또는 토마토)	+	고구마 200g		

Q.
치팅데이는 언제 하나요?

먼저 치팅데이라는 개념에 대해 정확하게 짚고 넘어가야 할 것 같아요. 원래 몸 만드는 중이나 다이어트에는 치팅데이라는 개념 자체가 없습니다. 그러나 장기간의 다이어트로 식단조절에 지친 사람들이 잠시 쉬었다 가는 개념으로 만들어 낸 것이 치팅데이입니다. 요즘은 치팅데이라고 여러 가지 음식을 폭식하고, 만 칼로리 먹방을 하기도 하던데 이건 정말 잘못된 거예요.

예를 들어, 일주일은 식단조절을 잘해서 체중도 감량되고 몸 상태도 전보다 좋아졌다고 칩시다. 이때 굳이 치팅데이라는 것을 해야 한다면 깨끗한 식단 구성을 유지하되 평소보다 양을 조금 더 먹는 것을 말합니다.

실제로 회원들이 제게 치팅데이를 하고 싶다고 얘기하면 무조건 하지 말라고 합니다. 이유는 간단해요. 저 역시 30년 동안 관리했지만, 사람의 입이 간사해서 한번 일반식을 먹기 시작하면 그 맛이 계속 생각나기 마련이거든요. 식단을 하는 순간들이 무척 힘들어집니다. 저 같은 경력자들도 힘든데, 일반 회원들이 깨끗한 음식을 먹다가 갑자기 일반식을 먹게 되면 이후는 뻔합니다. 입에 대는 순간부터 쌓아 온 노력은 와르르, 순간의 욕구를 절제하지 못하고 자연스럽게 폭식으로 이어지고요. 사실 맛있는 것도 정말 어쩌다 딱 한 번만 먹으면 살이 안 쪄요. 그런데 한 번 먹으면, 두 번 먹게 되고, 세 번 먹게 되고, 네 번 먹게 됩니다. 그래서 저는 몸 만드는 중에는 치팅데이를 절대 하지 말라고 권합니다.

Q.
아무리 먹어도 살이 찌지 않아요.

식단의 목적은 살을 빼는 것, 그리고 살을 찌우는 것 두 가지로 나뉩니다. 살이 잘 안 찌는 사람들은 무조건 그만큼 안 먹기 때문에 살이 안 찌는 거라고 말하고 싶어요. 본인은 충분히 배가 부를 만큼 음식물을 섭취했겠지만, 본인이 가지고 있는 신진대사와 기초대사량에 비례했을 때 결론적으로 부족하게 섭취했기 때문에 체중이 쉽게 늘지 않는 것입니다.

체중을 늘리기 위해서는 한 번에 많이 먹는 것보다 기존 식사량보다 양을 조금만 늘리되 평소 세끼 먹던 것을 4~5번으로 늘려 보세요. 이것을 6개월에서 1년 정도 지속해야 원하는 결과를 얻을 수 있습니다.

Q.
물만 먹어도 살이 쪄요.

어떤 사람은 물만 먹어도 살이 찐다고 하소연합니다. 그 말은 즉, 본인의 신진대사와 기초대사량의 기준보다 음식물이 많이 들어왔기 때문에 살이 빠지지 않는 거라 할 수 있어요. 예전에는 이런 경우 무조건 보디빌딩 식단을 권했어요. 그렇게 해야 살이 잘 빠졌으니까요. 그러나 단점은, 일반인은 선수가 아니기에 일반식을 시작하면 자연스레 요요가 일어난다는 것이죠. 따라서 운동으로 근육량을 늘려 체질 개선의 도움을 받아야 합니다.

Q.
직장인은 식단조절이 너무 힘들어요.

직장에 다니는 사람들은 유독 식단의 유혹을 극복하기 힘든 것 같아요. 몸을 잘 만들어 놓은 사람이더라도 직장에 다니면 점심도 같이 먹고, 회식도 해야 하고, 여러 가지 변수들이 생기기 때문에 아무래도 어려움이 있습니다.

그래서 직장인들에게는 현실적으로 도시락이 가장 좋은 방법이 될 거예요. 외식은 다이어트의 적이라는 것을 명심하시기 바랍니다.

Q.
보디빌딩 식단을 오래 하면 죽지 않나요?

어떤 사람들은 보디빌딩 식단을 오래 하면 몸이 나빠지거나, 죽지 않냐고 진지하게 묻기도 합니다. 결론부터 말하면 절대로 죽지 않습니다. 모든 음식에는 아주 적은 양이라도 나트륨이 들어 있어요. 양념이 되어 있는 음식을 많이 먹으면 감각이 둔해져 처음에는 보디빌딩 식단의 맛을 알 수 없습니다. 간이 되지 않은 음식을 먹기 시작하면 음식이 가지고 있는 고유한 맛이 느껴지기 시작해요. 다이어트가 잘 되고 있다는 신호는 양념이 안 된 깨끗하고 건강한 음식이 맛있어지는 순간입니다. 그러니 안 먹을 수 있는 것들은 최대한 자제하고, 과감하게 조절하는 것이 보디빌딩 식단의 기본입니다.

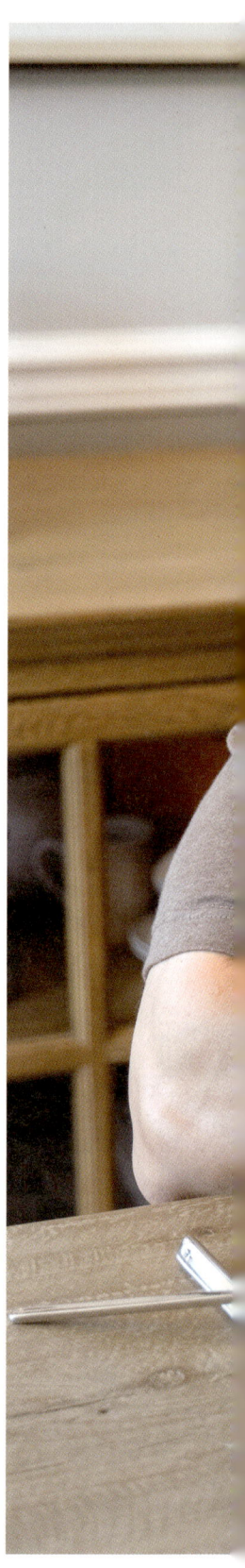

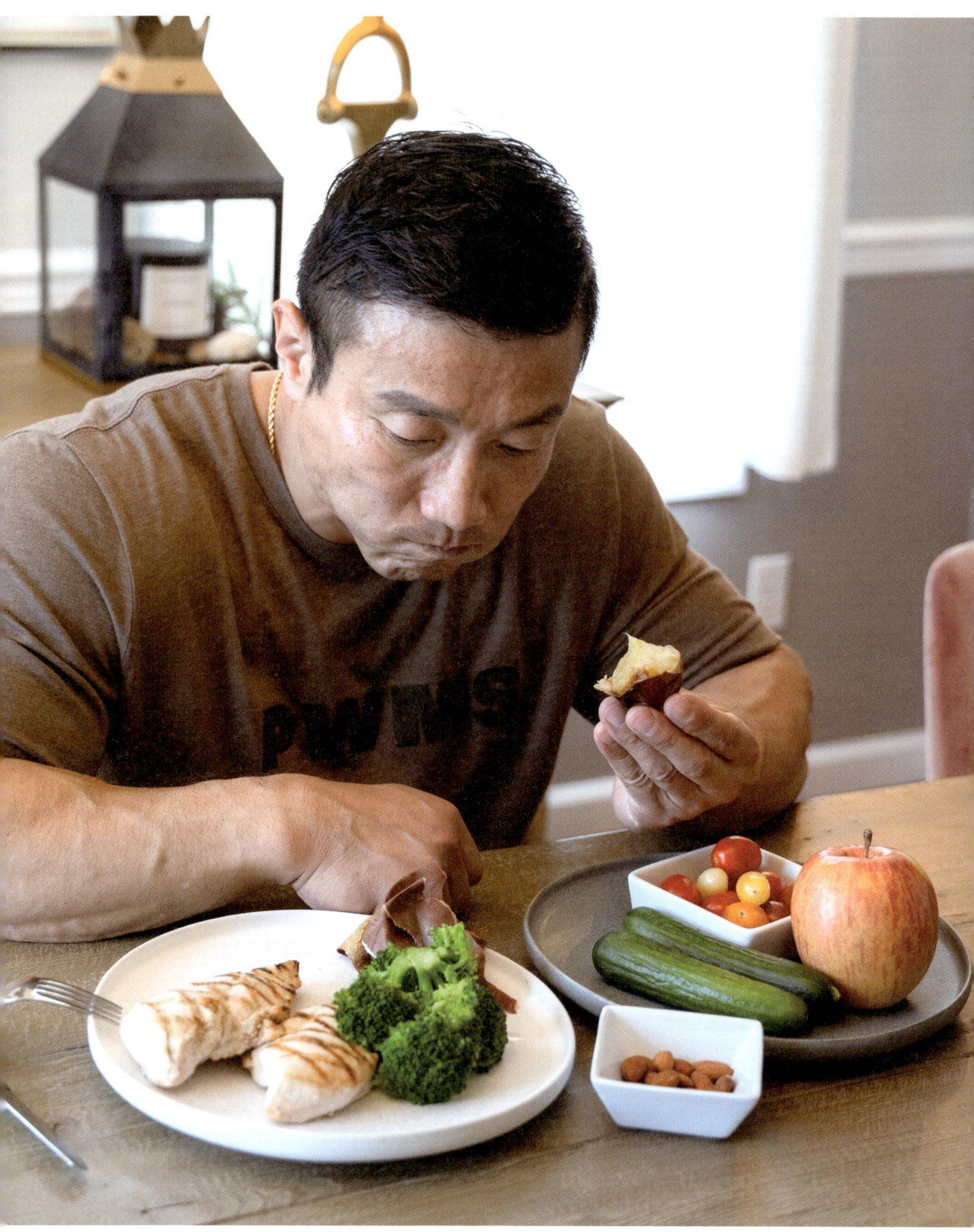

환경

운동을 하기에 최적의 환경은, 잘 갖추어진 곳을 찾는 것이 아닌 본인 스스로가 운동할 수 있는 환경을 만드는 것입니다. 특히 직장인이나 사업을 하는 사람들, 운동이 직업이 아닌 사람들이 읽어 보면 좋을 겁니다.

직장인이나 사업을 하는 사람들, 운동이 직업이 아닌 사람들은 멋진 몸을 만들기가 상당히 어렵습니다. 그건 저도 인정하는 바예요.

우선, 몸 만드는 일이 우선순위의 첫 번째가 될 수 없고, 본인의 업이 우선이기 때문입니다. 사람들은 운동을 하루에 1~2시간 정도 하면 몸이 금방 나올 것처럼 이야기하지만 사실은 아닙니다. 건강한 몸을 유지하는 것에는 도움이 되겠지만, 누가 봐도 근육이 크고 선명하게 올라온 근사한 몸을 만든다거나, 대회를 나가기는 많이 부족합니다.

그래서 건강 목적과 대회 출전 여부로 운동의 포커스가 확연히 달라집니다. 직장인이나 학생, 자영업자의 경우 벌크업처럼 몸을 더 업그레이드하고 싶다면 마음을 정말 독하게 먹고 삶의 포커스를 운동에 맞춰야 합니다.

저는 항상 제자들이나 운동하는 이들에게 몸이 진정 좋아지고 싶으면, 보통 사람들이 평범하게 누리는 것들을 다 누릴 수는 없다고 말합니다. 간절하게 얻고 싶은 것이 있다면 내려놓을 줄도 알아야 해요. 일반 사람들은 수시로 외식을 하고, 내키는 대로 맛있는 음식과 술을 양껏 먹고, 여행도 가

"직장은 매일 가야 한다고 생각하면서 운동하러 매일 가지 않고 몸이 좋아지기를 바라는 것은 잘못된 거죠."

고, 모임을 하는 등 원하는 대로 일상 속의 즐거움을 누릴 수 있지만 몸 만드는 사람들은 그렇게 할 수 없습니다.

이유는 간단해요. 보디빌딩의 기본 루틴은, 운동을 하고 올바른 영양을 섭취하고 휴식을 취한 뒤 다시 운동하기로 반복됩니다. 이런 단순한 환경을 스스로 조성하지 않으면 몸을 만들 수가 없어요. 많이들 간과하는 충분한 휴식 또한 근성장에 굉장히 중요합니다.

운동을 열심히 했어도 건강한 음식을 섭취하지 않거나,

충분한 휴식을 취하지 못하면 저는 그것을 노동이라 말합니다.

그렇기에 운동, 영양, 휴식, 그리고 이를 이끄는 멘탈이 갖춰져야 상상하는 근사한 몸을 만들 수가 있어요. 생각보다 환경이 많이 중요하니 기회비용도 생각하며 마음 단단히 먹고 시작하세요.

구독자 최다 질문
Q&A

Q.
3대 운동만 집중해도 될까요?

A.
보디빌딩에 '3대 운동'이라는 건 없습니다.

요즘 유행어처럼 "3대 몇 치냐?"라고 묻는 분들 많지요. 여기서 말하는 '3대 운동'은 스쿼트, 데드리프트, 벤치 프레스를 말합니다.

하지만 실제로 보디빌딩에는 3대 운동이라는 개념 자체가 없습니다. 스트렝스 훈련을 통해 폭발적으로 많은 중량을 드는 파워리프팅 종목에서 이 3가지 운동의 중량 합산 무게를 체크하면서 시작된 것이죠. 이것이 유튜브를 통해 대중들에게 유행처럼 번진 것이고요.

물론 헬스장에서 웨이트 트레이닝 할 때 기본적으로 많이 하는 메인 운동 3가지로 스쿼트, 데드리프트, 벤치 프레스를 꼽습니다. 무척 중요하고 효과가 좋은 운동임은 두말할 것 없지요.

"저의 경험을 믿으세요."

하지만 저는 이 책에 나오는 모든 운동을 골고루 다 하라고 강조하고 싶습니다. 특히 스쿼트의 경우는 보기보다 무릎이나 허리 부상 위험도 많고, 운동을 오래한 분들도 막상 시켜 보면 자세가 잘못된 경우도 많습니다. 스쿼트가 처음인 초보자라면 필요한 근육에 힘이 없어 반드시 선행되어야 하는 운동도 있습니다.

이제 페이지를 넘기면 부위별로 운동이 하나씩 등장하는데, 이 순서를 잘 참고하면 좋겠습니다. 제가 초보자, 중급자에게 가르치는 것과 동일한 흐름으로 배치했어요. 차근차근 수행한다면 부상의 위험 없이 근육에 알맞은 자극을 주면서 운동할 수 있습니다. 어떤 운동에서는 몇 달 동안 페이지가 넘어가지 않을 수도 있어요. 몇 년이 걸릴 수도 있겠죠. 그럴 때 조급해 하지 말고, 점진적으로 수행 단계를 높여 원하는 몸을 만들어 나가길 바랍니다.

Q.
머신이랑 프리웨이트 중에 뭐가 더 좋은가요?

A.
머신과 프리웨이트는
초급자, 중급자, 상급자를 나누는 기준입니다.

세트 수, 반복 횟수, 운동 빈도, 운동 강도, 영양 섭취 그리고 시간 할애도에 따라 기준이 달라집니다. 그러나 정확히 기준점이라고 제시할 수 없는 점은 개인차가 있기 때문입니다.

머신은 초보자들이 시작하는 운동이에요.

헬스장에 와서 운동을 처음 시작할 때, 기구의 도움을 받아 몸 자체를 운동에 익숙하게 만드는 첫 단계라고 생각하면 됩니다. 간혹 자신이 초급자인지, 중급자인지, 상급자인지 헷갈려 하는 분들이 있는데, 이럴 때는 트레이너의 도움을 받아 현재 나의 상태를 알아 보는 것도 좋습니다. 도움을 받지 않고 스스로 알고 싶은 이들을 위해 추가 설명하자면 헬스장에서 운동한 경험이 아예 없는 분이 초급자이며, 3~6개월 정도의 경력은 있지만 공백기를 가지고 다시 시작하는 분들도 초급자에 속합니다.

프리웨이트는 중급자용입니다.

3~6개월간 꾸준히 쉬지 않고 운동했다면 프리웨이트를 배우는 것을 추천합니다. 이 단계를 중급자라 부릅니다. 중급자 상태에서 꾸준히 운동하다 공백기를 가진다면 돌아와서도 이미 기구 사용법을 익힌 단계이기 때문에 그대로 중급자로 시작합니다.

따라서 초급자는 머신 위주로 운동하는 것이 기본이고, 그다음 중급자로 넘어가서 프리웨이트를 본격적으로 연습하면 됩니다. 더 세분화하면 중급자도 중하, 중중, 중상이 있고, 상급자도 상하, 상중, 상상 그 후 선수로 넘어갑니다.

본인의 상태에 맞는 운동을 구성할 정도가 되면 상급자입니다.

스스로 본인의 몸 상태에 맞게 운동 프로그램이나 식단 등을 구성할 수 있으며, 운동법을 익히는 것을 넘어 자극과 중량을 둘 다 필요한 때에 적용할 수 있다면 상급자입니다.

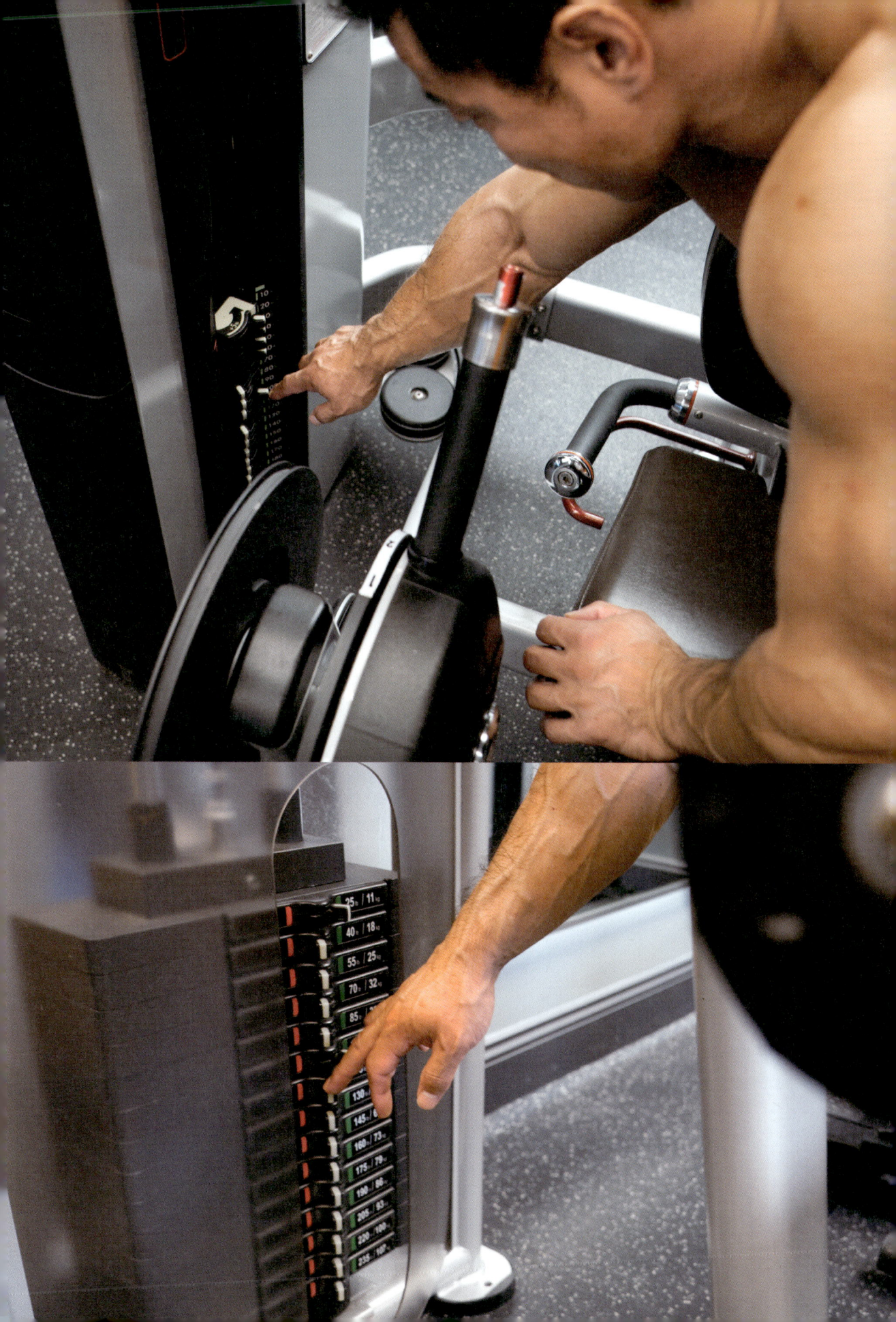

Q.
저중량 고반복, 고중량 저반복 어느 것이 더 좋은가요?

A.
둘 다 하세요.

중량을 올릴 때 주의할 부분은 각각의 운동법도 중요하지만 정작 인지하여야 할 기본은 자극, 중량, 자세 이렇게 3가지입니다.

중량을 다루는 운동에는 보디빌딩, 스트렝스, 파워리프팅 등이 있는데 비슷해 보여도 목적에 따라 운동법이 다 다릅니다. 특히 보디빌딩 운동은 해당 부위의 근육을 잘 사용해서 중량을 드는 것이 가장 중요합니다.

자세가 제대로 나오지 않는다면, 중량을 올리지 않는 편이 좋습니다. 따라서 중량을 무작정 올리는 데에만 목적을 두기보다 자극에 초점을 맞추고, 횟수를 늘려 운동을 하길 바랍니다.

제가 항상 강조하는 것이 바로 자극입니다. 저는 자극을 가장 중요하게 생각하고, 자극이 잘 되려면 기본적으로 자세가 좋아야 합니다. 자세가 좋아지려면 근육을 사용하는 방법을 잘 알고 잘 느껴야 하는데, 대부분은 횟수나 무게에만 집중하여 드는 것에 초점이 맞춰져 있어요.

보디빌딩 운동은 중량을 들면서 타깃 부위에 자극이 집중되게끔 무게를 컨트롤하며 운동을 해야 해요. 자극, 중량, 그리고 자세 이 3가지를 모두 다 느끼려면 꽤 힘들 수 있습니다. 그러나 더 나은 단계로 가려면 최대한 이 3가지 모두 집중해야 합니다.

그래서 끊임없이 불거지는 "자극이냐, 아니면 중량이냐."라는 논란에 저는 '자세'를 하나 더 추가해 덧붙이고 싶습니다. 이 3가지가 함께 안 되면 굳이 중량을 무리하게 올릴 필요가 없어요. 부상의 위험이 있고 운동도 제대로 안 됩니다. 그럼에도 많은 중량을 들고 싶다면, 숙련자의 보조를 받으며 연습하는 것이 좋겠습니다.

Q.
오버 트레이닝에 대해 어떻게 생각하나요?

A.
오버 트레이닝을 경험해야 몸이 성장합니다.

상급자 단계에서 30분 운동했을 때 근육이 풀리는 느낌이 들 때가 있습니다. 그럼 그것이 오버 트레이닝입니다. 오버 트레이닝을 하지 말라는 분도 있지만, 제 생각은 다릅니다. 초보자는 예외예요. 사람의 몸은 적응하기 때문입니다.

오버 트레이닝의 좋은 예를 들어 볼게요. 어떤 사람의 최대 운동 시간이 30분이라고 한다면 다음 날에는 40분, 그다음 날에는 50분 이렇게 점차 시간을 늘려야 운동량도 늘고 몸도 더 좋아질 수 있어요. 초보자뿐만 아니라 중급자, 상급자들도 오버 트레이닝이라는 느낌을 자꾸 겪어야 몸이 업그레이드되는 것이 사실이에요.

'나는 지금 오버 트레이닝이야. 이제 그만 해야 해.' 하면 내 몸 역시 거기에서 끝입니다. 몸은 적응한다는 사실을 명심하고 운동하면 좋겠습니다.

여기서 주의할 점은 한 번에 너무 과하게 시간을 늘리면 부상이 온다는 겁니다. 위의 예시처럼 30분에서 10분씩 늘려 적응기를 두세요. 세트 수로 해도 좋습니다.

제가 이렇게 강조할 수 있는 건 몸에 대해 깊이 있게 공부도 하고, 그간 제 몸은 물론 무수한 케이스를 곁에서 직접 겪었기 때문입니다. 사람마다 몸이 다 다르기 때문에 제 말이 다 정답은 아니라는 점도 염두에 두세요. 왜냐면 운동이니까요. 그래도 가장 정확하고, 돌아가지 않고, 다치지 않는 방향으로 권하고 있습니다.

신新 근육 해부도

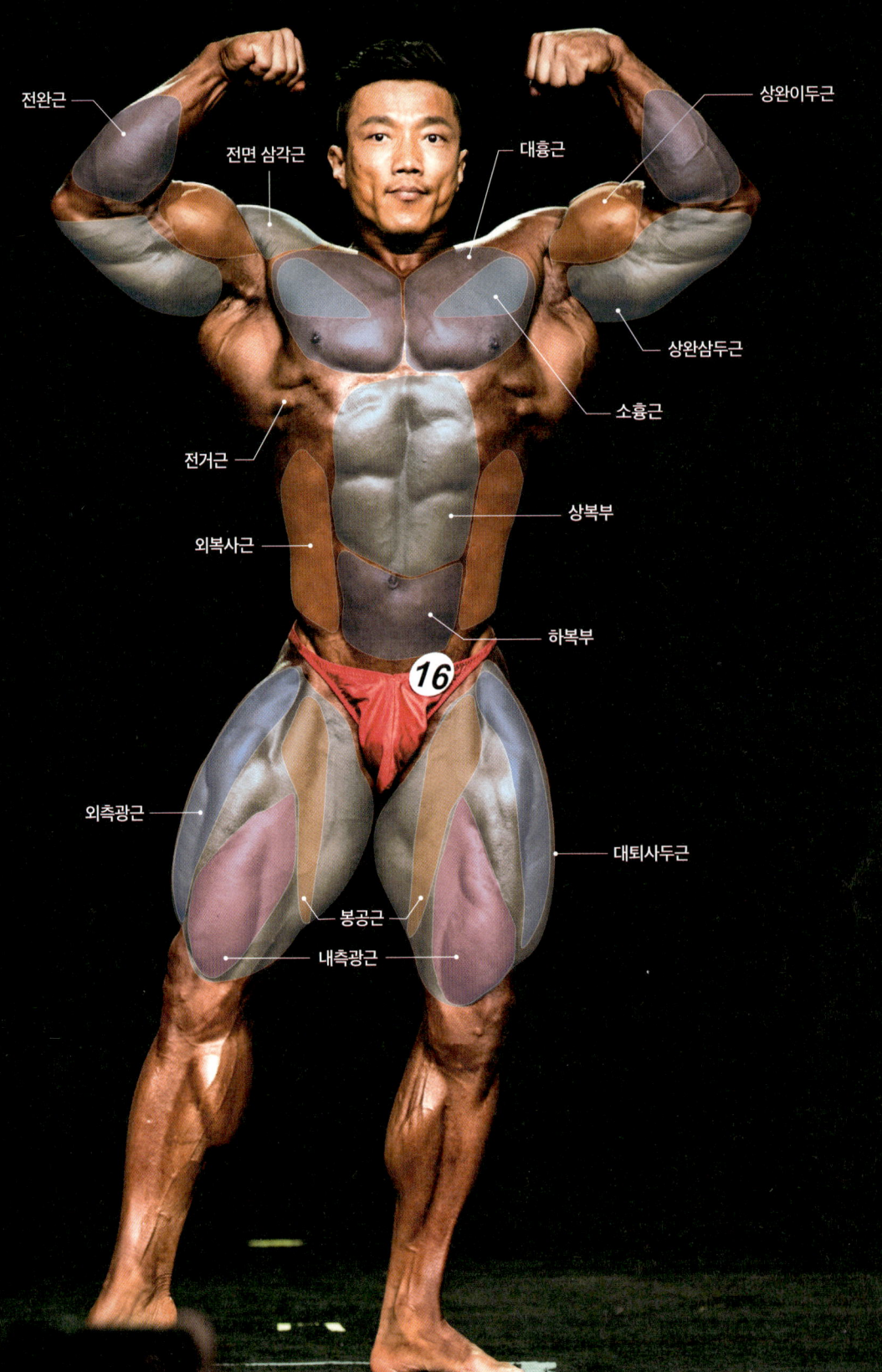

과학책처럼 어렵고 복잡해 위치가 어딘지 잘 감이 안 오는 인체해부도 대신 누구나 거울을 보면서 손쉽게 근육 위치를 찾을 수 있도록 제 몸 위에 주요 근육들을 표시했습니다. 운동할 때는 물론 눈바디 체크할 때도 도움이 되길 바랍니다.

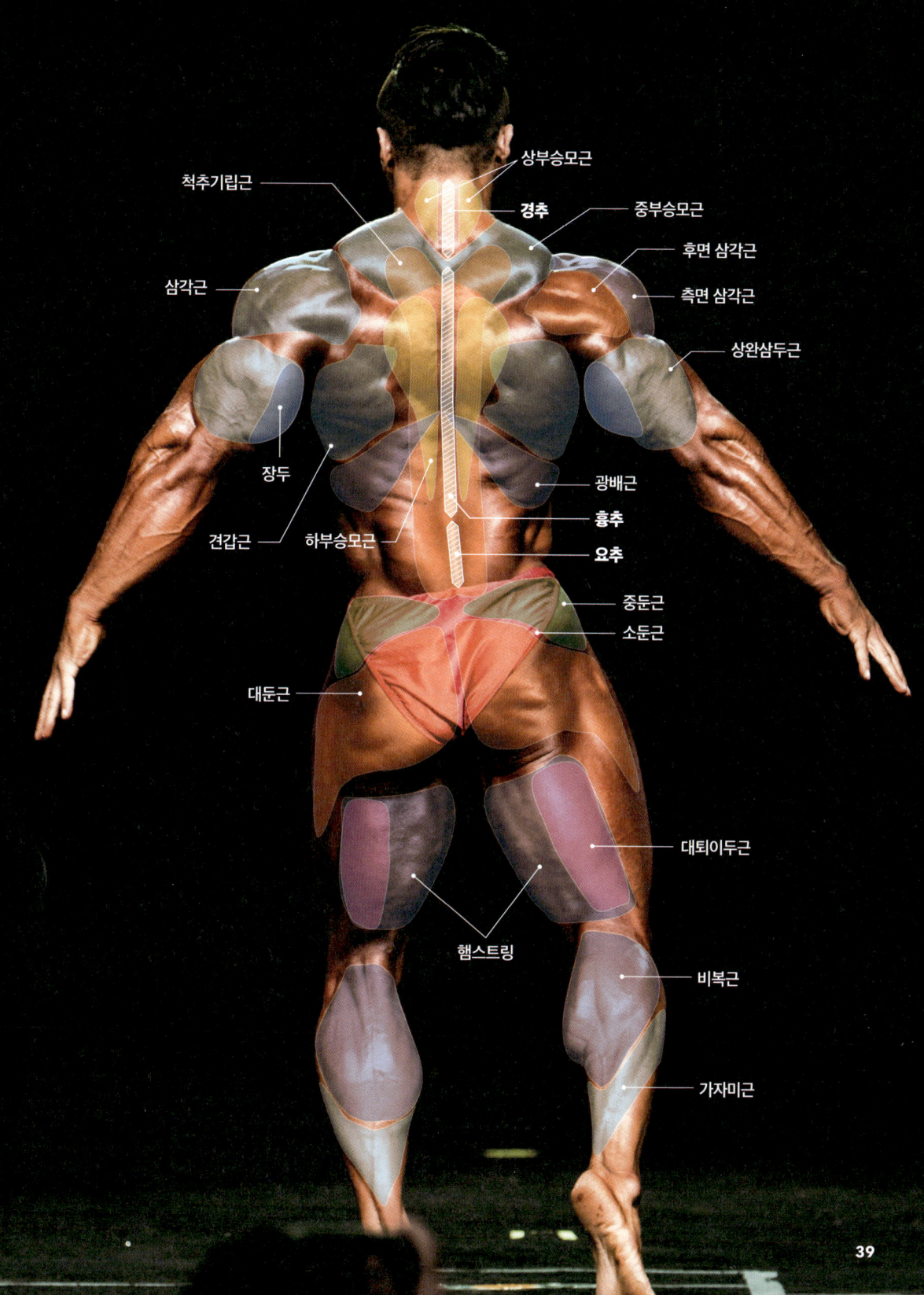

멋진 몸을 만들고 싶다면 기억할 5가지

보디빌딩은 24시간 운동입니다.

운동을 배우러 오는 분 중에는 여가 시간도 알차게 보내고, 지인들과 맛있는 음식도 먹고, 남는 시간을 쪼개어 피곤한 몸을 이끌고 오는 경우가 있습니다. 일정을 정리해서 충분한 시간을 투자하지 않는다면 멋진 몸은 포기하는 것이 좋습니다. 멋진 몸을 만들고 싶다면 운동에 집중적으로 포커스를 맞추세요.

올바른 영양을 섭취하고 충분한 휴식을 취해야 합니다.

보통 휴식의 중요성을 간과하는 경우가 많고 이를 강조하는 지도자들도 드뭅니다. 하지만 휴식 또한 운동의 일부라고 생각해야 합니다. 본인의 하루 스케줄 중 30분 정도(가장 피곤하다고 느끼는 시간)의 적절한 휴식이 좋습니다. 저는 오전 운동을 마치고 점심 식사 후 지친 몸에 충분한 휴식을 줍니다.

인내와 단단한 멘탈이 필요합니다.

멋진 몸을 만들기 위해서는 절제와 인내가 필요합니다. 꾸준히 해야 하는데, 사람들은 이것을 생각보다 쉽게 생각하지요. 운동을 조금만 하면 몸이 금방 나올 것 같지만 아닙니다. 인내심을 갖고 꾸준히 지속하는 단단한 정신력이 바탕이 되어야 합니다. 제가 가장 강조하는 부분이기도 합니다. 공부와 마찬가지로 기본이 튼튼히 세워지지 않는다면 앞으로 나아가더라도 무너지고 맙니다.

식단은 무조건 단순해야 합니다.

수고스럽고 거창한 다이어트 식단은 번거로움 때문에 중도 포기하게 만드는 이유 중 하나가 되기도 합니다. 내가 손쉽게 가장 잘 활용할 수 있고, 깨끗한 음식으로 최대한 단순하게 식단을 준비하세요.

요행을 바라거나 유행을 따라 하지 마십시오.

정보의 홍수 속에 살고 있는 우리에게 빠르고 쉬운 길로 가는 비법은 가장 자극적이고 솔깃한 유혹이 아닐까 싶습니다. 인내심을 가장 필요로 하는 몸만들기에 꾸준한 땀방울보다 요행을 바라며 인터넷의 바다를 헤매는 것이 개인적으로는 가장 안타깝게 느껴집니다. 기초부터 천천히 꾸준히 해 나아가는 것, 그것이 바로 건강하고 근사한 몸을 만드는 가장 빠른 길입니다.

당신의 가장 큰 무기는 성실함이다.
성실함은 항상 이긴다.

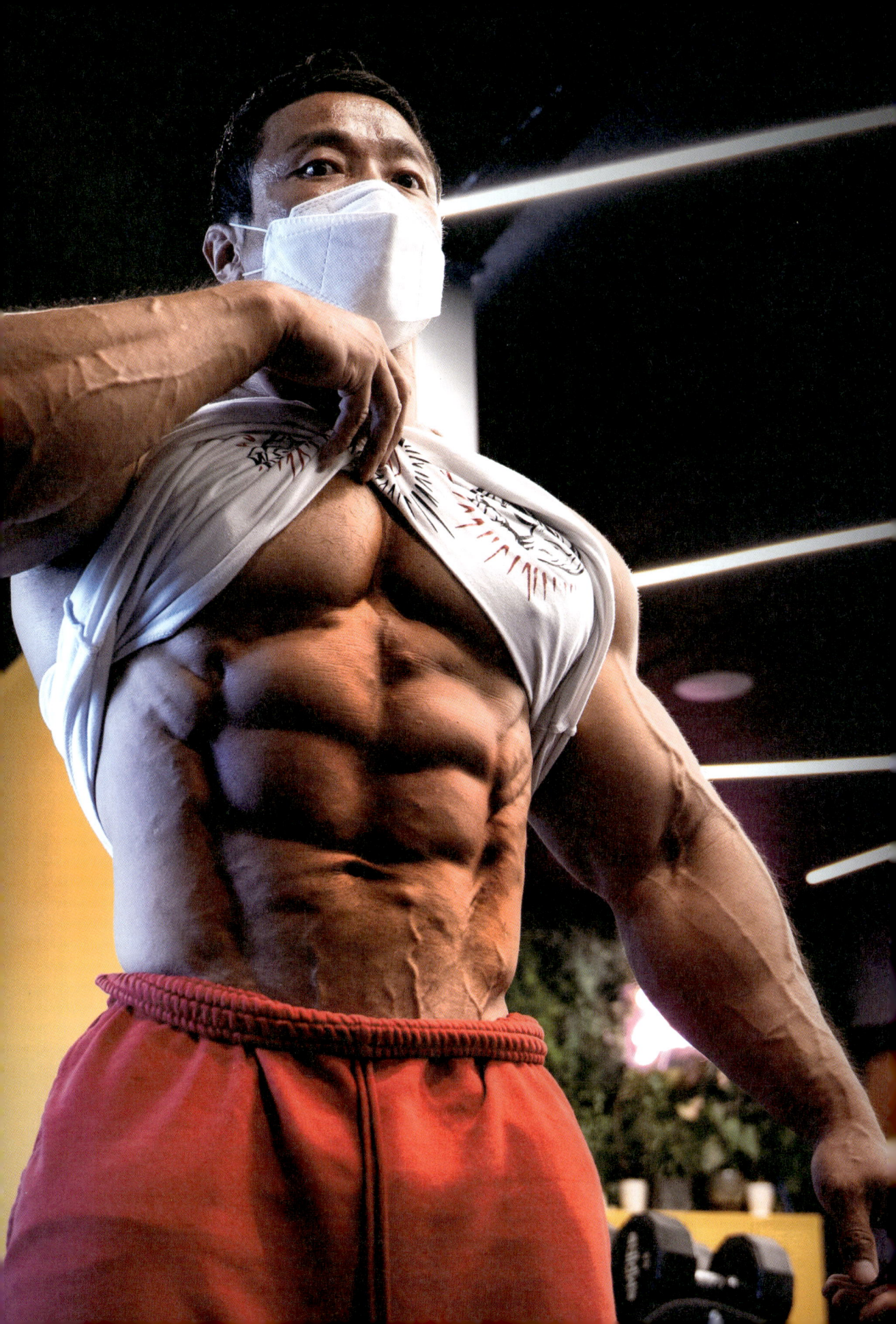

CHAPTER

운동을 하는 분들에게 꼭 당부하고 싶은 점
1. 가장 좋은 방법은 전문가에게 운동을 배우는 것입니다.
2. 혼자서 운동해야 한다면 머신, 프리웨이트 모두 중량보다 자극에 중점을 두고 운동하세요.
3. 다른 사람이 수행하는 종목을 무작정 따라 하지 말고 자신의 체력과 기술 수준에 맞게 운동하세요.
4. 머신을 사용하는 일이 창피한 일도 아니고, 프리웨이트로 고중량을 든다고 다 잘하는 것도 아닙니다.
5. 초급자는 초급자 운동법, 중급자는 중급자 운동법, 상급자는 상급자 운동법,
   선수면 선수답게 운동하는 것이 부상을 방지하고 원하는 몸을 만드는 가장 빠른 길이 될 것입니다.

BODY TRAINING 2

골고루 천천히 하세요

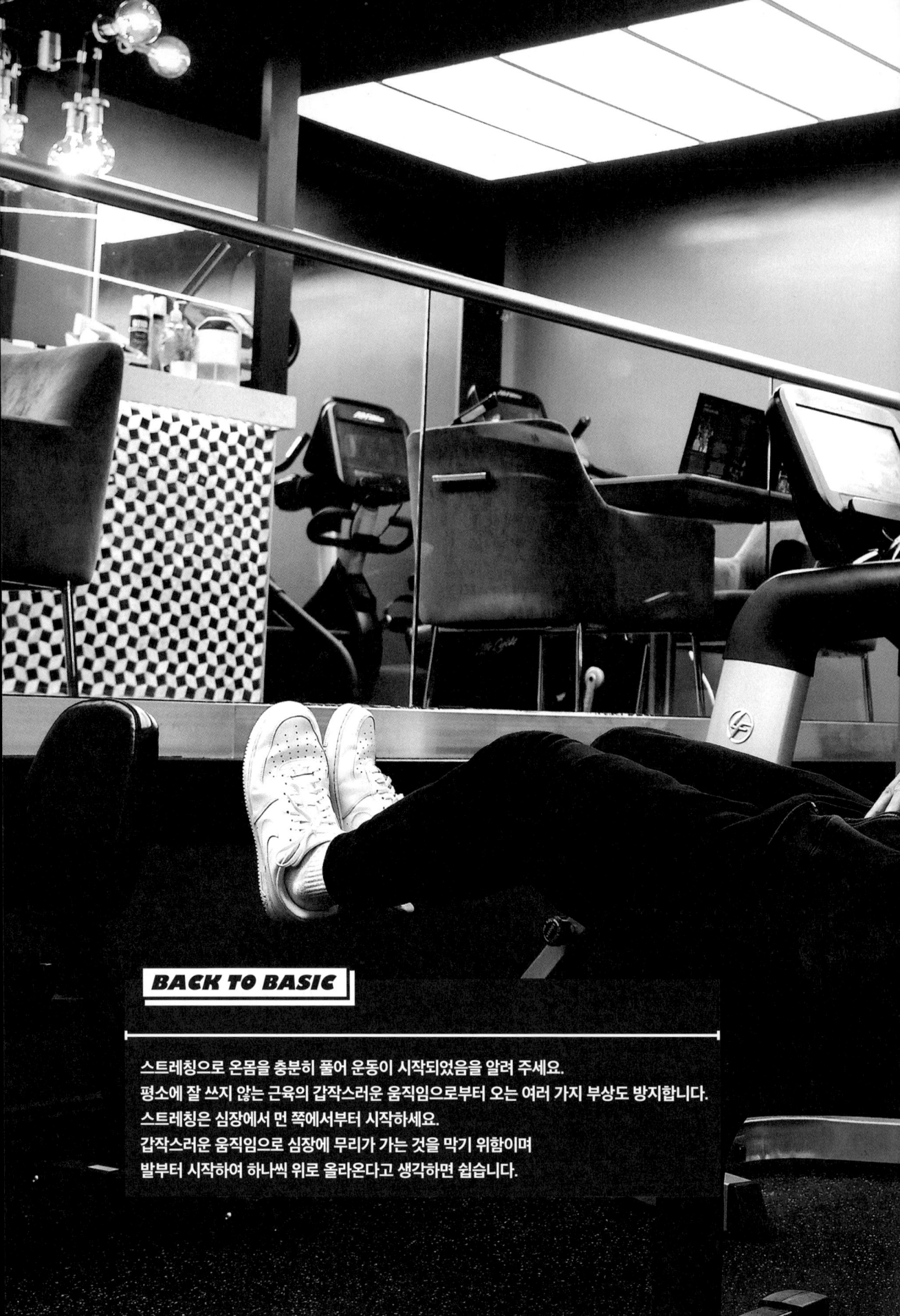

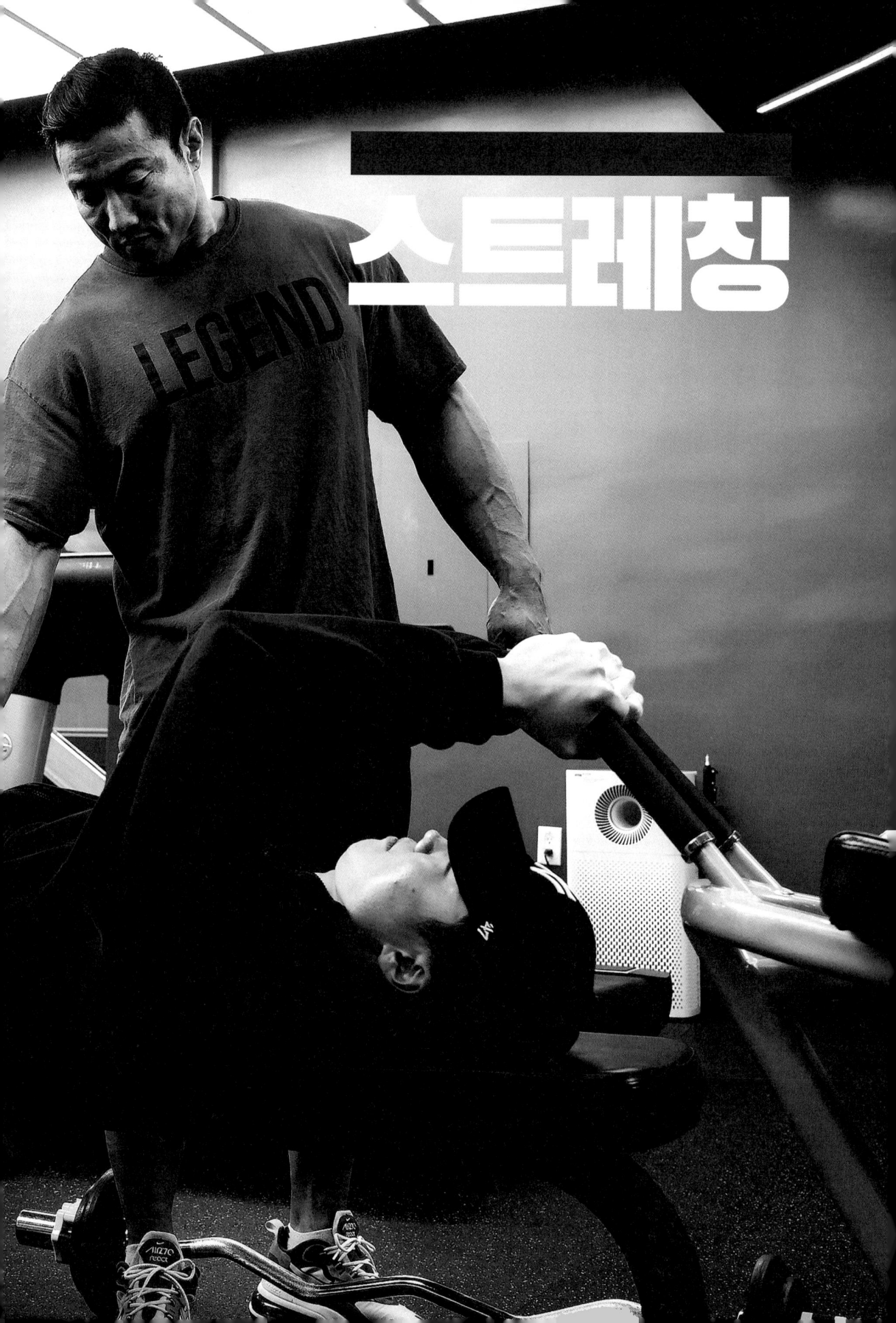

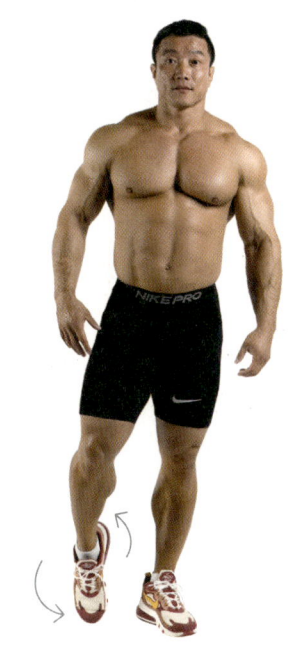 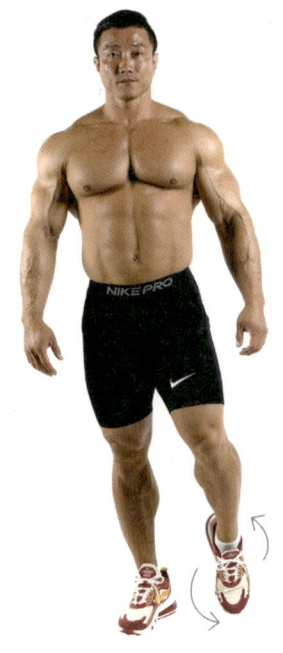

1 ──────────────

발목 돌리기

양발을 벌리고 서서 한쪽 발목을 왼쪽, 오른쪽, 바깥쪽, 안쪽으로 10회씩 돌린다.
반대쪽 발목도 반복한다.

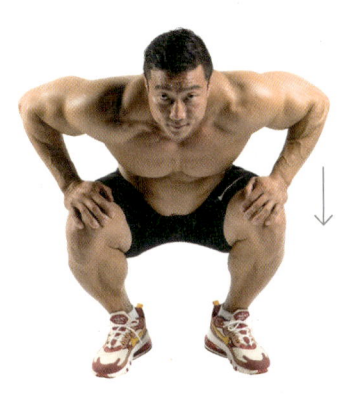 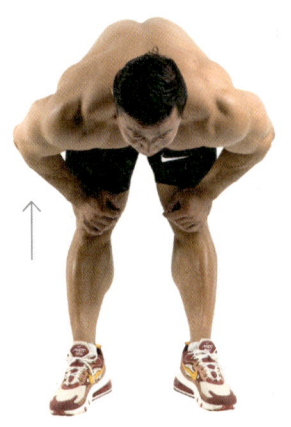

2 ──────────────

무릎 굽혔다 펴기

양발을 어깨너비로 벌리고 서서 상체를 굽혀 양손을 양무릎 위에 올린다.
무릎을 접어 앉았다 일어나기를 10회 반복한다.

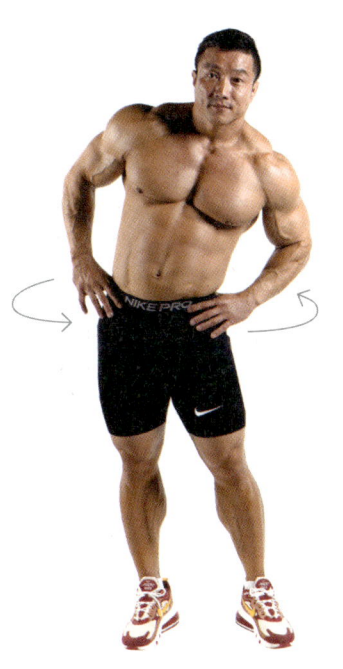
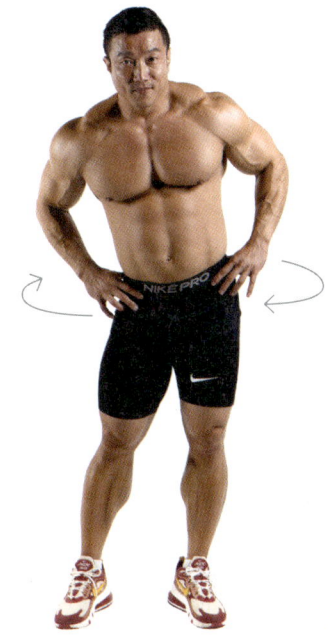

3

허리 돌리기

양발을 어깨너비로 벌리고 서서 골반에 손을 올린다.
허리를 오른쪽, 왼쪽으로 10회씩 돌린다.

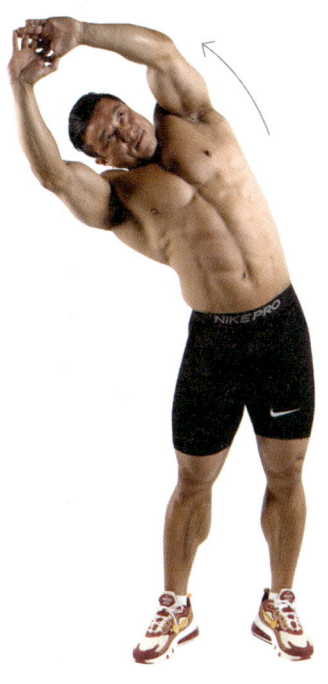
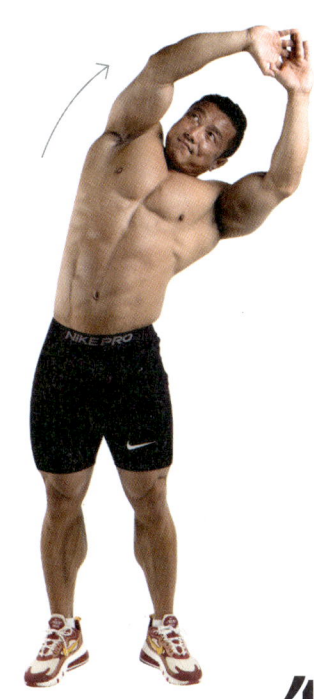

4

옆구리 스트레칭

양발을 어깨너비로 벌리고 서서 양손을 깍지 껴서 올린다.
양손을 오른쪽, 왼쪽으로 내리며 허리를 충분히 늘려 10회씩 반복한다.

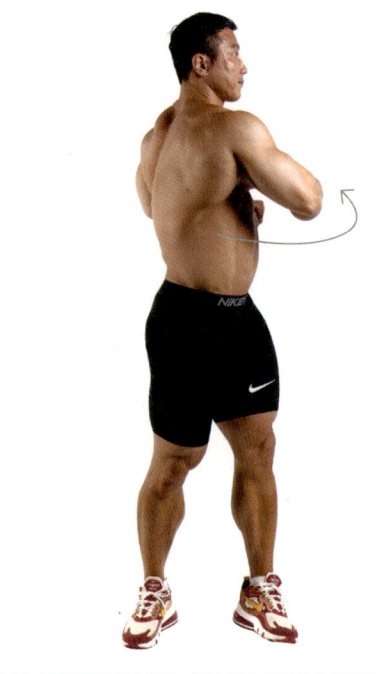
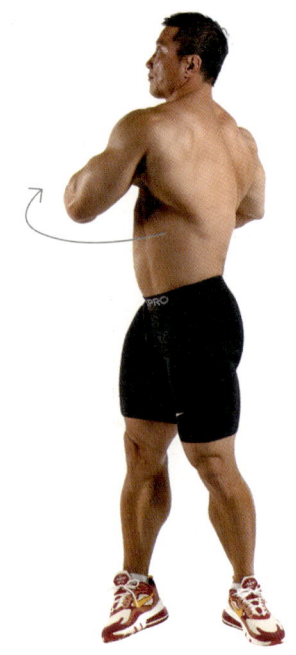

5

몸통 돌리기

양발을 벌리고 서서 양팔을 접은 채로 몸통만 왼쪽, 오른쪽으로 번갈아 가며 10회 돌린다.

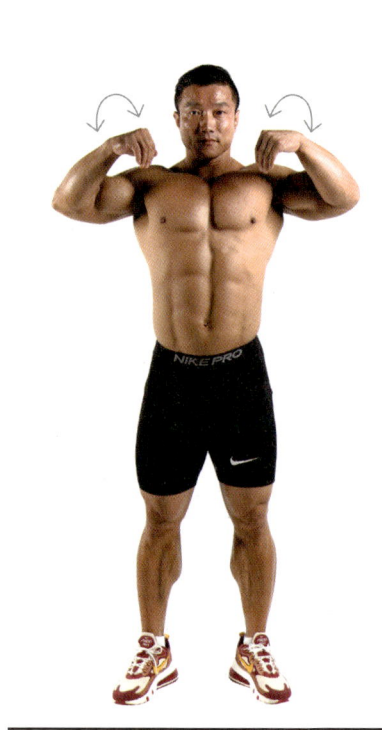
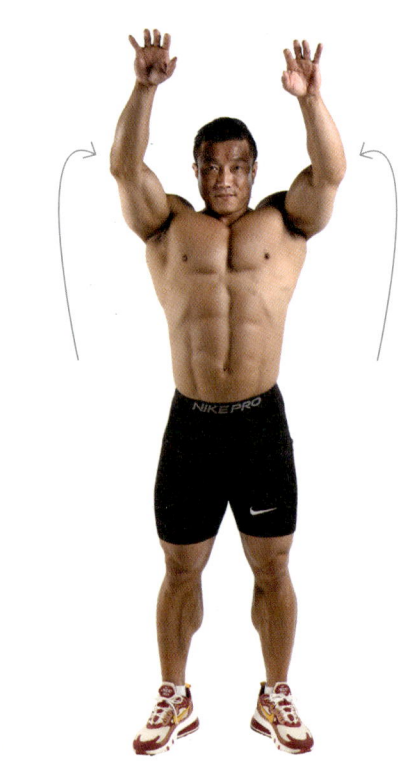

6

어깨 짧게 돌리기

양발을 벌리고 서서 양팔을 접어
어깨 위에 손끝을 올린다.
앞뒤 방향으로 어깨를 10회 돌린다.

7

어깨 크게 돌리기

양발을 벌리고 서서 양팔을 아래로 자연스럽게 편다.
양팔을 편 채로 앞뒤 방향으로 10회씩 돌린다.

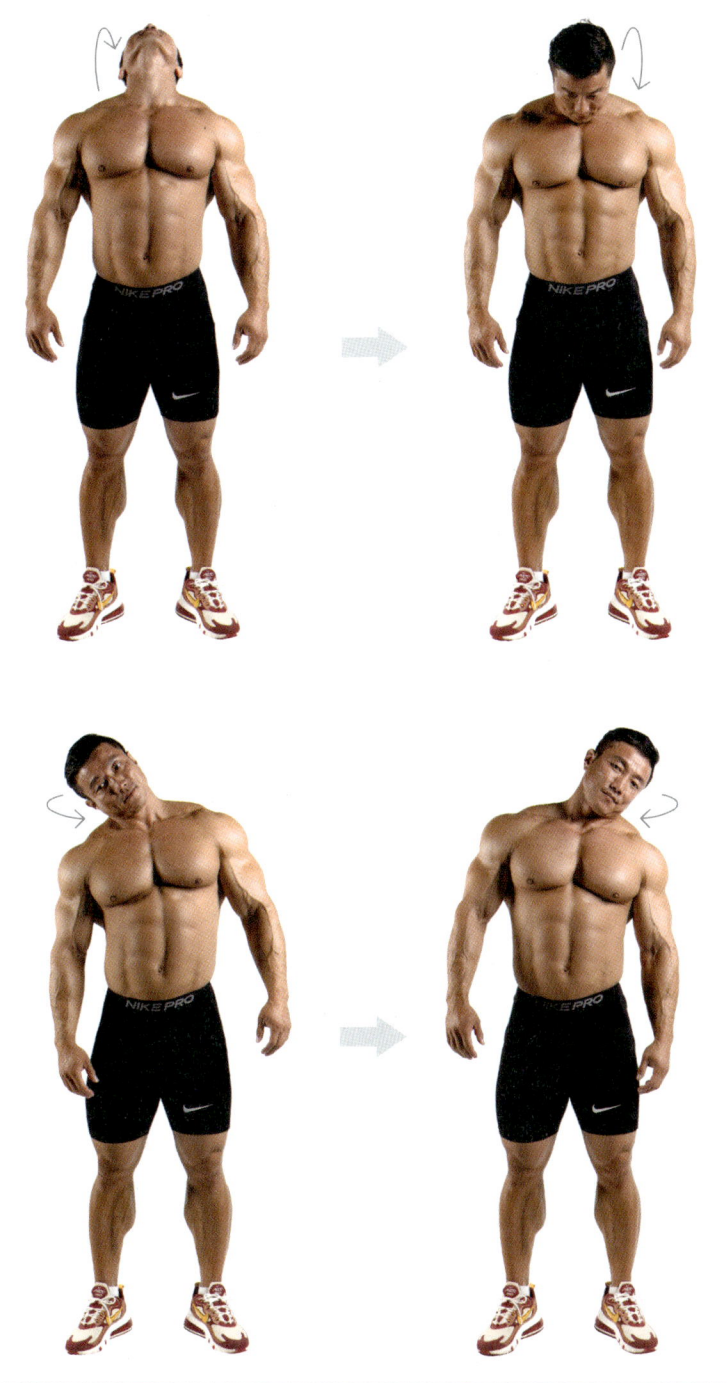

목 스트레칭

양발을 벌리고 서서 고개를 뒤로 젖혀 15초간 유지 후 앞으로 숙여 15초간 유지한다.
오른쪽, 왼쪽으로 천천히 3번씩 돌린다.

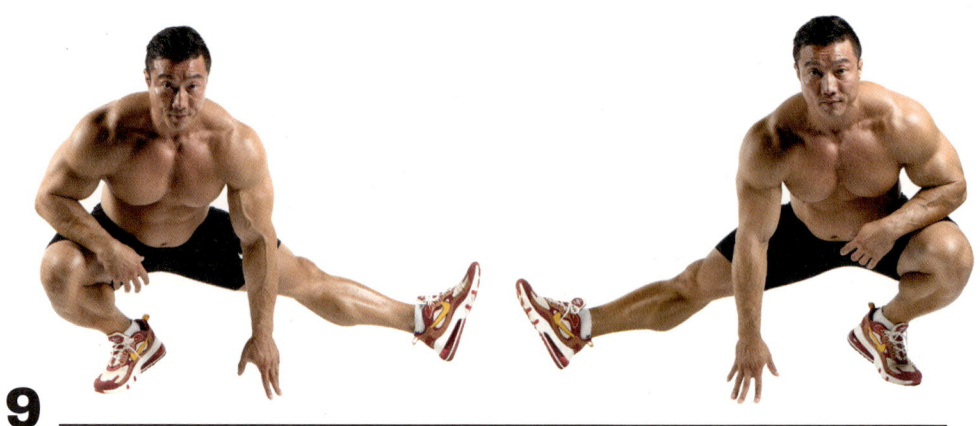

9 햄스트링 스트레칭

한쪽 다리를 접고 다른 쪽 다리를 길게 뻗어 허벅지 안쪽과 뒤쪽을 늘린다는 느낌으로 스트레칭한다.
반대쪽도 동일하게 진행한다.

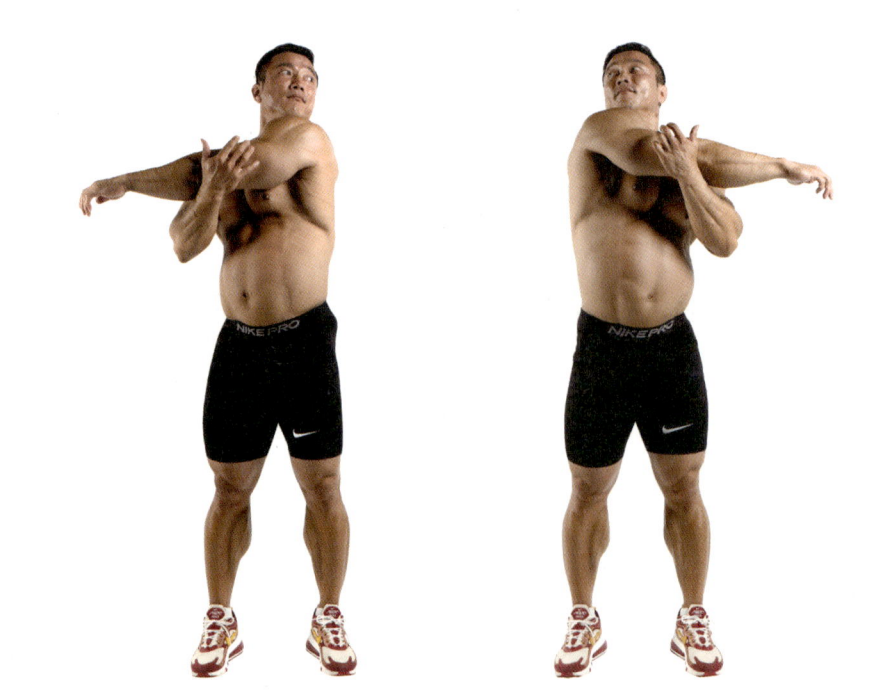

10 삼두근 스트레칭

양발을 벌리고 서서 한쪽 팔을 가슴 앞으로 곧게 뻗고 다른 쪽 팔로 팔꿈치 쪽을 감싸 안아
삼두근이 스트레칭 되도록 지그시 누른다. 반대쪽도 동일하게 진행한다.

SPECIAL PAGE

그립의 종류

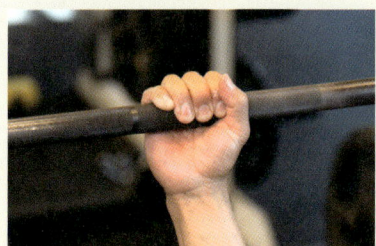

오버그립

엄지를 네 손가락의 위에 얹는다는 느낌으로 다섯 손가락을 모두 사용해 주먹을 쥐듯 꽉 잡는 방식. 초급자와 중급자의 경우 모든 운동에 오버그립을 추천한다.

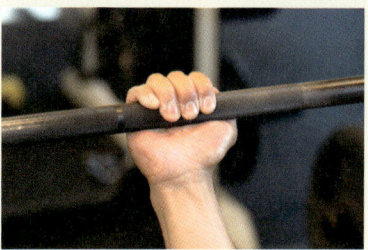

썸리스그립

네 손가락은 편하게 바를 잡고 엄지를 바 뒤쪽으로 보내 엄지를 제외한 4개의 손가락으로 바를 잡는 방법. 초급자와 중급자는 자칫 바를 놓칠 수 있어 위험하니 주의한다.

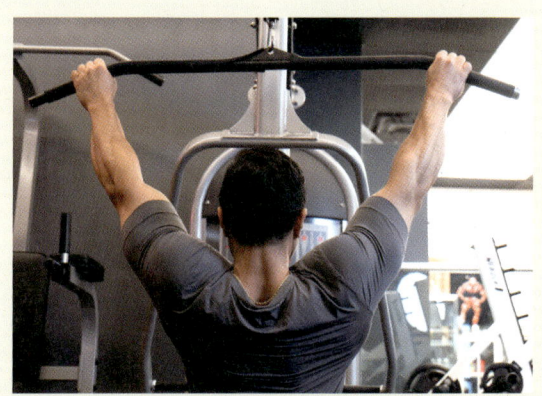

와이드그립

어깨너비보다 양손을 넓게 벌려 잡는다.

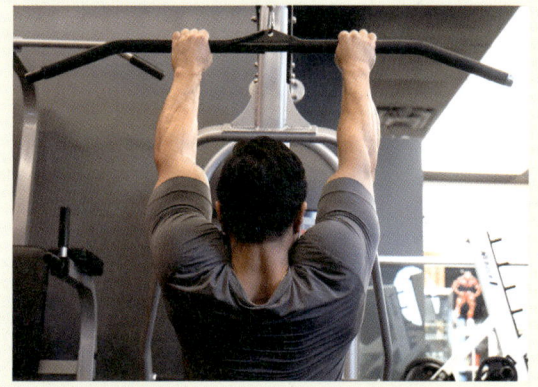

내로우그립

어깨너비보다 양손을 좁게 벌려 잡는다.

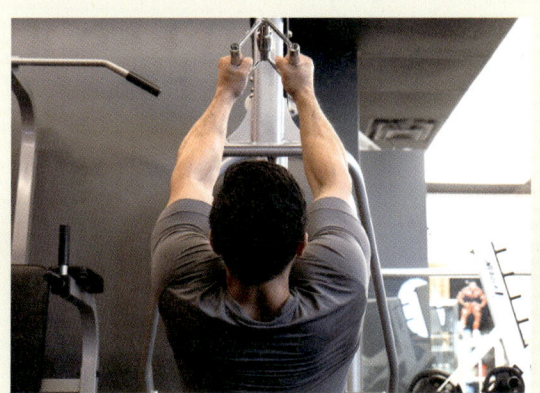

패러럴그립

손날이 보이게, 손바닥이 몸통 쪽을 향해 잡는다.

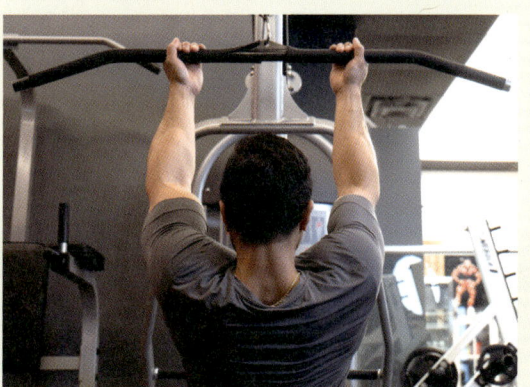

언더그립

손바닥을 위로 가게 해서 잡는다.

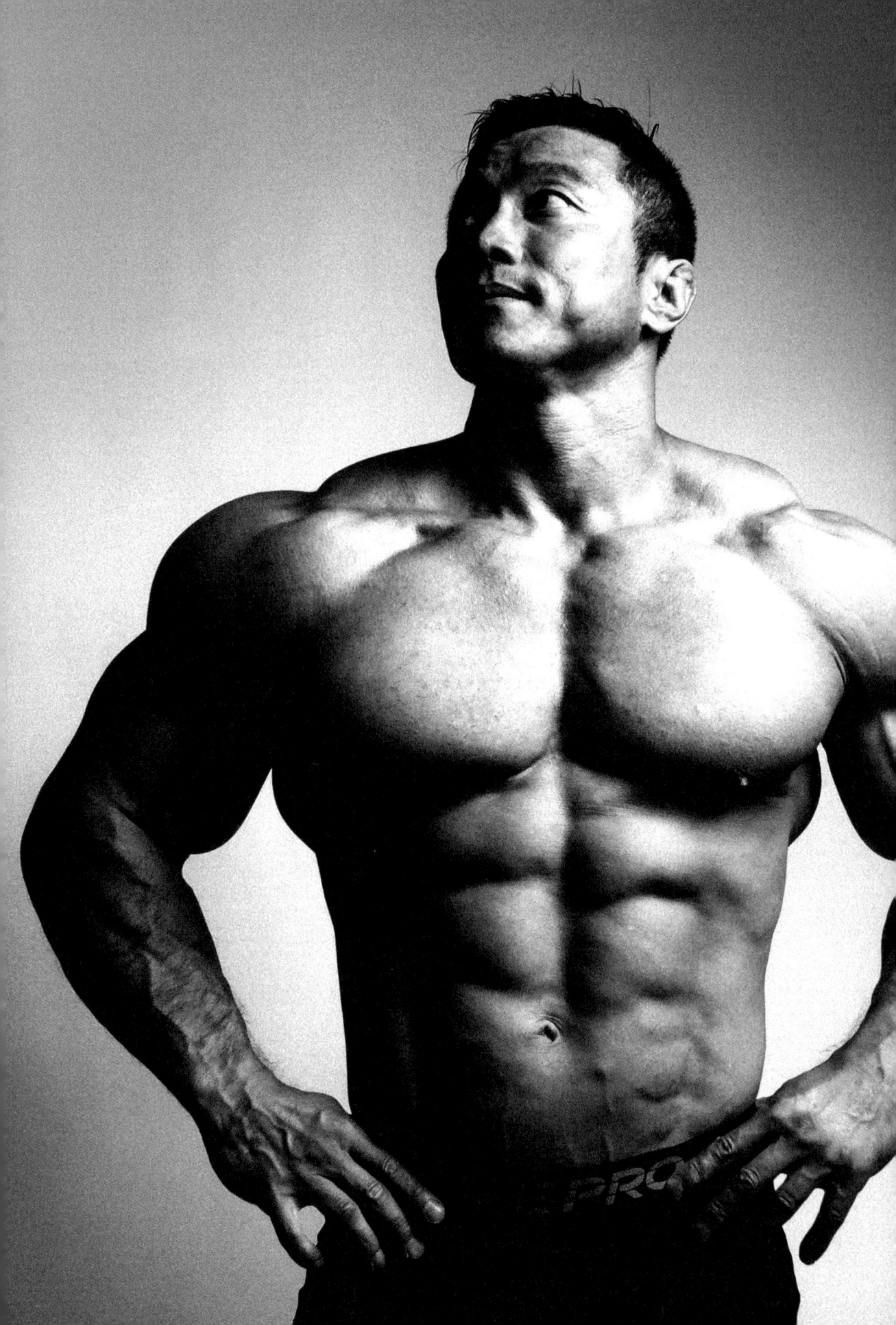

상체

등

Back

● 견갑근의 움직임을
느끼세요

BACK TO BASIC

초급자
랫풀다운과 시티드 로우로
견갑근의 움직임을
연습하기

중급자
시티드 로우를 기준으로
원암 덤벨 로우와
데드리프트를 시도해
등을 더 넓고 두껍게 채우기

상급자
풀업을 메인으로
루마니안 데드리프트와
바벨 로우로 다지기

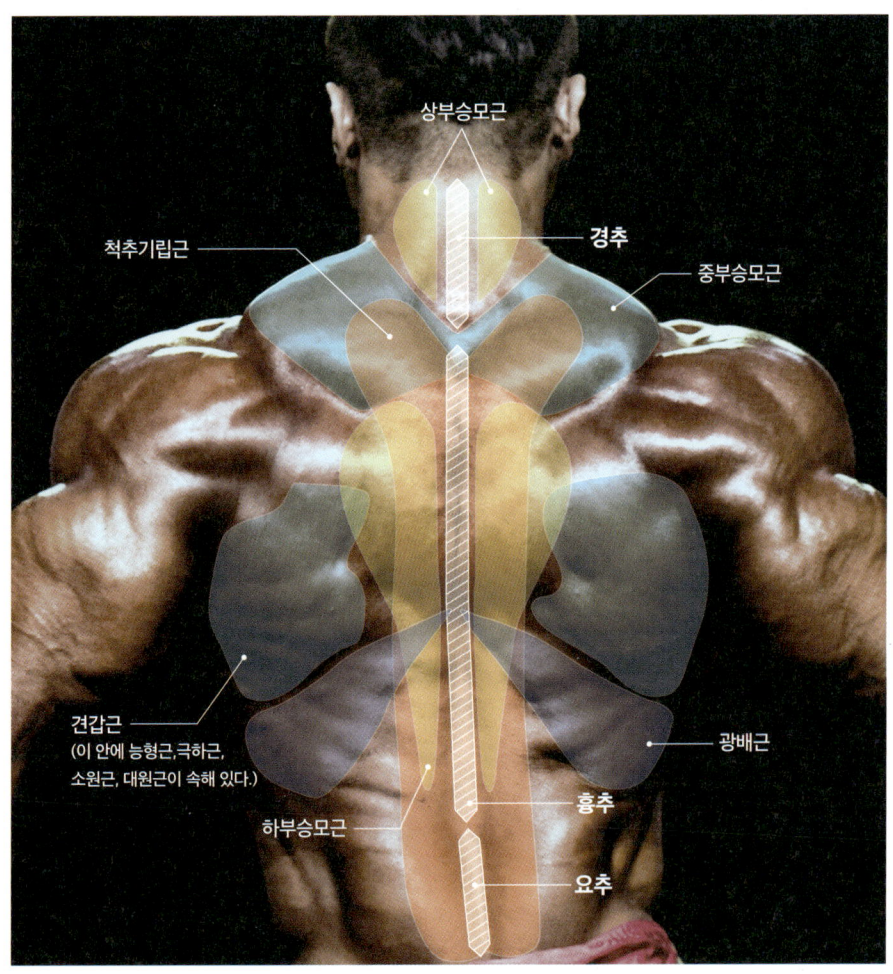

등 주요 근육 및 뼈

초급자에게

헬스장에 처음 갔다면 가장 먼저 랫풀다운을 시작하세요. 초급자는 사실 랫풀다운 하나만 제대로 마스터해도 충분합니다. 이것 하나를 꾸준히 연습하면서 등 운동의 핵심인 견갑근의 움직임을 천천히 터득해야 합니다. 그러다 보면 광배근과 하부승모근에 타격이 오는 것도 느낄 수 있을 거예요.

초급자들이 가장 많이 하는 실수는 등 근육을 써야 하는데 아직 사용법을 모르니 손목을 사용해 전완근이나 상완이두근, 어깨로 당기는 것입니다. 머신으로 등을 사용하는 연습을 충분히 익혀 팔과 어깨에 힘이 들어가지 않도록 주의하며 운동을 하세요. 그렇게 다져 놔야 숙련되었을 때 등에 힘을 주고 풀업을 할 수 있게 됩니다.

메인으로 랫풀다운, 추가로 시티드 로우 이렇게 두 가지만 집중하세요. 충분한 연습으로 등의 자극을 느끼며 근력을 어느 정도 키운 뒤 다른 운동을 추가해 나가길 바랍니다. 등을 잘 쓰지 못하는 상태에서 허리에 부하가 걸리는 데드리프트나 바벨 로우 등의 운동을 하면 부상의 위험도가 큽니다. 다치지 않는 것이 가장 중요해요.

중급자에게

어느 정도 견갑근을 움직일 줄 알고 광배근에 자극을 잘 느낀다면 중급자입니다. 랫풀다운을 기본으로 꾸준히 수행해 등의 면적을 넓힌 후 시티드 로우, 원암 덤벨 로우, 바벨 로우를 추가해 등을 더욱 넓고 두껍게 채운다는 느낌에 집중합니다. 차근차근 근력을 키워 나가 풀업을 할 수 있는 몸을 만든다고 생각하세요.

상급자에게

숙련된 견갑근의 유연한 가동성과 탄탄하고 두텁게 발달된 등의 모든 근육을 사용해 속을 단단히 채워 주는 풀업을 메인으로 수행할 차례입니다. 여기에 루마니안 데드리프트, 바벨 로우를 보조 운동으로 하여 단련합니다.

등 01

랫풀다운

등이 좋아지려면 초급자는 랫풀다운만 집중적으로 해도 좋습니다. 바를 넓게 잡아 견갑근을 옆으로 많이 빼 주어 등을 넓히기에 효과적인 운동입니다. 팔 근육을 최대한 사용하지 않고 광배근과 하부승모근에 자극이 잘 오는지 계속 체크하세요. 꾸준히 연습하면 등 운동의 핵심인 견갑근의 움직임을 서서히 터득할 수 있습니다.

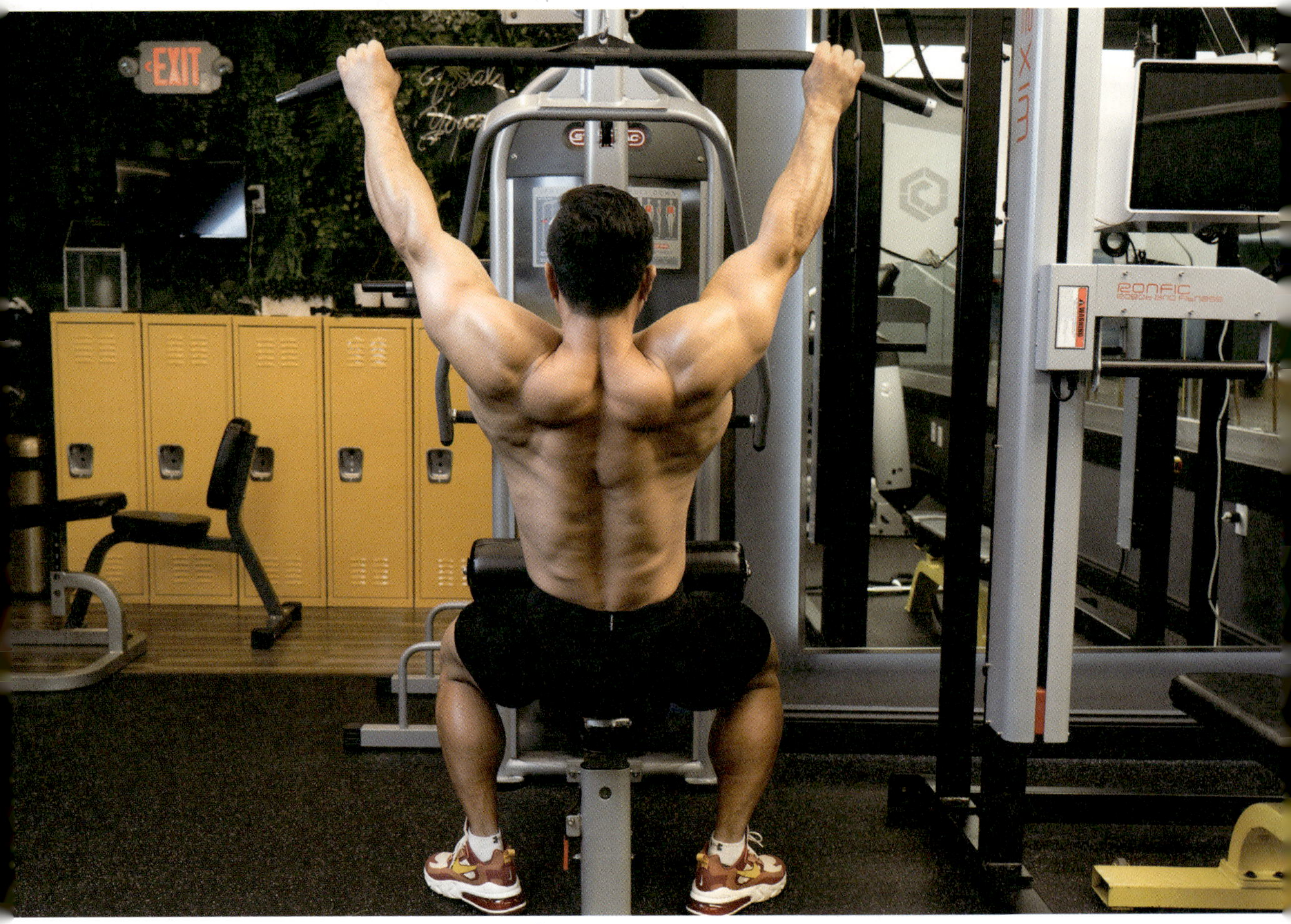

1 양팔을 곧게 펴고 어깨너비보다 넓게 오버그립으로 바를 잡고 벤치에 앉는다. 허벅지를 벤치에 고정하고 척추를 꼿꼿이 세운 뒤 가슴을 살짝 앞으로 내민다는 느낌으로 흉추만 뒤로 젖힌다. 시선은 턱을 살짝 들어 15도 위를 본다.

tip. 목이 아플 정도로 뒤로 눕거나 고개를 과하게 젖히지 마세요. 바를 잡아당길 때는 손목을 뒤로 꺾어 팔 근육을 사용하지 않도록 주의하세요.

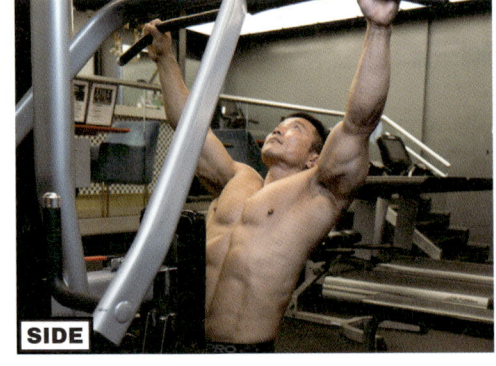

1세트 12-15회 × 2~5세트

잔소리 좀 할게요

초급자나 중급자는 등 근육을 잘 쓸 줄 모르는 경우가 많습니다. 랫풀다운 동작 후 팔에 있는 전완근이나 상완이두근에 자극이 오는 경우가 많은데, 등 근육을 쓸 줄 몰라 손목을 젖혀 전완근의 힘을 사용하는 것이므로 손목 꺾임과 이두근 사용에 주의하세요. 시선은 턱을 들어 15도 위를 봐야 합니다. 고개를 뒤로 젖혀야 바의 움직임도 확인할 수 있고, 바를 올릴 때 견갑근을 같이 위로 빼 주는 느낌이 잘 납니다.

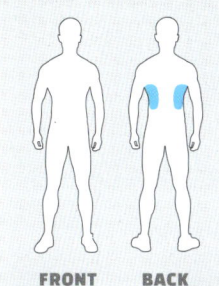
FRONT　BACK

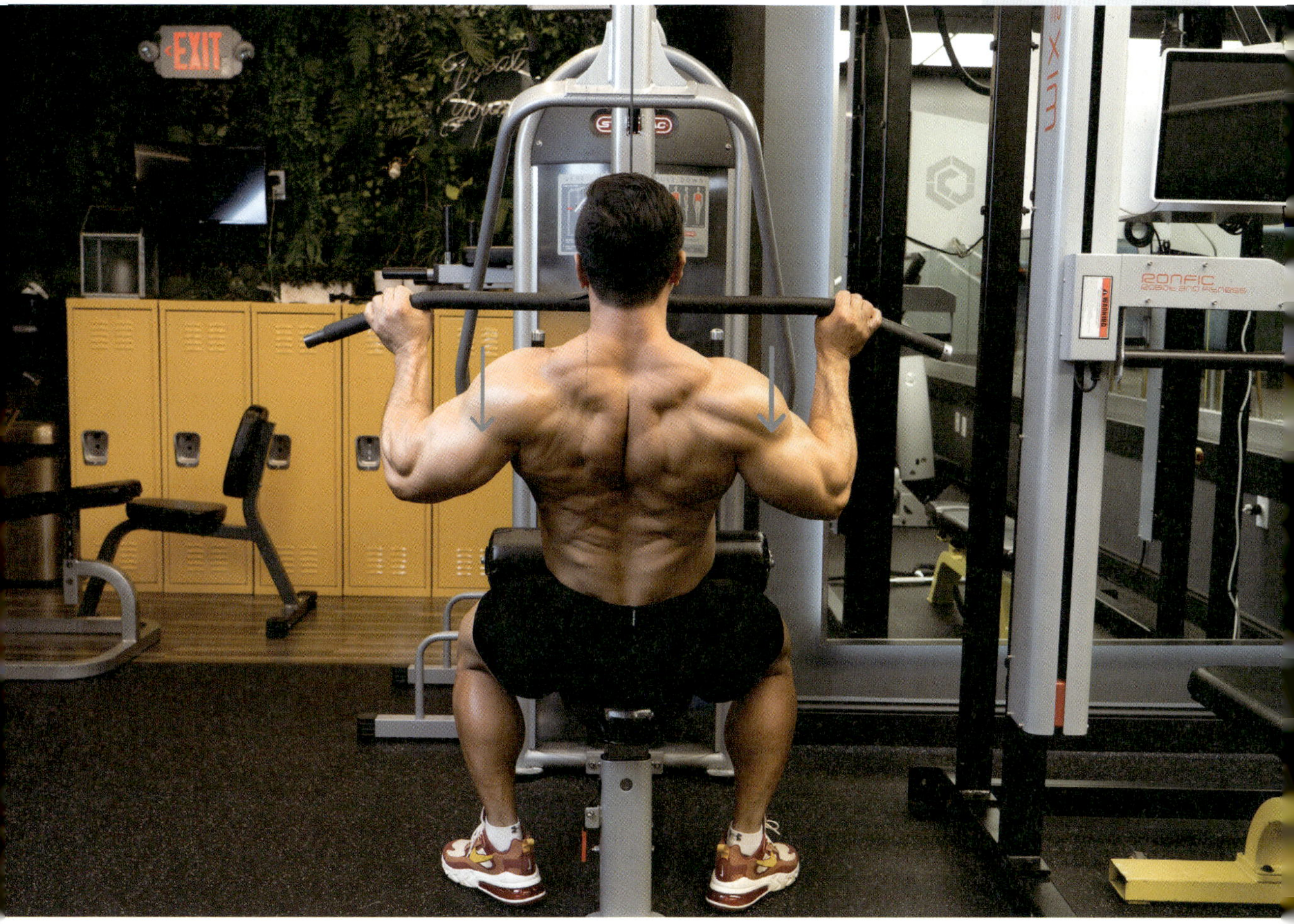

2 바를 쇄골까지 천천히 내리며 광배근과 하부승모근에 힘이 들어가는지 느낀다. 이때 손목이 꺾여 팔꿈치가 뒤쪽으로 빠지지 않도록 최대한 지면과 수직으로 내린다. 다시 1번 동작으로 천천히 돌아간다. 이때 어깨부터 따라 올라가지 않도록 한다.

tip. 바가 내려오는 높이에 따라서 견갑근의 수축도가 달라집니다. 가동범위가 유연하다면 바를 가슴 중간까지 내리면 좋지만, 초중급자는 견갑근이 조이는 느낌이 드는 지점까지만 내려도 괜찮아요.

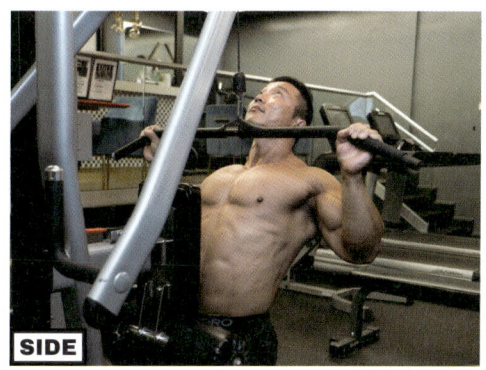
SIDE

등 02

시티드 로우

등 운동을 이제 막 시작한 초급자들이 랫풀다운과 병행하면 좋은 기초 로우 운동입니다. 등 전체 발달에 효과적이며 주동근인 광배근으로 끌어당기는지 계속 체크하세요. 쉬워 보이지만 견갑근과 팔을 최대한 쓰지 않는 것이 포인트입니다. 이 운동을 충분히 숙련한 후 바벨 로우, 원암 덤벨 로우 등으로 나아가도록 합니다.

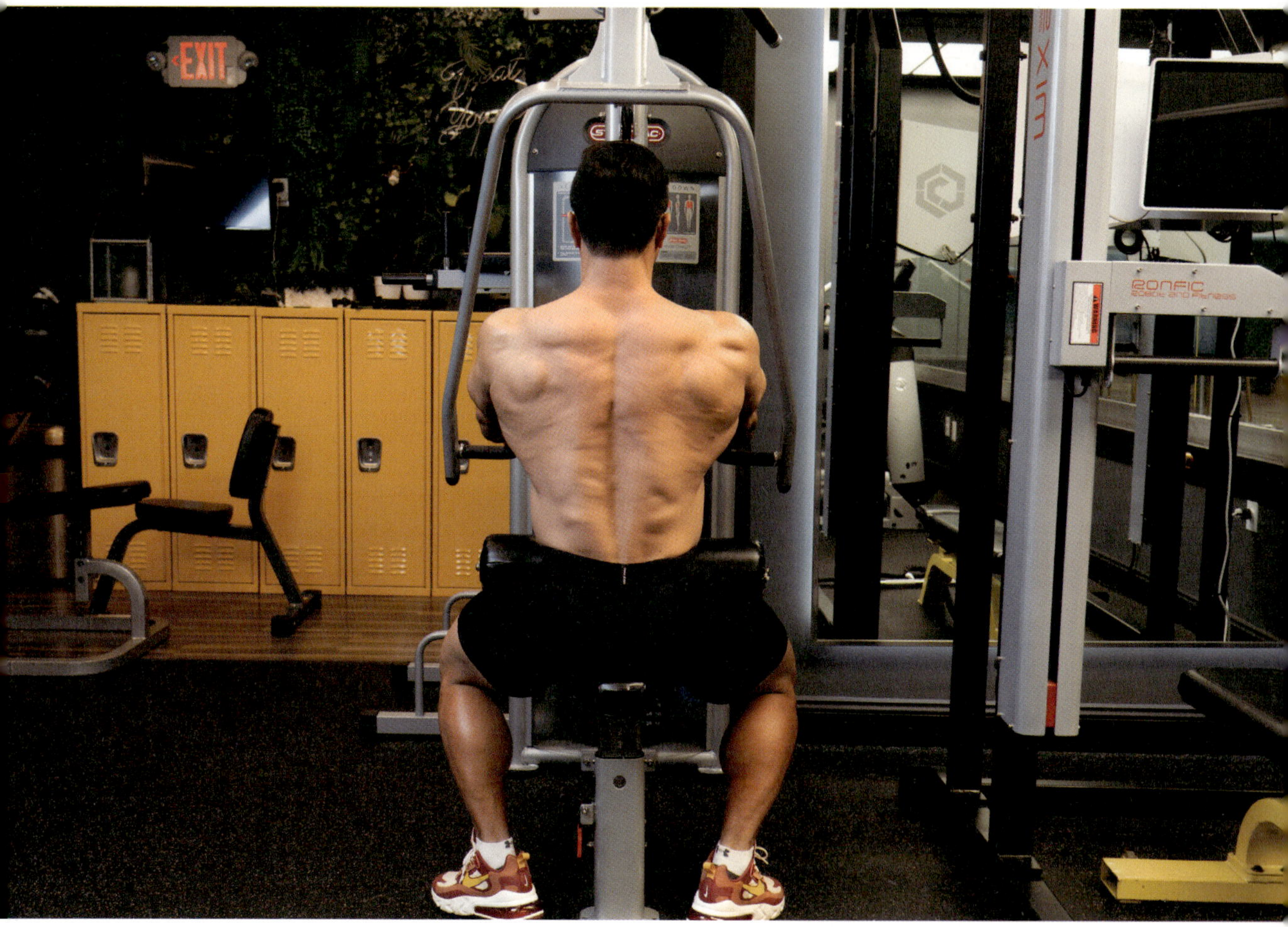

1 양손으로 세로 방향 바를 잡고 척추를 꼿꼿이 세워 앉은 뒤 가슴을 패드에 붙인다.

tip. 의자 높이를 높게 설정할수록 광배근에 자극이 잘 갑니다.

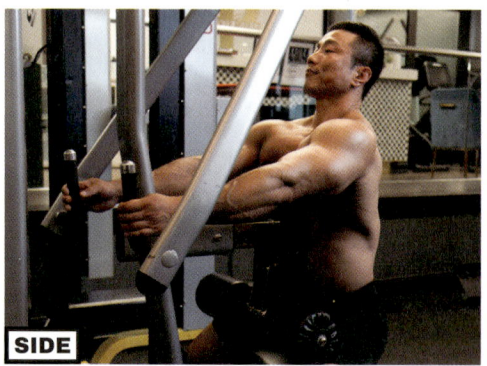

SIDE

1세트 12-15회 × 2~5세트

 잔소리 좀 할게요

운동 이름에 '로우'가 들어가면 포커스가 광배근이라고 생각하면 됩니다. 등 움직임이 익숙하지 않은 초급자는 바벨 로우부터 해서는 안 됩니다. 로우 운동 중에서 가장 먼저 해야 할 것은 시티드 로우입니다.

광배근을 자극하려면 견갑근이 움직이지 않게 하는 것이 핵심입니다. 머신에 세로 방향 바가 있다면 되도록 이곳을 잡으세요. 광배근에 타격을 더 줄 수 있습니다.

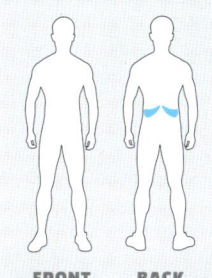

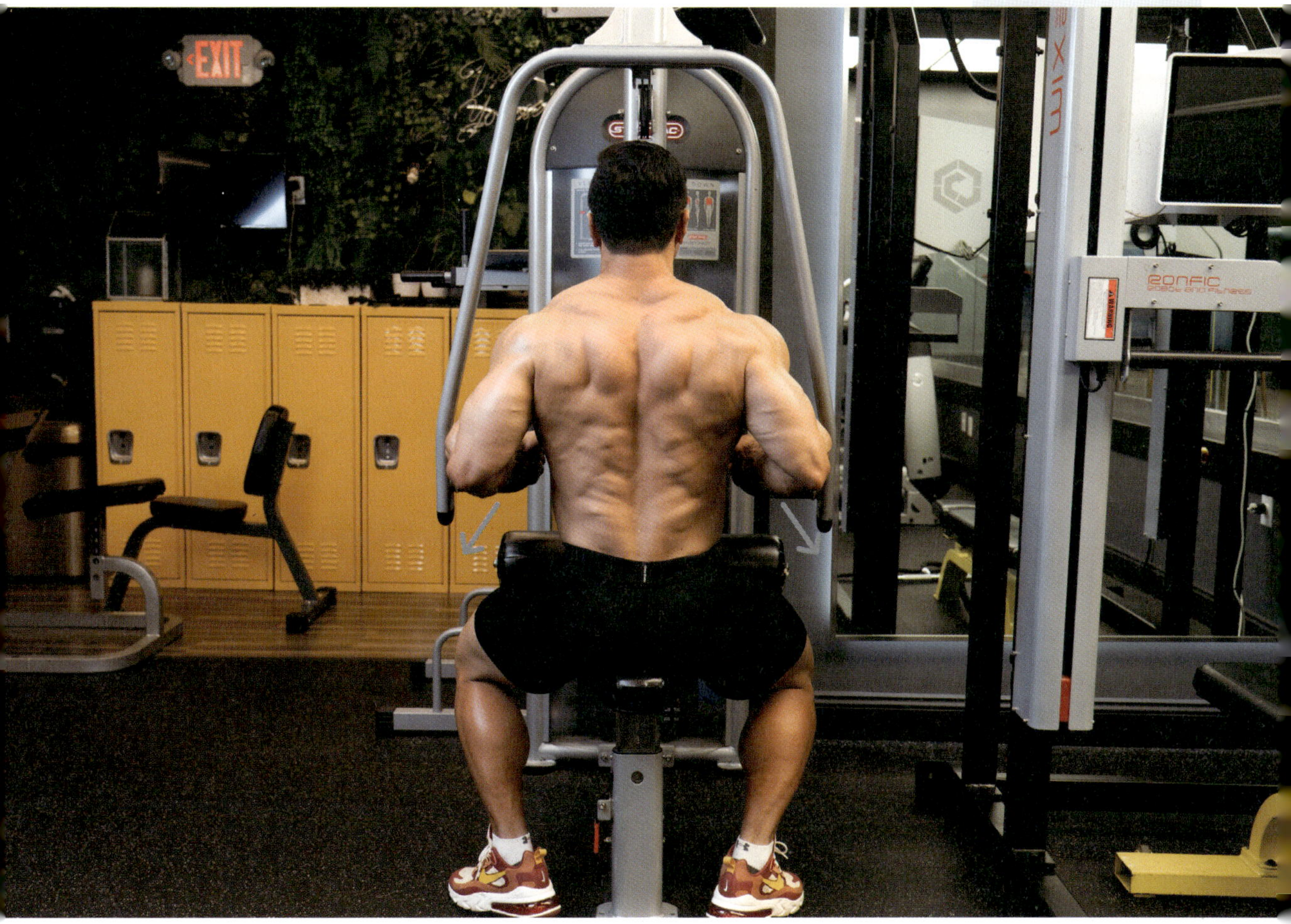

2 팔꿈치로 옆구리를 스친다는 느낌으로 견갑근을 모으며 가슴이 패드에서 떨어지지 않을 정도까지만 뒤로 당긴다. 이때 팔꿈치가 바깥쪽으로 벌어지지 않게 최대한 몸에 붙여 당기며 견갑근이 접히는지 느낀다. 팔을 놓아 주듯 펴서 등의 긴장이 완전히 풀리지 않도록 하며 1번 동작으로 천천히 돌아간다.

tip. 미리 견갑근을 모으지 말고 동작을 하면서 조이세요. 돌아갈 때 팔은 다 펴지 않아야 견갑근에 계속 힘을 줄 수 있습니다.

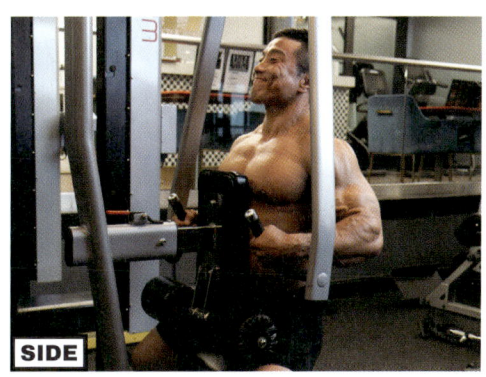

등 03

풀업

등 운동의 기본이자 필수적인 운동입니다. 어느 정도 숙련되어 견갑근과 광배근에 타격을 줄 수 있는 중상급자라면 반드시 풀업으로 나아가야 합니다. 왜 선수들이 풀업을 등의 메인 운동으로, 랫풀다운을 보조 운동으로 둘까요? 힘들지만 등 근육을 만드는 데 가장 효과적인 운동이기 때문입니다.
모든 운동이 그렇듯 못한다고 안 하면 계속 못하게 됩니다. 꾸준히 연습하세요.

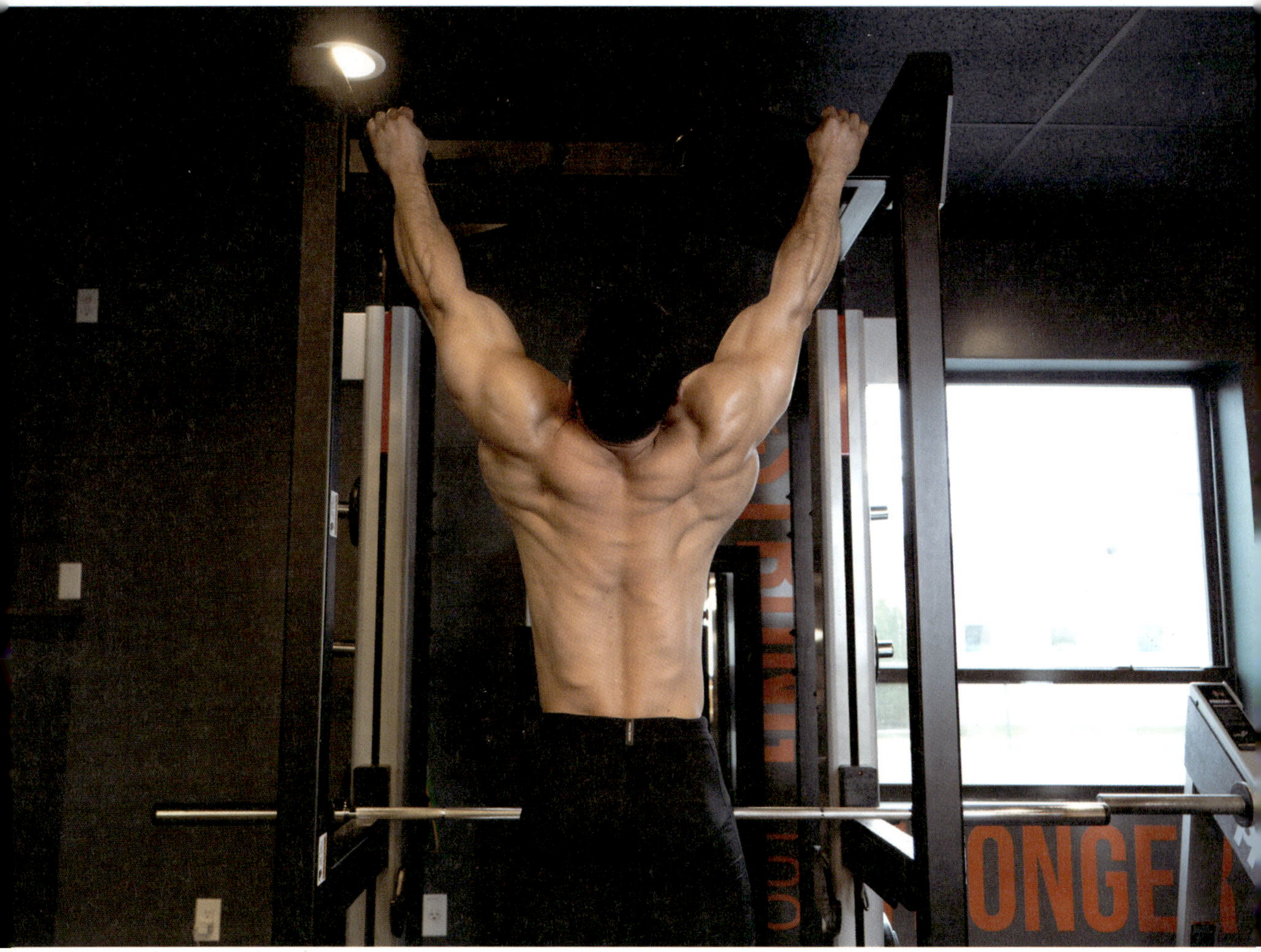

1 랫풀다운(60p) 준비 자세와 마찬가지로 양팔을 곧게 펴고 어깨너비보다 넓게 오버그립으로 바를 잡는다. 척추를 꼿꼿이 세운 뒤 가슴만 살짝 앞으로 내민다는 느낌으로 흉추를 뒤로 젖힌다. 시선은 턱을 살짝 들어 15도 위를 본다.

1세트 12-15회 × 2~5세트

잔소리 좀 할게요
대부분이 놓치는 풀업의 핵심은 견갑근 포함 등 전체에 긴장을 풀지 않은 채로 천천히 내려오는 것! 훅 떨어지듯 내려오는 것은 잘못된 동작입니다. 올라갈 때만 운동이 아닙니다. 내려올 때도 근육은 커집니다. 보디빌딩 운동의 기본은 천천히 동작하는 것과 근육의 충분한 수축과 이완임을 기억하세요.

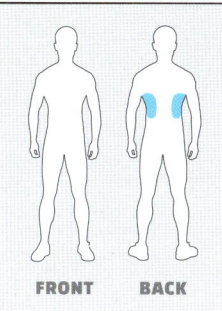

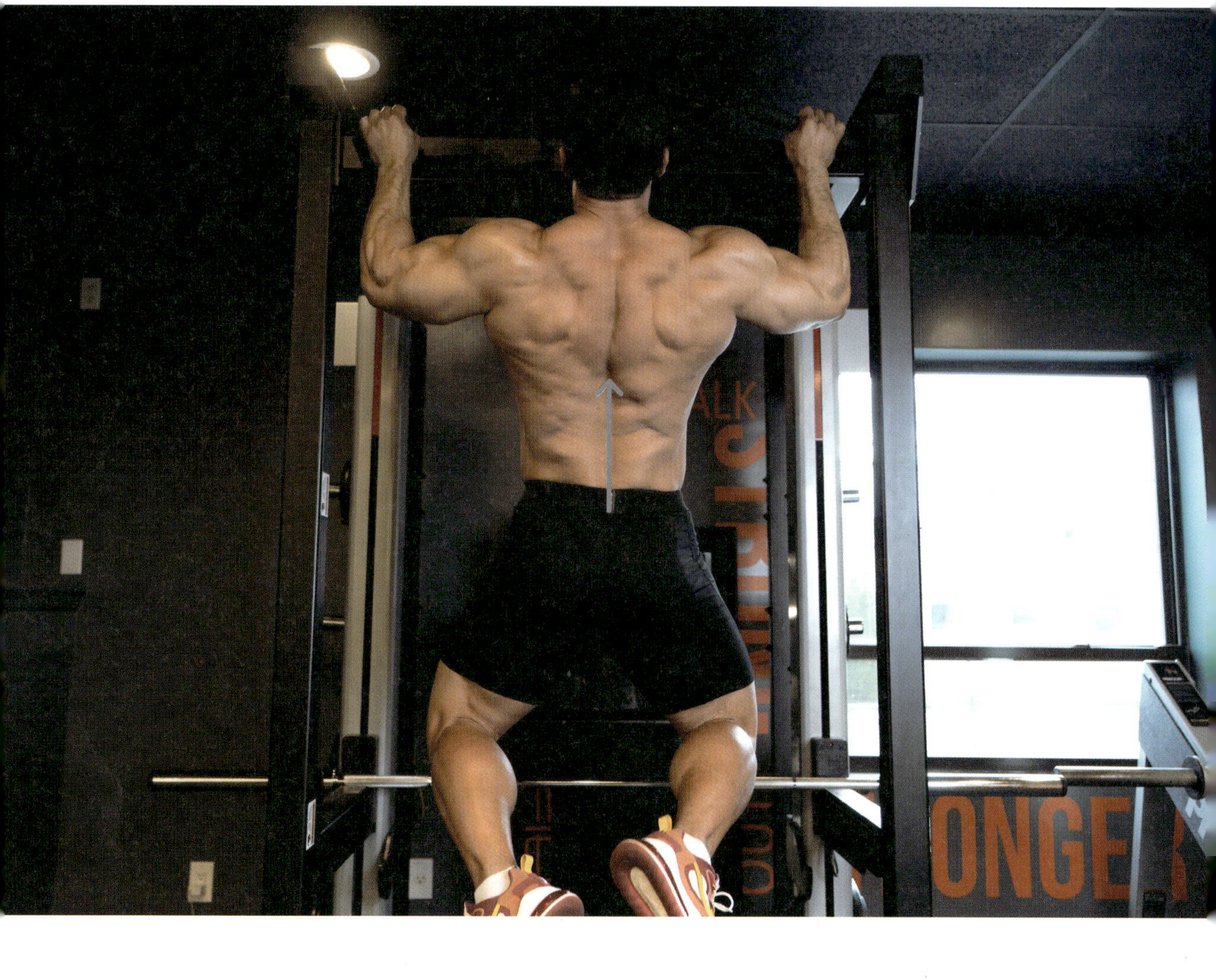

2 견갑근을 최대한 안쪽으로 수축하며 쇄골에 바가 닿을 때까지 몸을 끌어올렸다가 견갑근을 다시 바깥쪽으로 이완하며 천천히 내려오기를 반복한다.
tip. 이때 손목 꺾임에 주의하고 상완이두근, 전완근, 어깨를 최대한 사용하지 않도록 해요.

컨벤셔널 데드리프트

보통 기본적인 '데드리프트'라고 하면 이 컨벤셔널 데드리프트를 말합니다.
데드리프트는 코어의 힘을 기르는 전신운동입니다. 대퇴 후면(허벅지)과 등 전체, 척추기립근을 골고루 강화시켜 허벅지와 엉덩이를 탄력 있게 채워 줍니다. 머리를 숙이거나, 등을 곧게 펴지 않으면 허리 부상의 위험이 있으니 주의하세요.
운동 목적에 따라서 등과 햄스트링으로 발달 부위가 달라지니 반드시 타깃 부위를 먼저 설정하도록 합니다.

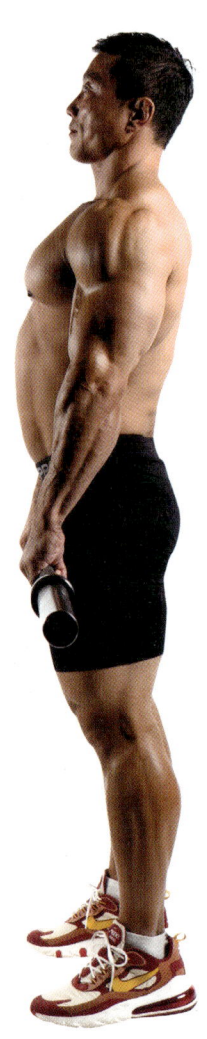

1 바로 서서 양발을 어깨너비보다 살짝 좁게 벌리고 오버그립으로 바를 잡는다. 이때 어깨가 굽지 않도록 시선을 정면에 둔다.

1세트 12-15회 ✕ 2~5세트

 잔소리 좀 할게요

허리를 내리고 올리는 데드리프트 운동 자체가 허리에 부담을 많이 줍니다. 동작 시 허리가 굽어 있으면 무게를 더 많이 지탱하게 되어 부상 위험이 커지므로 주의합니다.

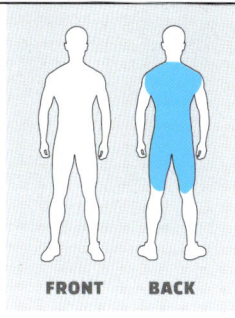

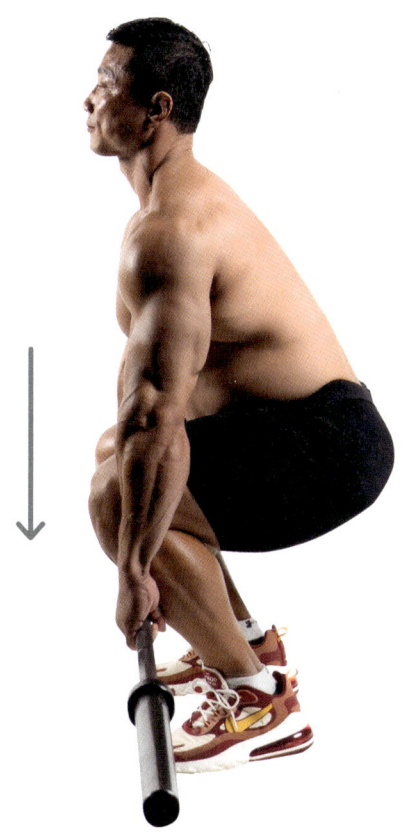

2 바를 몸에 가깝게 붙여 내려오다 무릎 아래 지점에 다다르면 무릎을 굽혀 수직 방향으로 앉는다. 이때 멈춘 상태에서 허리를 곧게 펴고 시선은 정면에서 15도 위를 본다. 바가 몸에 최대한 붙어 있도록 유지하며 천천히 1번 자세로 돌아간다.

tip. 동작 중 팔과 어깨를 지나치게 사용하지 않도록 주의하세요.

등　　　　　　　　　　　　　　　　　　　　　　　　　　　　　05

루마니안 데드리프트

등을 공략하기 위해 바를 무릎 밑 5~10cm 정도까지만 내리는 것이 특징인 데드리프트입니다. 따라서 등 근육을 전체적으로 사용하지만 주동근은 척추기립근입니다. 데드리프트는 동작 자체에 자연스럽게 쓰이는 코어나 등의 힘 그 자체를 메인으로 합니다. 자칫 허리 부상의 위험이 있어 가급적 중상급자에게 추천해요.

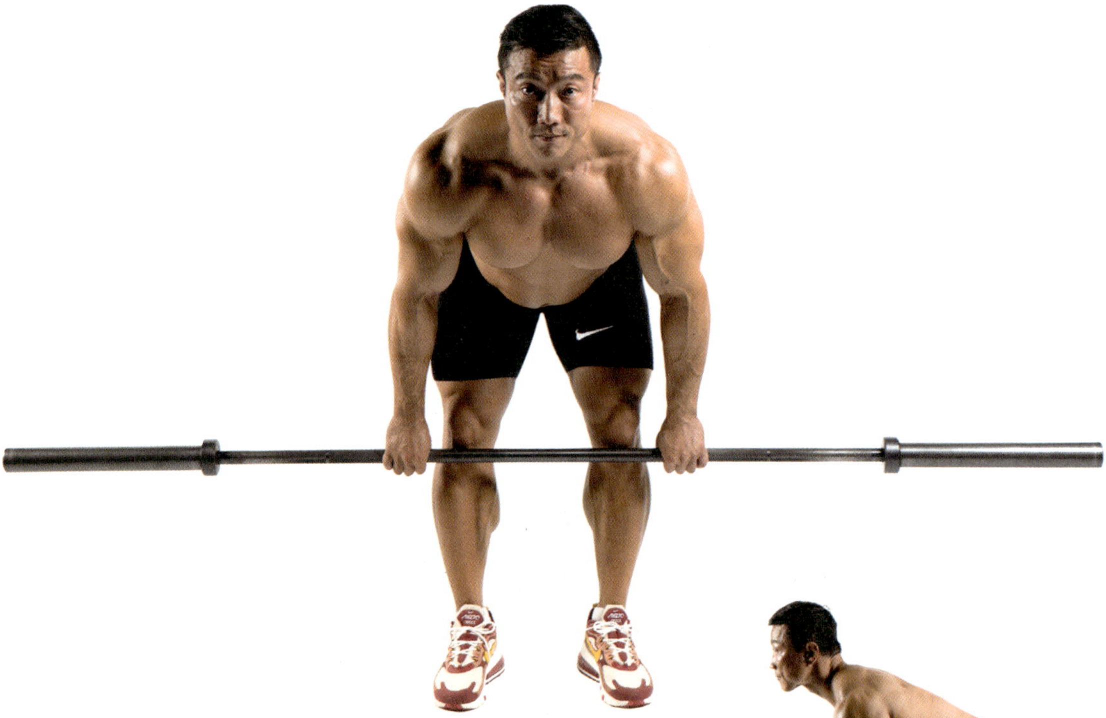

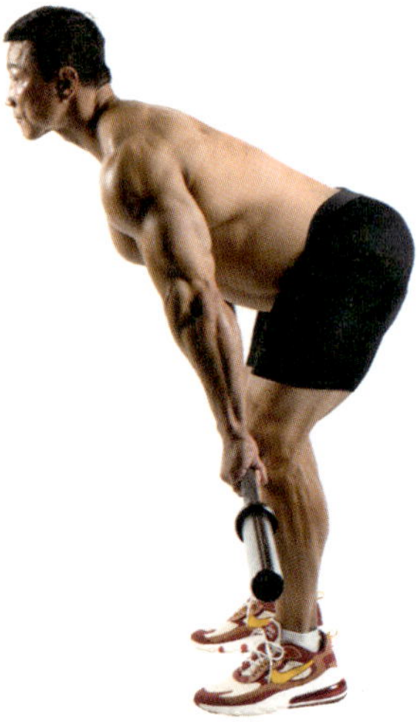

1 바로 서서 양발을 어깨너비보다 살짝 좁게 벌리고 오버그립으로 바를 잡는다. 상체를 숙이면서 바를 몸에 가깝게 붙여 내려오다 무릎 밑에서 멈춘다. 이때 멈춘 상태에서 허리를 곧게 펴고 시선은 정면에서 15도 위를 본다.

SIDE

1세트 12-15회 × 2~5세트

 잔소리 좀 할게요

중량이 올라갈수록 어깨와 팔로 드는 사람들이 많습니다. 모두 잘못된 동작이에요. 팔은 바벨을 잡는 용도일 뿐이고, 최대한 타깃인 등 근육이 쓰일 수 있게 집중하세요. 루마니안 데드리프트는 무게중심을 계속 몸 앞쪽과 중간에 두는 것이 핵심임을 기억하세요.

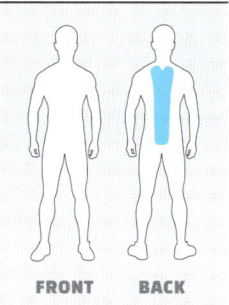
FRONT BACK

보디빌딩식 데드리프트

보디빌딩 선수들은 비시즌기에 힘을 기르는 용으로 가끔 컨벤셔널 데드리프트를 하지만, 대회 준비를 본격적으로 하는 시즌에는 이 루마니안 데드리프트만 합니다. 보디빌딩식 루마니안 데드리프트는 포커스가 등 근육이며, 스트렝스와 파워리프팅은 전신의 힘을 기르는 데 목적이 있어 타깃 부위에서 차이가 있습니다.

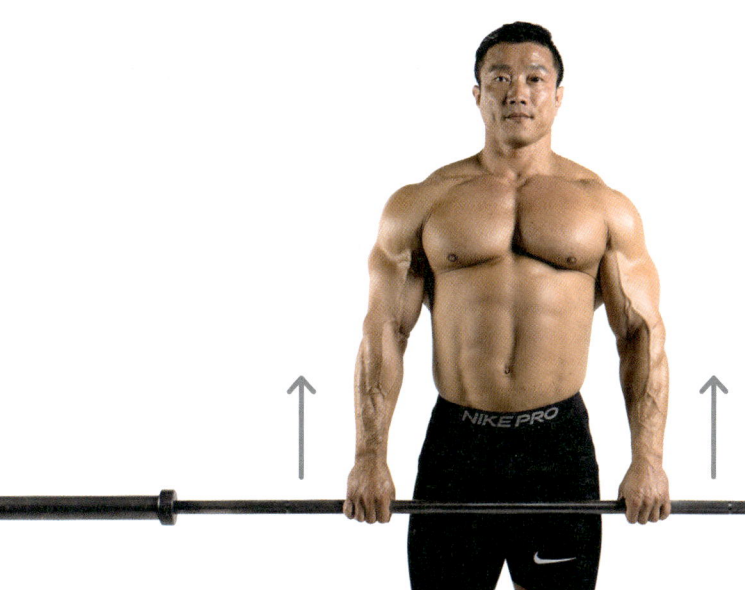

2 그대로 바를 최대한 몸에 붙여 척추기립근과 등하부, 둔근의 힘으로 한 번에 올라온다.

tip. 무게중심이 뒤쪽에 있으면 허벅지 뒤쪽 햄스트링과 둔근이 많이 개입되어 운동 부위가 바뀌니 참고해요.

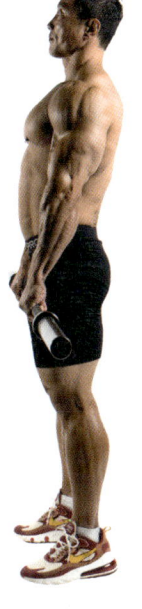
SIDE

69

바벨 로우

광배근에 타격을 주어 등을 더 넓고 두껍게 만드는 운동입니다. 몸을 숙인 상태로 동작해 허리 부상이 쉽게 올 수 있고 무게 때문에 치팅을 사용하는 경우도 많아 주의가 필요합니다. 루마니안 데드리프트와 같은 원리로 동작하니 참고하세요. 초급자, 중급자는 바벨 로우 전에 시티드 로우(62p)로 자극점과 근육 발달에 우선하길 권합니다.

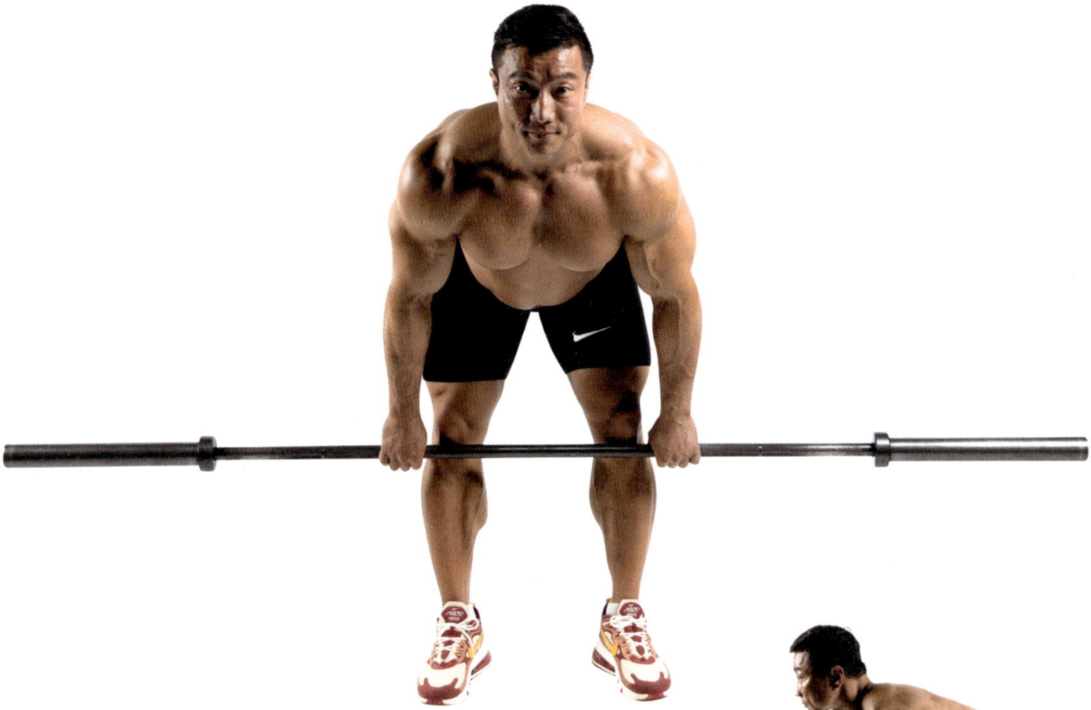

1 바로 서서 양발을 어깨너비만큼 벌리고 바를 오버그립으로 잡는다. 상체를 숙이면서 바를 몸에 붙여 허벅지를 타고 그대로 무릎 밑까지 수직으로 내린 뒤 무릎을 아주 살짝만 구부리고 허리를 집어넣어 등이 굽지 않게 한다.

tip. 루마니안 데드리프트 자세에서 허리만 살짝 집어넣는다고 생각하세요. 무게중심은 몸의 중간에서 앞쪽에 있게 합니다.

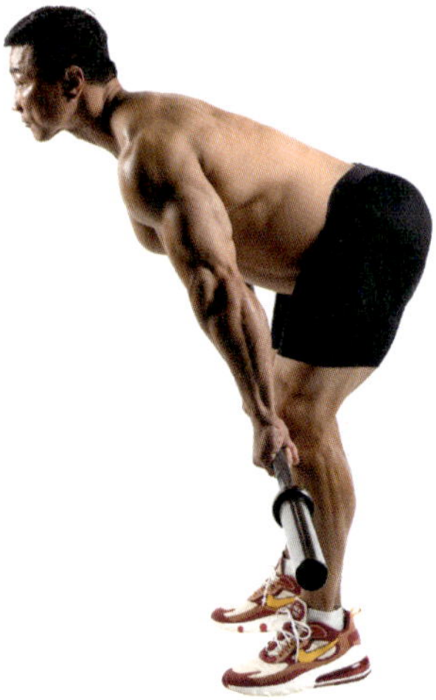

SIDE

1세트 12-15회 ✕ 2~5세트

잔소리 좀 할게요

루마니안 데드리프트 자세를 할 줄 안다면 바벨 로우도 쉽게 할 수 있습니다. 가장 많이 하는 실수는 무릎을 굽히고 상체를 세운 상태에서 등이 아닌 팔로 당기는 것입니다. 또한 광배근이 아닌 견갑근으로 먼저 당기면 어깨가 과하게 움직이므로 이 두 가지를 주의하세요.

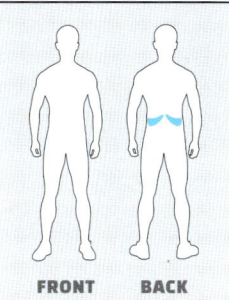

FRONT   BACK

오버그립 vs 언더그립

오버그립으로 할 경우 더 많은 중량을 들 수 있고, 허리에 부담이 덜합니다. 대신 광배근 자극 또한 덜합니다. 언더그립은 광배근에 최대한의 자극을 주는 추천 그립이지만 오버그립만큼 많은 중량을 들 수 없고, 자극이 큰 만큼 허리에도 부담이 커지는 특징이 있습니다.

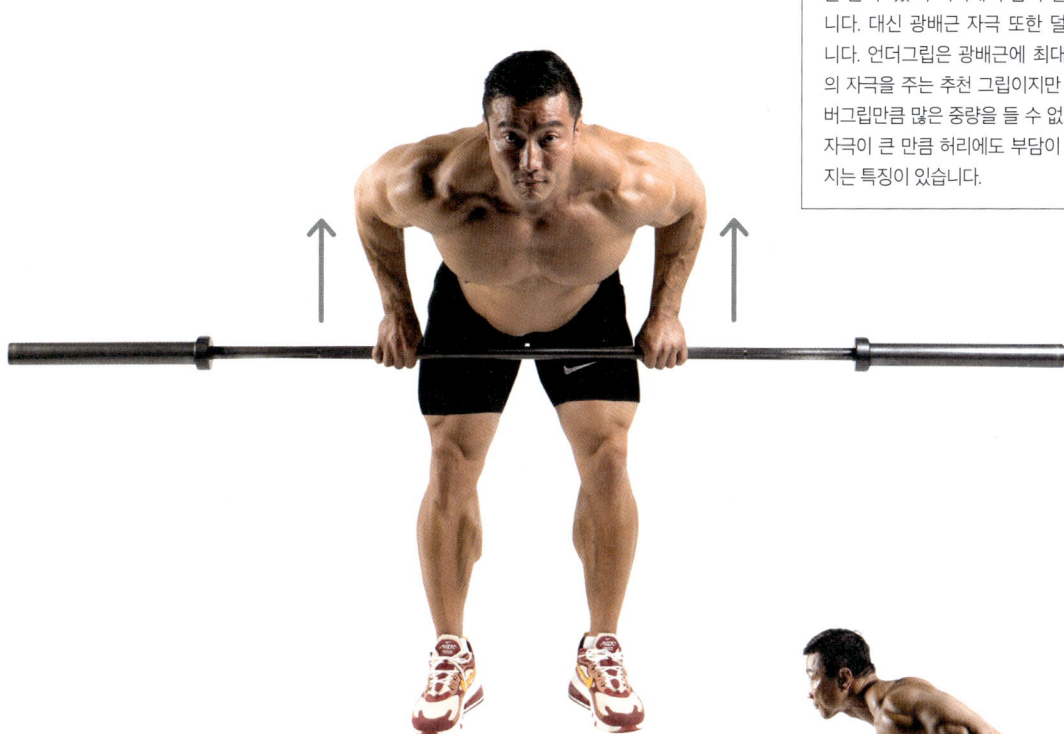

2 그대로 광배근을 사용해 팔꿈치가 바깥쪽으로 벌어지지 않게 주의하며 바를 배꼽 밑 아랫배 쪽으로 당긴다.

tip. 당길 때 광배근보다 견갑근이 먼저 움직이지 않도록 주의해요.

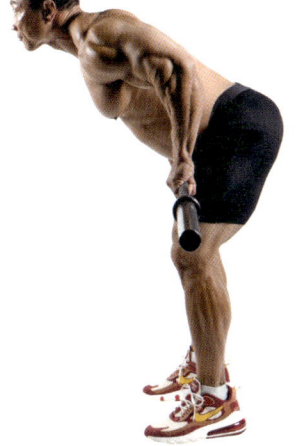

SIDE

등　　　　　　　　　　　　　　　　　　　　　　　　　　　　　　　　　　07

원암 덤벨 로우

바벨 로우의 보조 운동이라고 생각하면 됩니다. 주동근은 광배근입니다.
벤치나 의자를 활용해 몸이 움직이지 않도록 고정시킨 상태에서 동작하면 광배근을 집중적으로 자극할 수 있습니다.
등 근육이 어느 정도 발달한 상급자에게 추천하는 운동이에요.

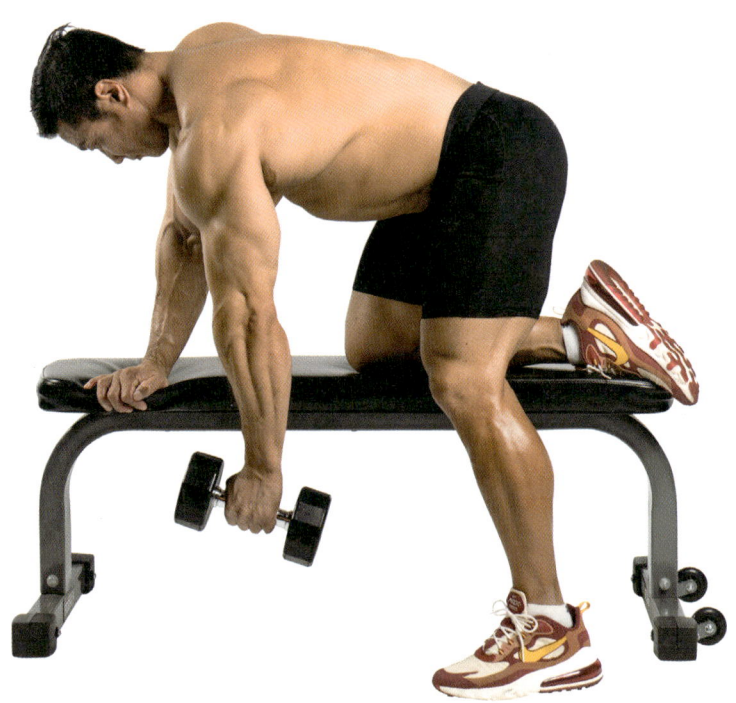

1 벤치 옆에 서서 한쪽 무릎을 벤치에 대고 디딤 발로 무게중심을 잡는다. 상체를 숙인 뒤 허리를 펴서 몸을 곧게 유지한 채 한쪽 손은 패드에 대고, 다른 쪽 손은 덤벨을 잡는다.

tip. 시선은 한곳에 고정하세요.

1세트 12-15회 × 2~5세트

 잔소리 좀 할게요

간단해 보이지만 광배근 운동이므로 광배근에만 집중적으로 타격을 줄 수 있도록 노력하세요. 이때 과도하게 어깨를 올리는 것은 잘못된 자세입니다. 상체는 고정된 상태에서 그대로 광배의 힘으로만 팔을 수직으로 들어 올리는 것이 포인트!

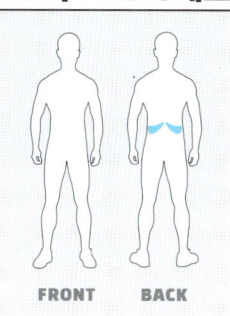

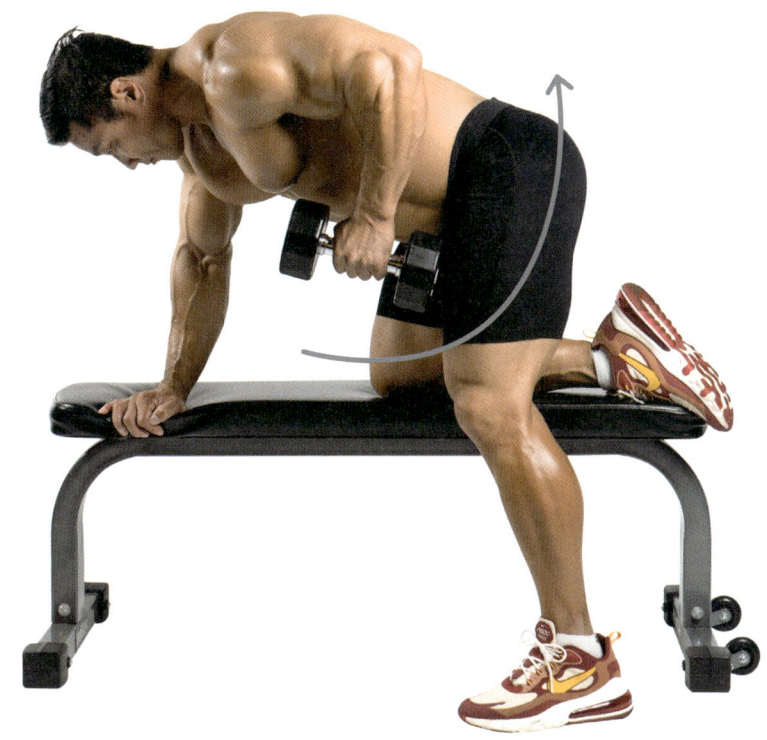

2 바벨 로우와 마찬가지로 덤벨을 그대로 광배근 쪽으로 당긴다. 이때 어깨가 먼저 움직이지 않게, 팔꿈치가 벌어지지 않게 주의한다. 광배근에 자극이 오는지 느끼면서 그대로 팔을 수직으로 내려 1번 동작으로 돌아간다.

어깨

Shoulder

•
속부터 차오르는
펌핑감을 느끼세요

BACK TO BASIC

초급자
머신으로
숄더 프레스에 집중!

중급자
오버헤드 덤벨 프레스와
사이드 레터럴 레이즈를
정확한 자세로!

상급자
프리웨이트인 밀리터리 프레스,
비하인드 넥 프레스,
벤트 오버 레터럴 레이즈,
사이드 레터럴 레이즈로 다지기

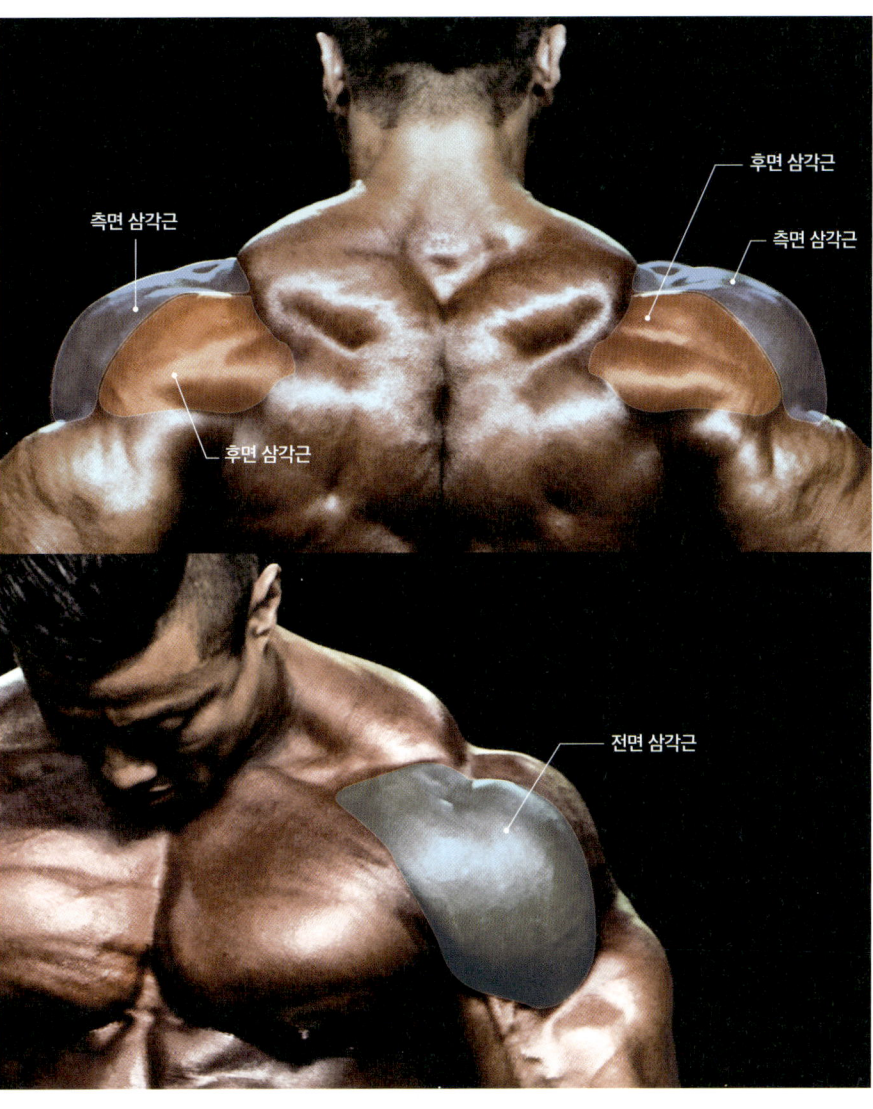

어깨 주요 근육

초급자에게

머신으로 숄더 프레스를 충분히 연습하세요. 삼각근의 전면과 측면의 볼륨을 동시에 키울 수 있는 다관절 운동을 하고, 머신을 활용해 안정된 자세로 동작 컨트롤에 유의하면서 운동하길 권합니다.

중급자에게

자신의 최대 무게로 5세트 이상을 할 수 있다면 오버헤드 덤벨 프레스를 진행하세요. 밀리터리 프레스, 비하인드 넥 프레스를 추가해도 좋습니다. 사이드 레터럴 레이즈, 벤트 오버 레터럴 레이즈는 조금씩 시도해 보되 주가 되지 않게 하세요. 자신의 최대 무게로 10세트나 15세트 이상 견뎌 낼 수 있는 근력이 생긴 이후에 메인으로 가져오도록 합니다.

상급자에게

프리웨이트가 중심이 되어 사이드 레터럴 레이즈, 벤트 오버 레터럴 레이즈를 추가하세요. 비하인드 넥 프레스는 어깨 측면과 후면 삼각근 발달에 효과적이며 상급자라면 후면 삼각근에 자극을 줄 수 있어야 합니다. 어깨 전체에 자극이 극대화되는 느낌을 인지하며 운동하도록 하세요.

⊕ **어깨 운동 후 승모근 운동(바벨 슈러그 등)을 하면 효과가 좋습니다.**

숄더 프레스

숄더 프레스는 다관절 운동으로 삼각근의 전면과 측면을 키우고 어깨 전체에 자극을 주기 좋은 머신 운동입니다. 자세가 고정되어 동작 컨트롤이 용이하고 알맞은 중량으로 어깨에 안전하게 타격을 주므로 초급자들에게 가장 먼저 추천하는 어깨 운동입니다.

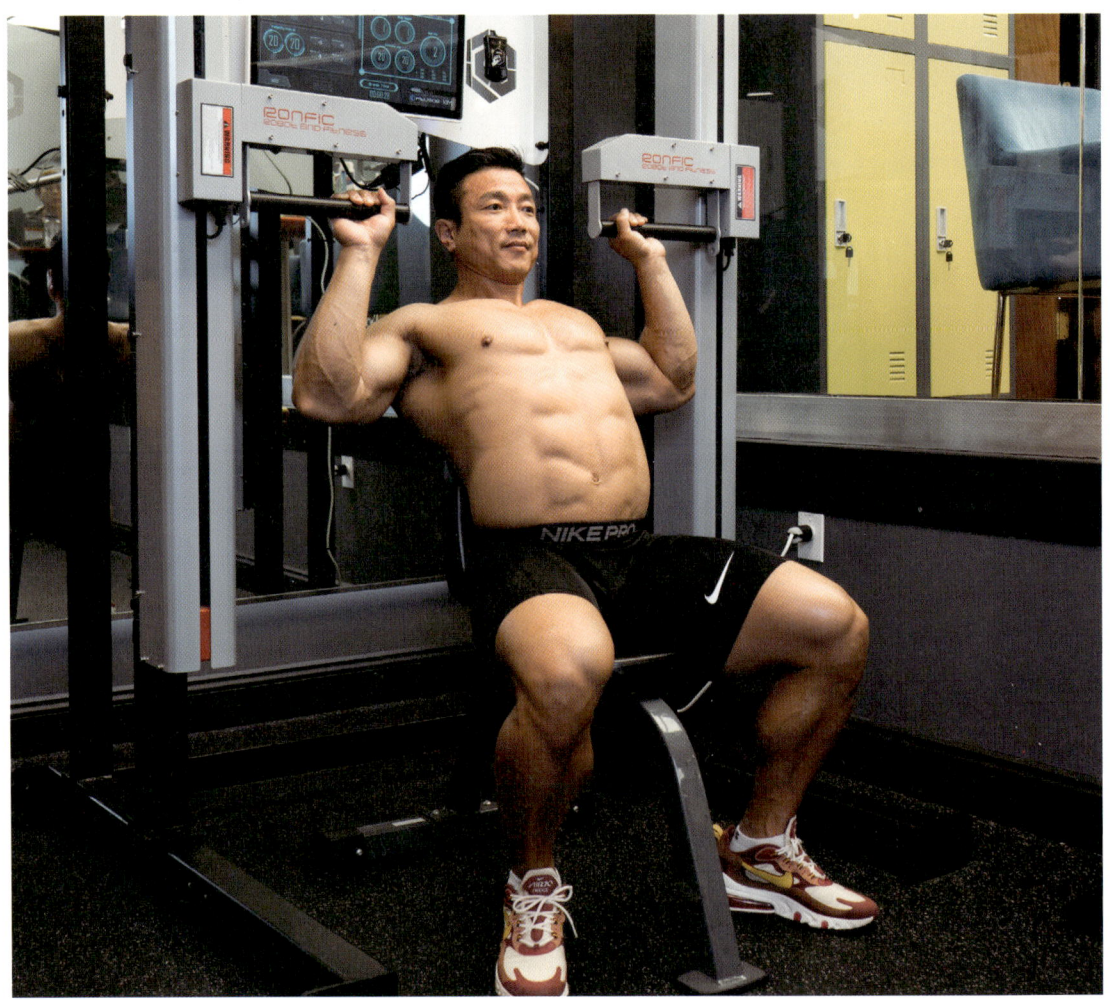

1 숄더 프레스 머신에 앉아 허리를 꼿꼿이 세운 뒤 오버그립으로 바를 잡는다.

1세트 12-15회 × 2~5세트

 잔소리 좀 할게요
팔꿈치를 완전히 펴지 않게 해 삼각근에 무게를 계속 실어 주는 것이 포인트입니다.

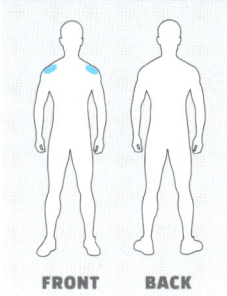

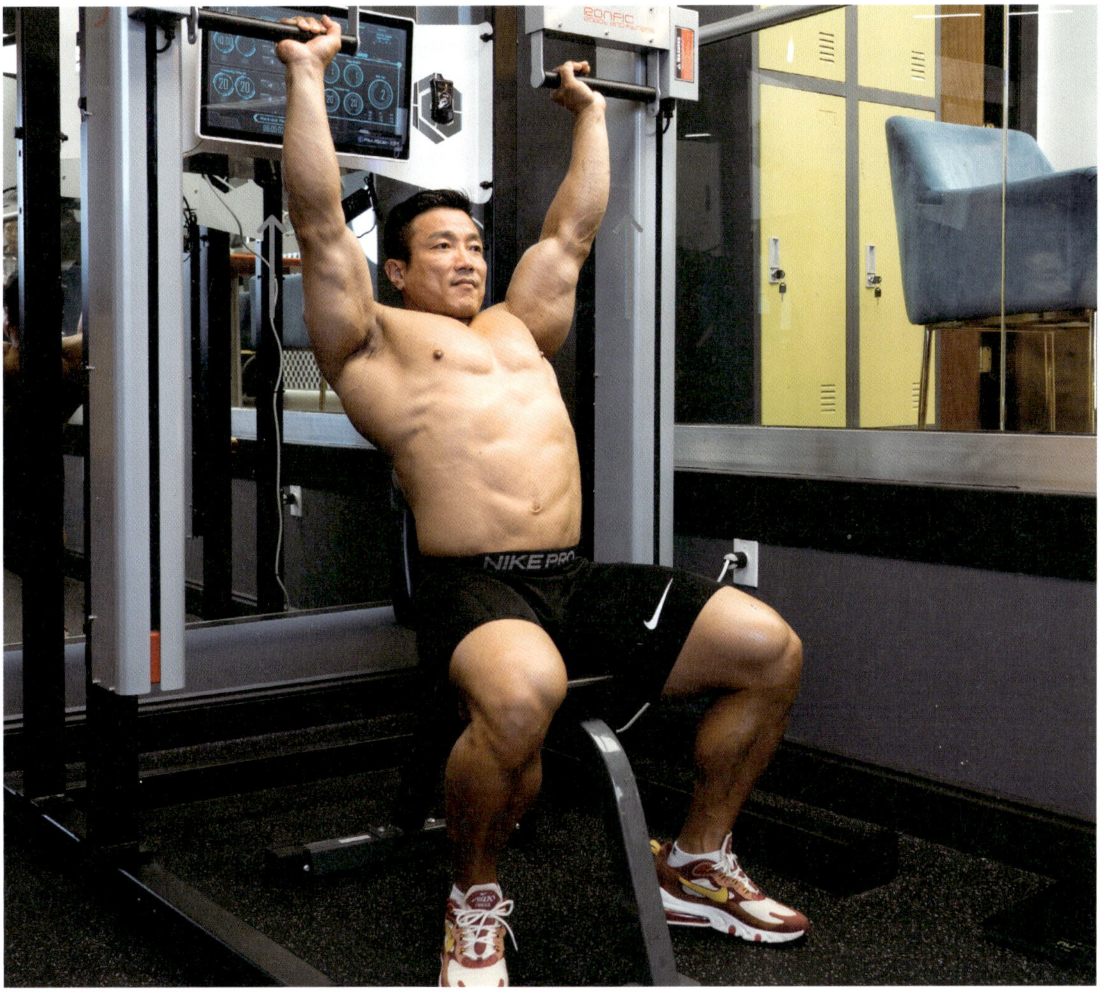

2 손이 아닌 어깨로 든다고 생각하며 바를 밀어 올린다. 어깨 전면과 측면에 골고루 자극이 오는지 느끼며 천천히 다시 1번 자세로 돌아간다.

오버헤드 덤벨 프레스

오버헤드 덤벨 프레스는 덤벨의 무게를 사용해 전면 삼각근의 근력과 볼륨을 키우는 데 효과적인 운동입니다. 덤벨로 인해 가동범위가 좋아져 숄더 프레스에서 주기 힘든 디테일한 자극을 줄 수 있어요.

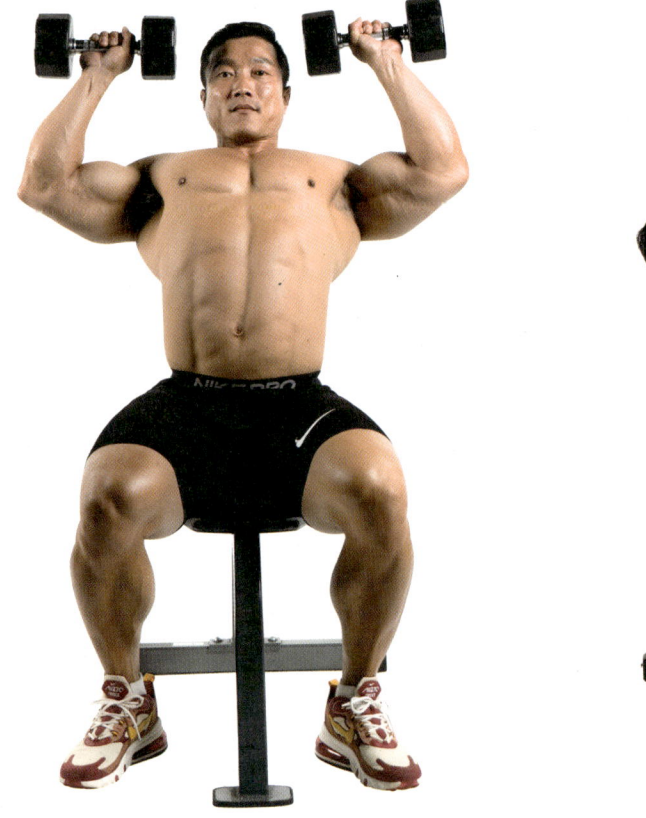
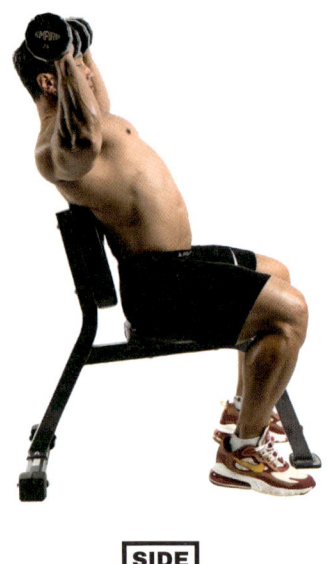
SIDE

1 등받이가 있는 벤치에 앉아 허리를 꼿꼿이 세운 뒤 흉추만 살짝 젖혀 어깨 앞쪽에 무게감이 실릴 수 있게 한다. 양손으로 덤벨을 들어 양쪽 귀 옆에 위치시키고 팔꿈치는 지면과 수직 방향이 되게 한다.

1세트 12-15회 × 2~5세트

 잔소리 좀 할게요

덤벨은 디테일한 자극을 줄 수 있다는 장점이 있지만, 중량을 많이 들 수 없으며 초급자는 안정적인 자세를 유지하기 어렵습니다.
양손을 좌우로 넓게 벌린다는 느낌이 아닌, 팔꿈치 각도를 최대한 유지한다는 생각으로 어깨를 사용해 팔만 위로 올라갔다가 아래로 내려간다는 것을 기억하세요.

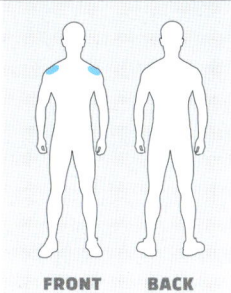

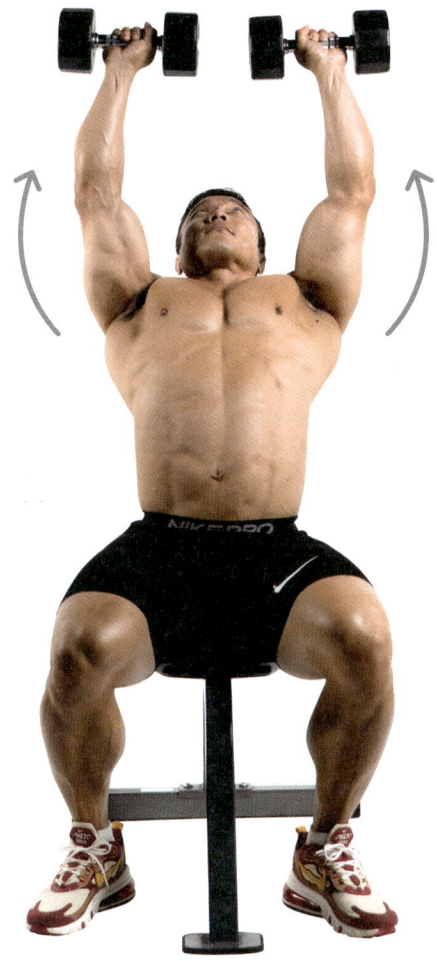

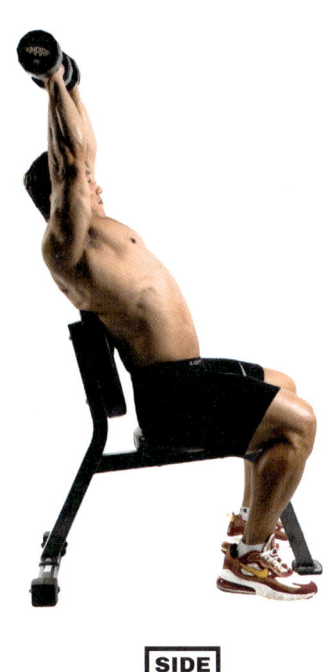

SIDE

2 어깨 전면부의 자극을 느끼며 덤벨을 정수리 쪽으로 모아 주는 느낌으로 밀어 올린다. 팔이 바깥쪽으로 벌어지지 않게 천천히 1번 자세로 돌아간다.

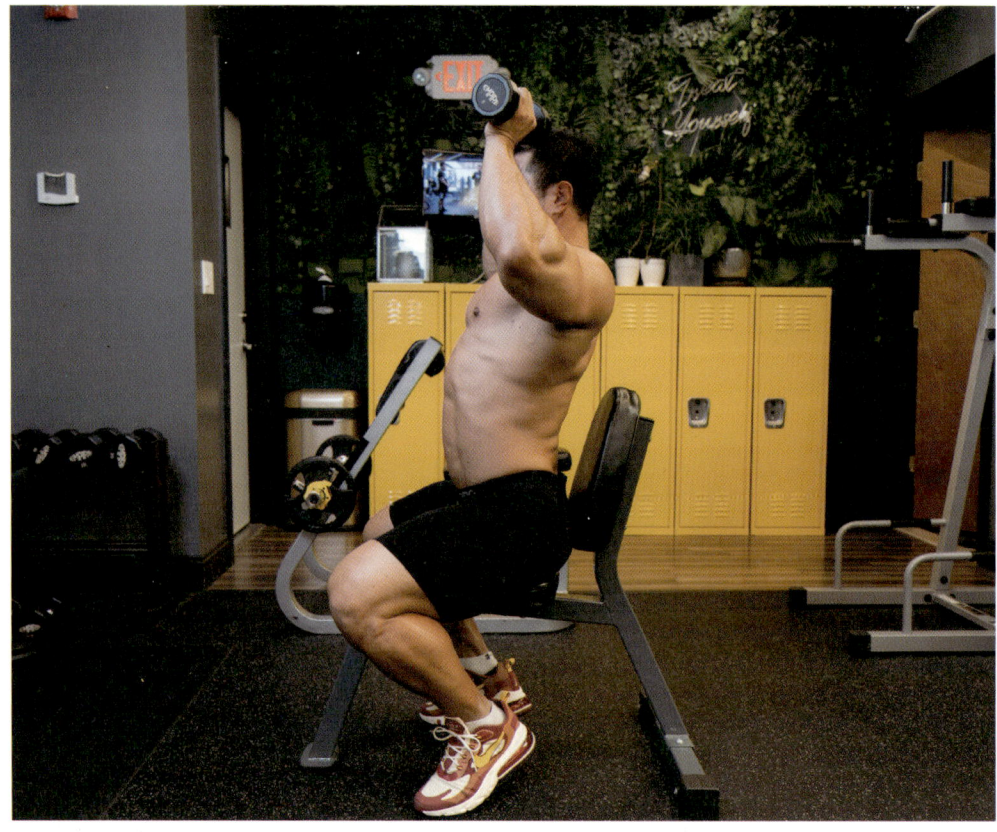

NG 1.

허리를 너무 꼿꼿이 세우기

위의 사진처럼 허리에 너무 힘을 줘서 긴장감을 주지 말고 자연스럽게 곧게 세우면 됩니다. 어깨 운동이니 어깨의 움직임과 자극에 포커스를 두는 것을 잊지 마세요.

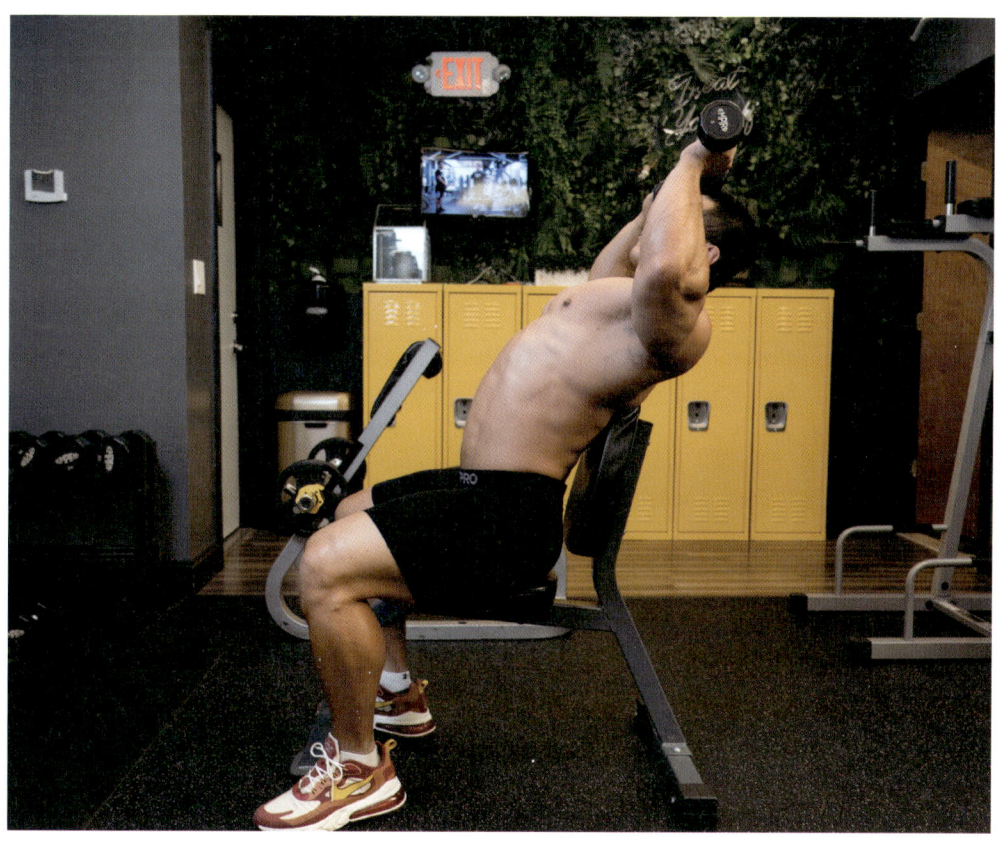

NG 2.

**허리를 너무 과하게
뒤로 젖히기**

허리를 너무 과하게 젖히면 어깨보다는 윗가슴에 타격이 가는 운동이 됩니다. 목표하는 부위에 자극이 꽂히도록 주의하며 운동하세요.

어깨　　　　　　　　　　　　　　　　　　　　　　　　　　　　03

밀리터리 프레스

어깨 앞쪽 전면 삼각근을 키우는 데 좋은 운동이며 '프런트 프레스'라고도 합니다.
펌핑감이 잘 오는지 계속 체크하고 삼두나 전완근에 자극이 가지 않도록 유의하세요.
30년 동안 수행하며 밀리터리 프레스의 알맞은 각도를 찾은 저의 노하우를 소개합니다.

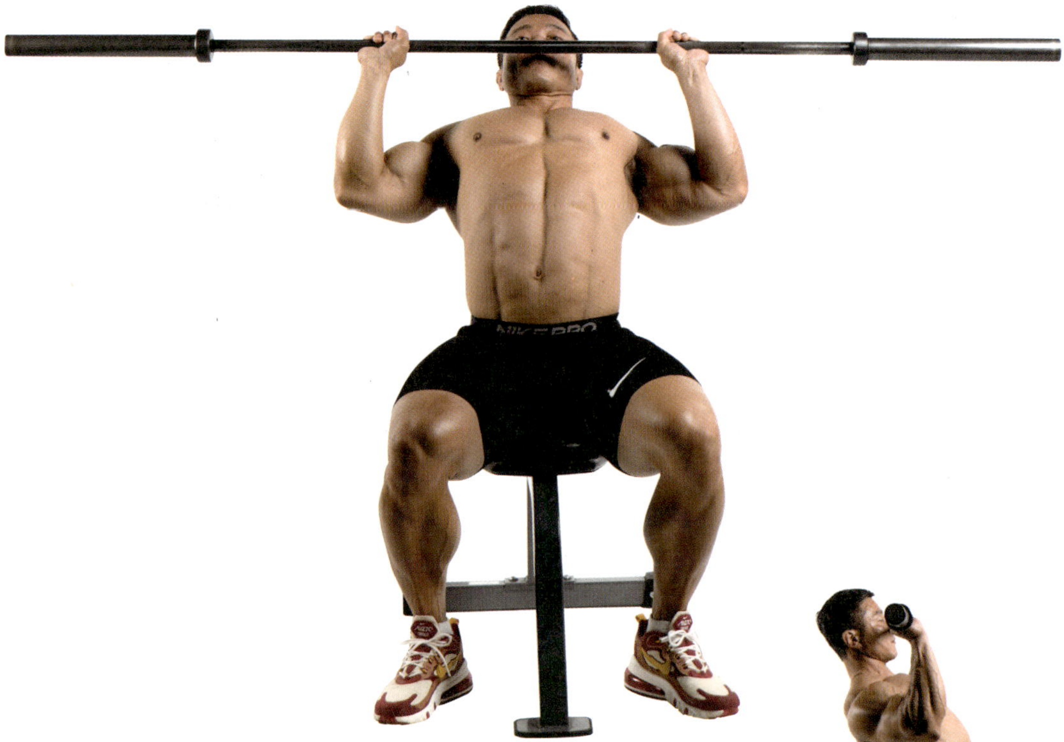

1 등받이가 있는 벤치에 앉아 허리를 꼿꼿이 세운 뒤 흉추만 살짝 젖혀 어깨 앞쪽에 무게감이 실릴 수 있게 한다. 양손을 어깨 끝에서 2cm 정도 살짝 넓게 벌려 오버그립으로 바를 잡는다. 이때 손목이 약간 꺾이도록 바를 잡아 타깃 지점인 어깨 앞쪽으로 무게를 싣고 양쪽 팔꿈치는 몸 안쪽으로 살짝 넣어 준다.

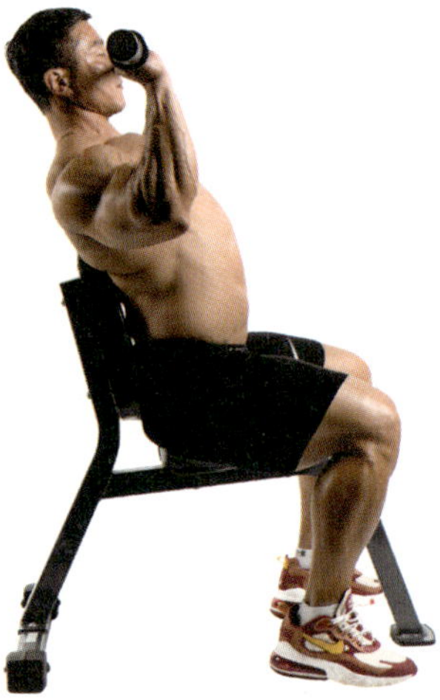

SIDE

1세트 12-15회 ✕ 2~5세트

 잔소리 좀 할게요

제가 가르치는 운동 중 유일하게 손목을 꺾어서 진행하는 운동입니다. 이는 전면 삼각근 타깃을 보다 쉽게 잡기 위해서입니다. 삼각근을 수축시키면서 바를 밀어내야 하는데 팔꿈치로 미는 분들도 많습니다.

또한 동작 시 상체가 과도하게 앞뒤로 움직이거나 팔꿈치가 돌아가면 안 됩니다. 상체에 전혀 흔들림이 없도록 몸과 머리를 살짝 뒤로 눕힌 채 팔만 움직일 수 있도록 하세요.

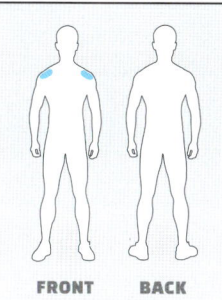

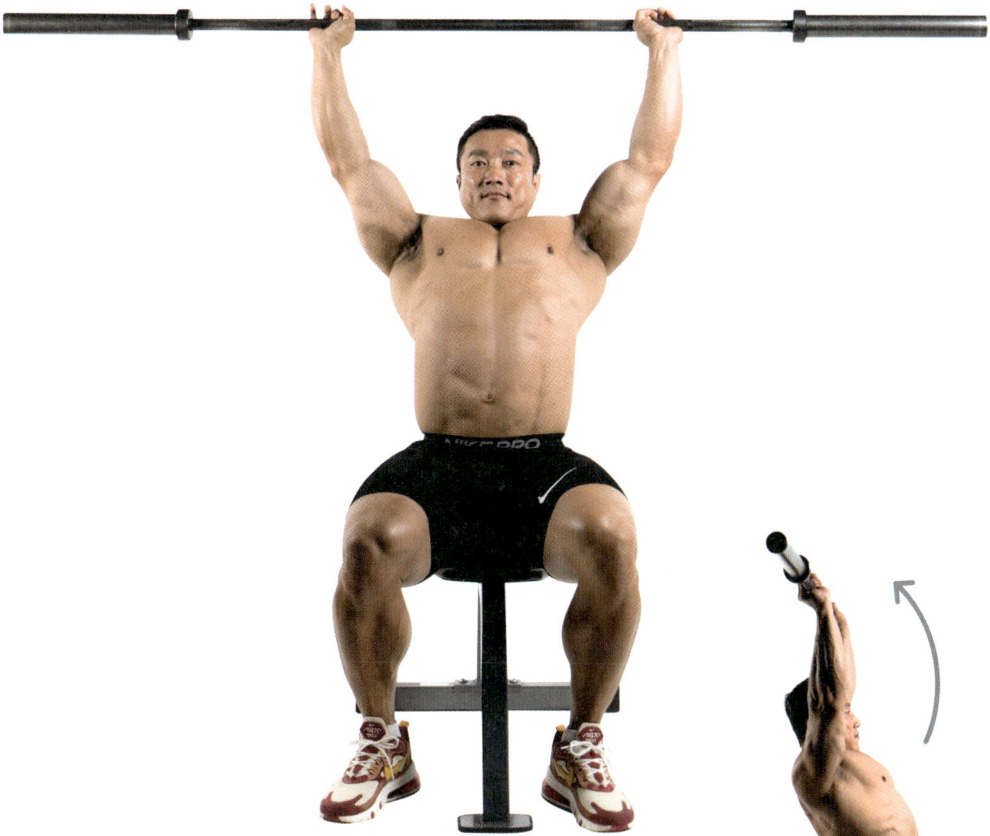

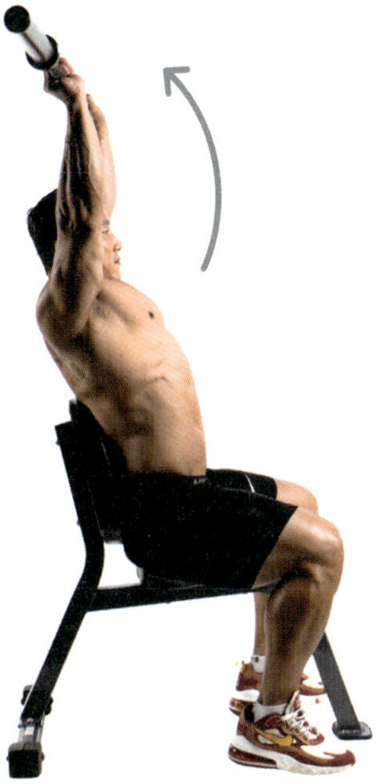

2 턱 위치에서 시작해 팔꿈치와 손목의 각도를 그대로 유지하며 어깨 앞쪽의 힘으로 바를 타원을 그리듯 밀어 올린다. 전면 삼각근에 저항을 느끼며 바를 천천히 내린다.

tip. 팔꿈치를 먼저 펴서 밀어내지 않도록 주의해요

SIDE

어깨　　04

비하인드 넥 프레스

비하인드 넥 프레스는 후면 삼각근을 발달시키는 운동입니다.
바를 들어올릴 때 손목을 꺾지 않도록 주의하며,
전면 삼각근으로 동작하지 않도록 타깃 부위를 정확히 인지하고 시작하세요.

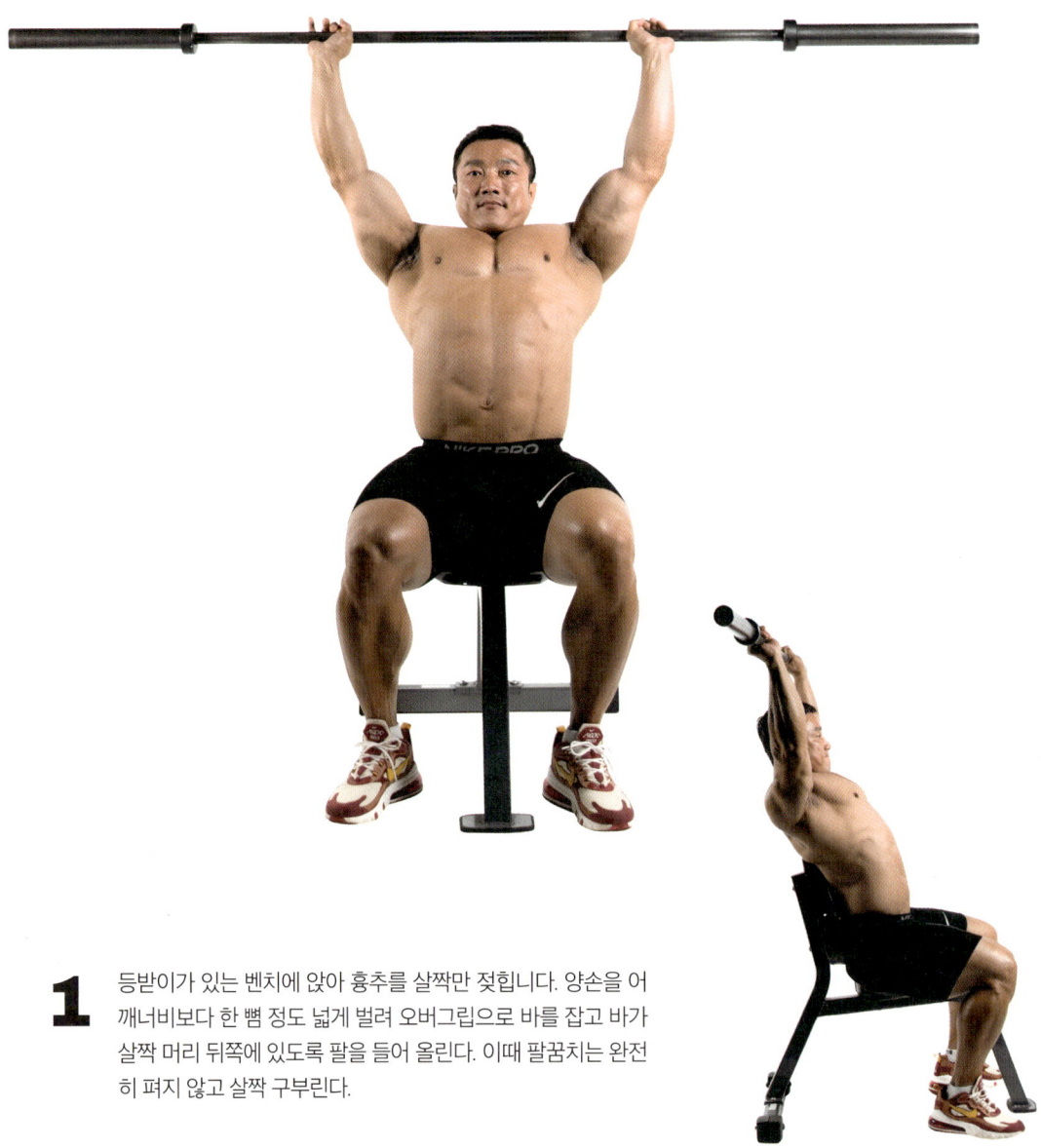

1 등받이가 있는 벤치에 앉아 흉추를 살짝만 젖힙니다. 양손을 어깨너비보다 한 뼘 정도 넓게 벌려 오버그립으로 바를 잡고 바가 살짝 머리 뒤쪽에 있도록 팔을 들어 올린다. 이때 팔꿈치는 완전히 펴지 않고 살짝 구부린다.

SIDE

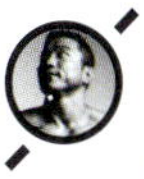

1세트 12-15회 × 2~5세트

 잔소리 좀 할게요
타깃 부위는 후면 삼각근인데 여기에 힘을 주지 못해 간혹 전면 삼각근에 힘을 주는 경우가 있습니다. 팔꿈치가 뒤로 빠지는 것이 아니라 수직으로 내려간다는 느낌으로 동작해야 함을 명심하세요.

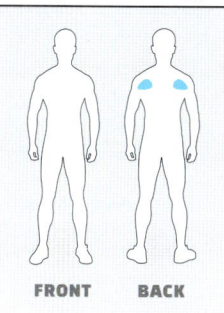

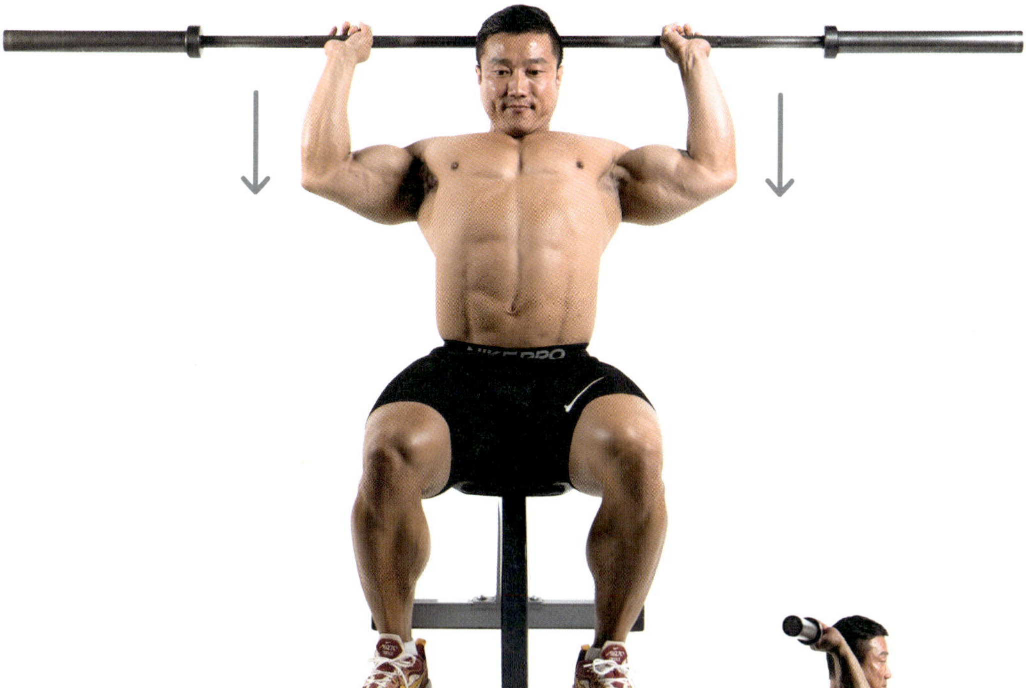

2 뒤통수를 스치듯 팔을 내려 어깨가 지면과 수평이 될 때까지 팔을 내린다. 어깨 뒤쪽에 자극이 오는 것을 느끼며 팔이 아닌 어깨의 힘으로 천천히 1번 자세로 돌아간다.

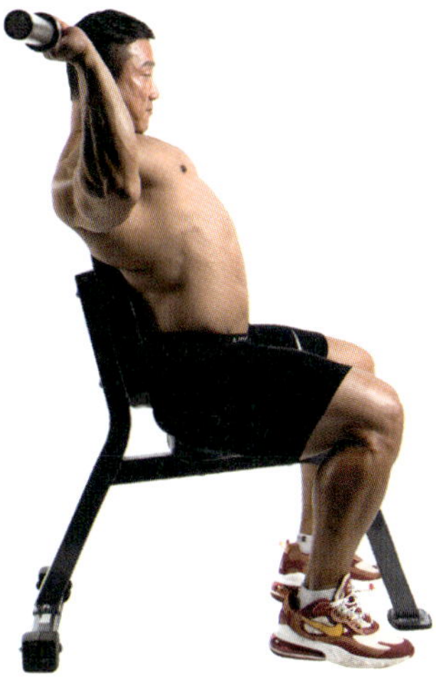

SIDE

어깨

사이드 레터럴 레이즈

헬스하는 이들에게 '사레레'라는 별명으로 잘 알려진 운동입니다.
하지만 제대로 된 자세로 운동하는 사람이 정말 드문 상급 운동이기도 합니다.
측면 삼각근이 타깃 부위이며 어깨가 옆으로 넓어지고 싶은 사람에게 인기가 많아요.

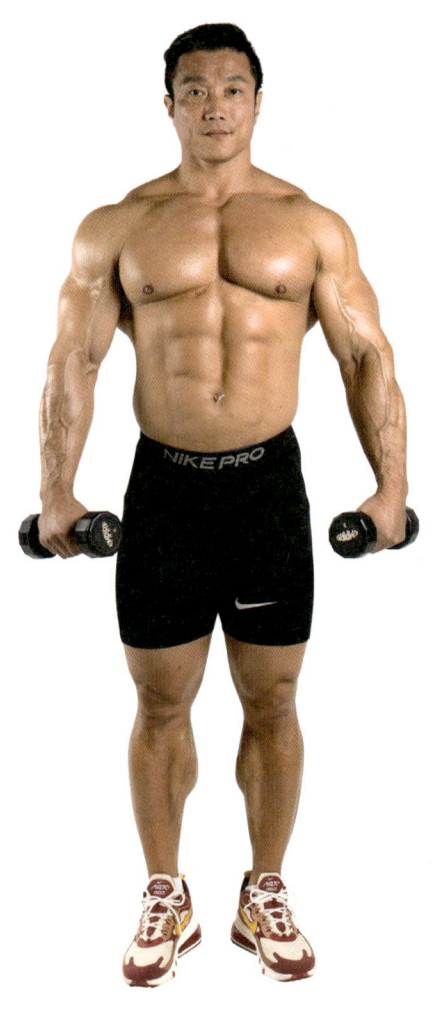
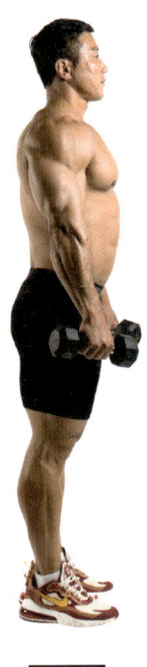
SIDE

1 바로 서서 양팔로 덤벨을 가볍게 잡고 팔은 허벅지 옆에 자연스럽게 위치한다.

1세트 12-15회 × 2~5세트

 잔소리 좀 할게요

사이드 레터럴 레이즈의 경우 손목과 팔꿈치를 사용하기 쉬워요. 반동을 쓰지 않고 어깨 측면 근육으로만 끝까지 밀어 올릴 수 있도록 집중하세요. 팔을 너무 위로 올리면 승모근 개입이 커져 어깨에 자극을 줄 수 없습니다. 최대한 승모근을 쓰지 않도록 하고 운동 후에는 반드시 스트레칭을 하세요.

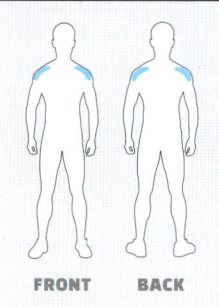

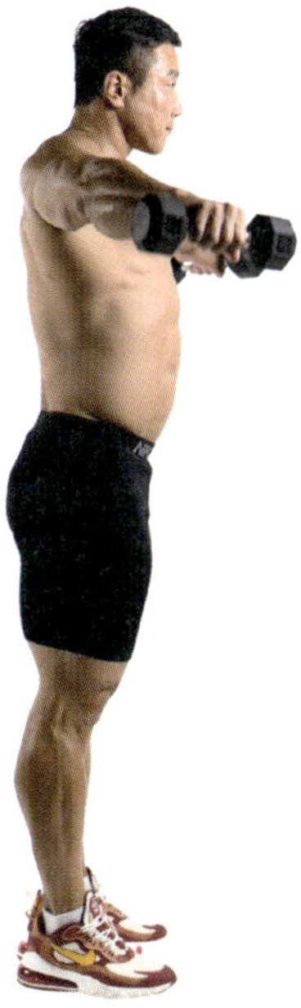

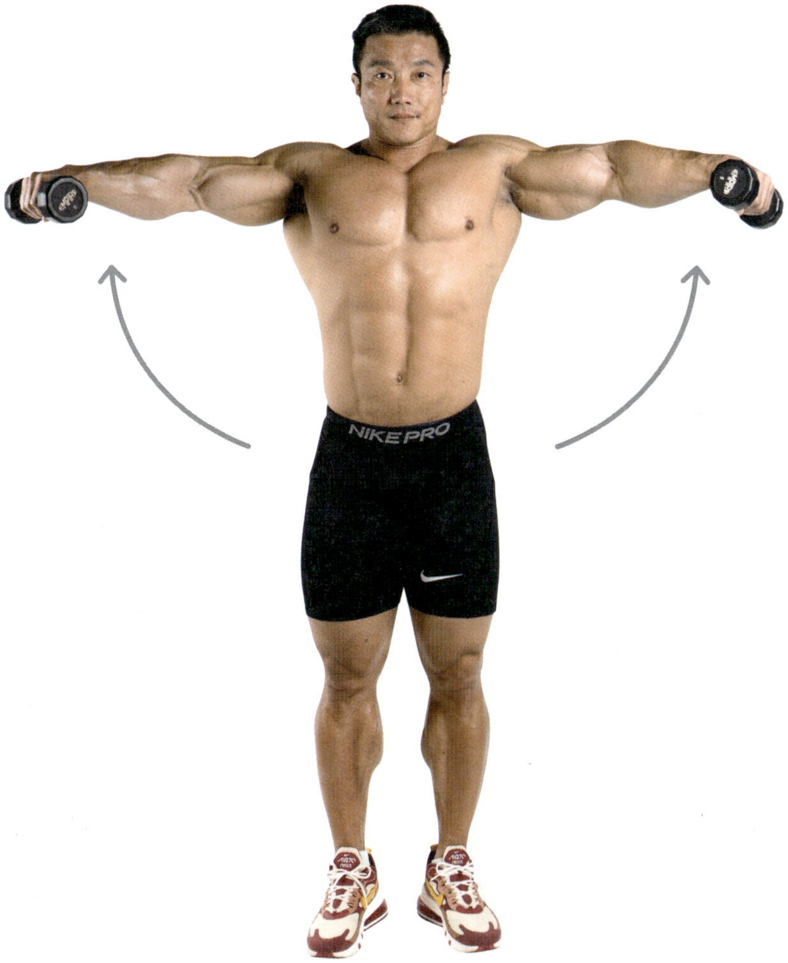

FRONT BACK

2 양팔을 곧게 편 채로 어깨 측면 근육을 사용해 덤벨을 옆으로 들어 올린다. 이때 어깨보다 손목이 더 위로 올라가지 않아야 승모근의 개입이 없다. 천천히 버티면서 팔을 내려 1번 동작으로 돌아간다.

SIDE

NG 1.
팔을 과하게
위로 올리기

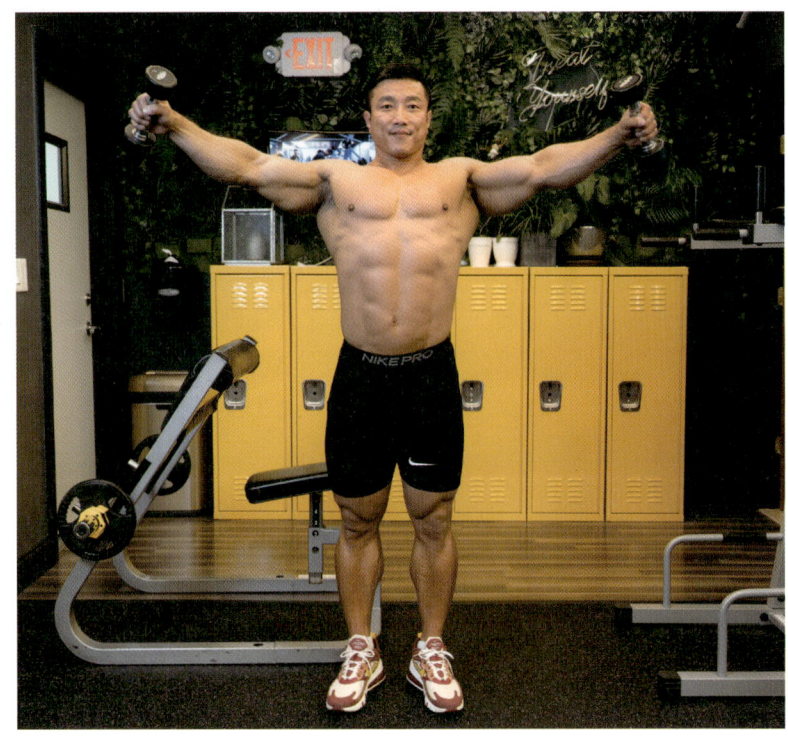

NG 2.
손목과 팔꿈치
힘으로 들기

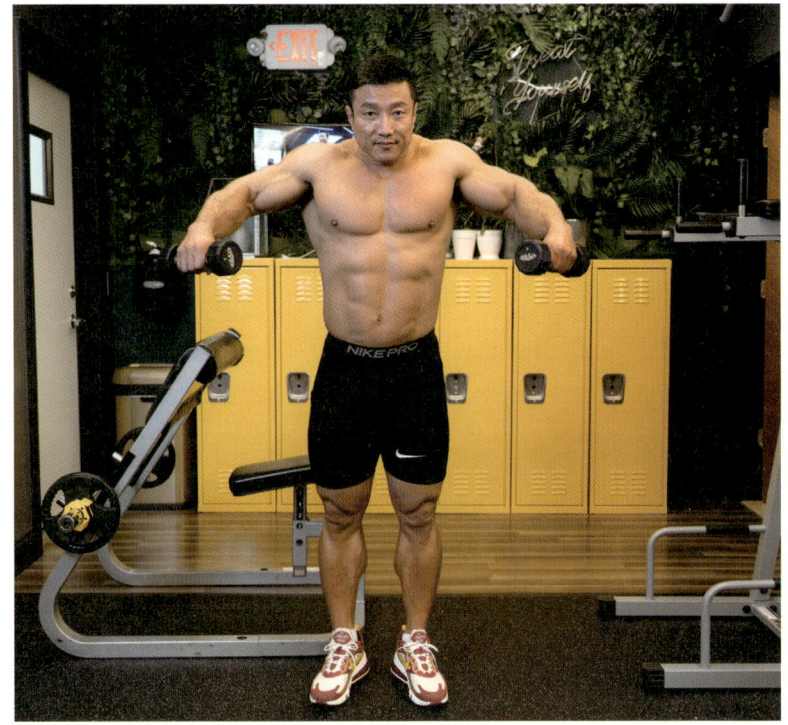

NG 3.

팔을 뒤로
올리기

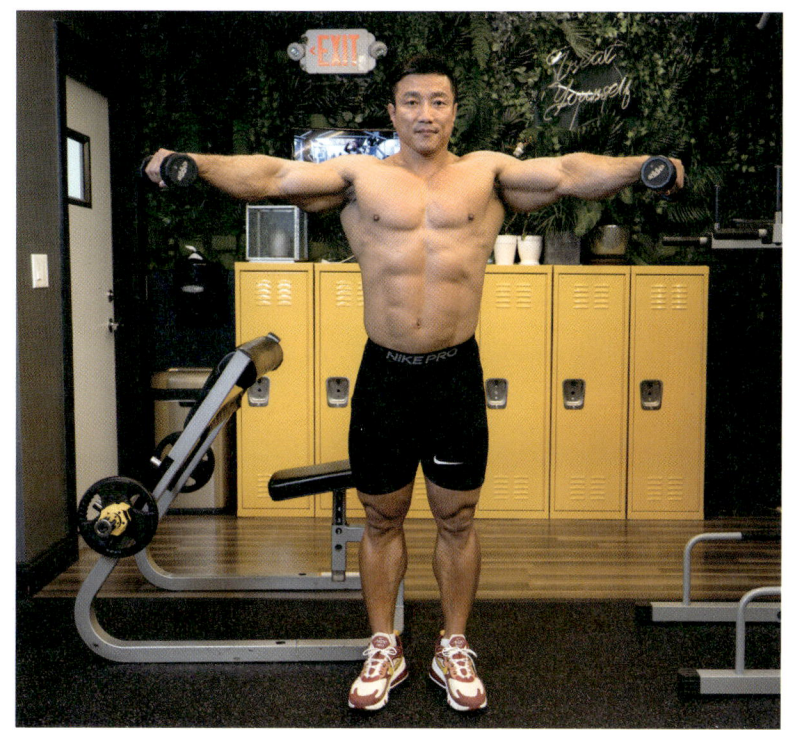

손목을 어깨 위치보다 과하게 올리거나, 승모근을 사용하거나, 손목과 팔꿈치 또는 전완근의 힘으로 들지 않도록 계속 유의하며 운동하세요.

어깨 06

벤트 오버 레터럴 레이즈

후면 삼각근을 집중적으로 자극해 어깨 뒤의 볼륨을 두툼하게 만들어 주는 운동입니다.
꾸준히 하면 굽은 등을 펴 주는 효과가 있어 바로 섰을 때 어깨도 더 넓어지고
자세가 바르게 되는 효과도 볼 수 있으니 틈틈이 연습하세요.

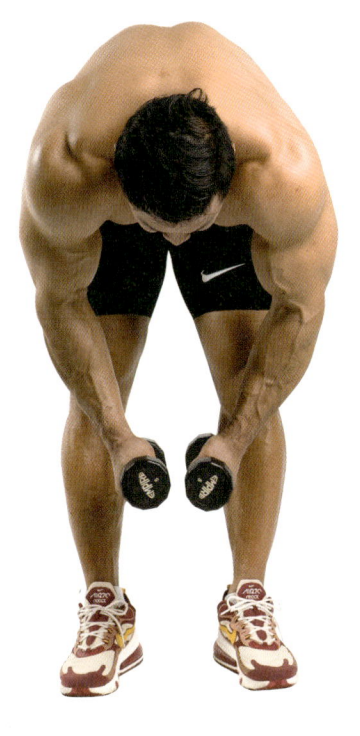

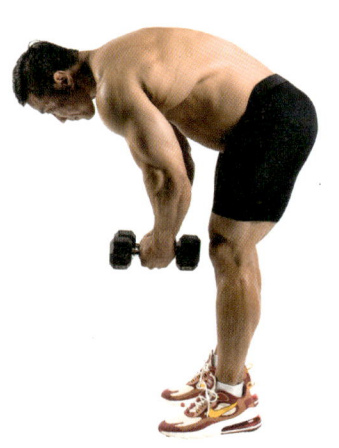

SIDE

1 바로 서서 양발을 어깨너비로 벌리고 무릎을 살짝 구부린다. 허리를 곧게 펴서 바닥과 수평이 될 때까지 상체를 숙이고 양손으로 손바닥이 마주 보게 덤벨을 쥔 뒤 팔꿈치를 안쪽으로 살짝 구부린다.

1세트 12-15회 × 2~5세트

 잔소리 좀 할게요

초보자는 벤치에 앉아서 동작하길 권합니다. 벤치에 앉으면 허리가 자동으로 고정되어 움직이지 않으므로 서 있을 때 허리에 가해지는 부담을 줄여 줍니다.
허리가 약한 경우 벤치 각도를 60~70도로 하여 패드 쪽에 가슴을 대고 운동하면 안정감 있게 운동할 수 있습니다.

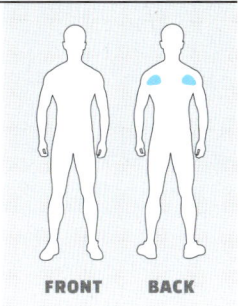

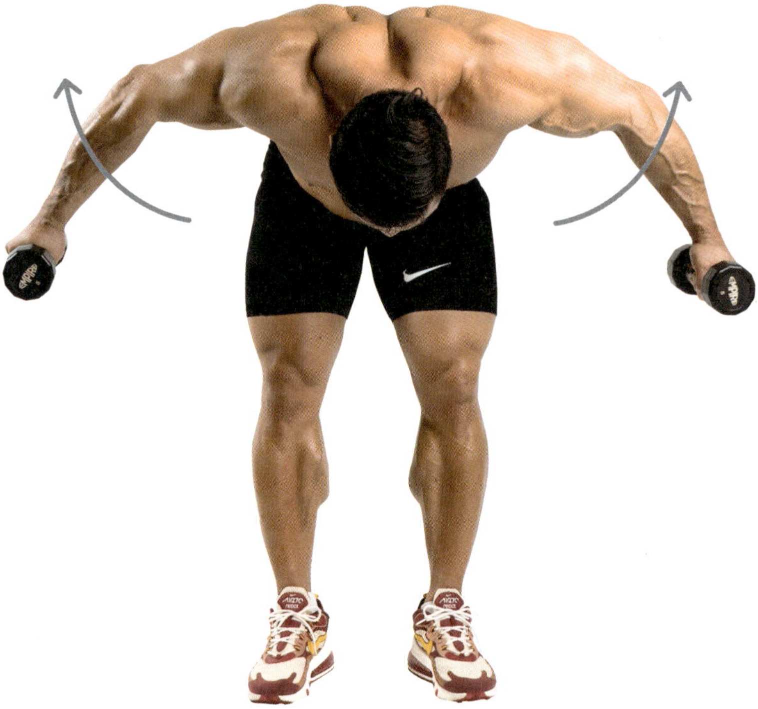

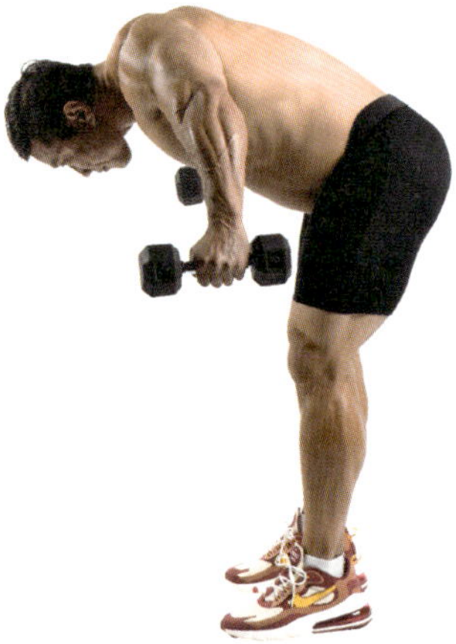

2 팔꿈치가 어깨와 직선이 될 때까지 덤벨을 몸통 옆으로 들어 올려 2~3초간 버틴다. 후면 삼각근과 등의 중심부가 강하게 수축되는 것을 느끼며 천천히 1번 자세로 돌아간다.

tip. 팔꿈치가 어깨 위로 올라가지 않는 것, 반동을 사용하지 않는 것 두 가지에 주의해요.

가슴

Chest

- 자극점을 찾아
  선명하게 조각하세요

BACK TO BASIC

초급자
머신 벤치 프레스로
가슴에 자극을 느끼기

중급자
플랫 벤치 프레스,
인클라인 벤치 프레스
두 가지만 집중

상급자
인클라인 덤벨 프레스로
디테일 챙기고
푸시업으로 다지기

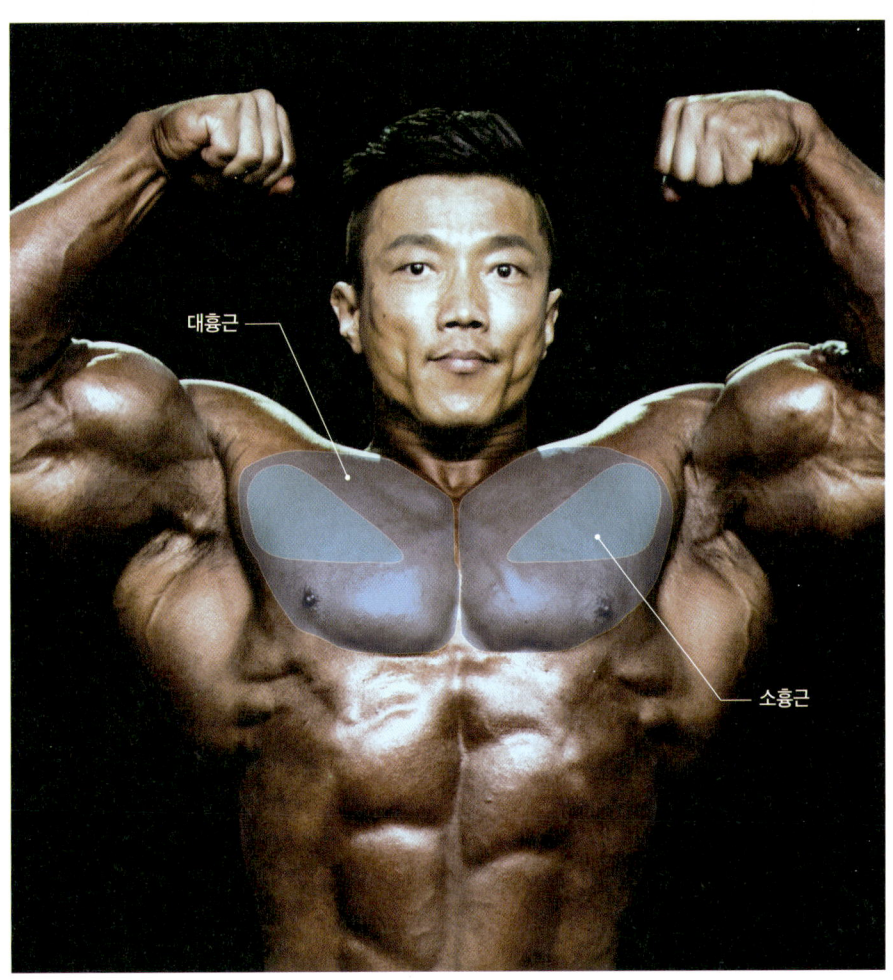

가슴 주요 근육

• 공통 •

가슴 운동은 여러 종목을 수행하기보다 벤치 프레스를 메인으로 두세요. 보디빌딩을 목적으로 근육을 크게 만드는 근력 발달의 효과와 상체의 힘을 기르는 스트렝스 효과를 동시에 얻을 수 있는 운동이니 게을리하지 말고 꾸준히 하세요.

벤치 프레스는 크게 플랫, 인클라인, 디클라인의 3가지 종류로 나뉩니다. 플랫 벤치 프레스는 가슴의 중간 부분, 인클라인 벤치 프레스는 윗가슴, 디클라인 벤치 프레스는 밑가슴이 타깃 부위입니다. 플랫 벤치 프레스의 자세를 기준으로 바벨의 위치와 각도만 달라진다고 이해하면 쉽습니다.

초급자에게

초급자는 머신 벤치 프레스 하나만으로도 충분합니다. 바벨 벤치 프레스보다 더 쉽게 실시할 수 있으며, 몸이 고정되어 있어 부상 위험이 적은 장점이 있어요. 중급자가 되기 전까지 대흉근의 긴장감을 미리 느껴 보는 연습을 하기에 최적의 운동입니다. 기구마다 다르겠지만, 중요한 것은 가슴 근육으로 수축과 이완의 자극을 느끼는 것입니다. 이때 손목이 꺾이지 않게 유지하고, 견갑근을 모은 상태에서 허리 아치가 너무 과하게 들어가지 않도록 하세요. 처음에는 가벼운 중량으로 자세를 익힌 후에 천천히 무게를 조금씩 올려 안전하게, 가슴 근육의 자극을 충분히 느낄 수 있도록 운동하시기 바랍니다.

중급자에게

중급자는 플랫 벤치 프레스, 인클라인 벤치 프레스 두 가지에 집중하세요. 아직은 여러 가지의 운동을 한다고 해서 몸이 다 소화해 내지 못합니다. 일정 수준까지는 다른 운동을 생각하지 말고 플랫 벤치 프레스, 인클라인 벤치 프레스 이 두 가지만 집중해도 가슴이 눈에 띄게 좋아집니다.

  핵심은 가슴과 팔꿈치를 다 펴서 대흉근에 최대한의 자극을 느끼려 노력하는 것입니다. 사실 중급자라 하더라도 플랫 벤치 프레스를 할 때 중심이 안 잡히는 경우가 있습니다. 그건 중급자도 대흉근이 충분하게 단련된 상태가 아니기 때문이에요. 여기서 말하는 것은 일반적으로 책에 나온 그런 내용이 아닌, 저의 30년간 경험으로 느낀 것입니다. 저 역시 처음에는 이렇게 시작했고, 단계별로 점차 나아진 결과입니다.

상급자에게

고급자는 인클라인 덤벨 프레스를 추가해 진행합니다. 덤벨을 사용한다는 점을 제외하고 자세와 동작은 인클라인 벤치 프레스와 동일하지요. 덤벨을 사용하는 이유는 가동범위가 자유로워 가슴에 더욱 디테일한 자극을 줄 수 있기 때문입니다. 가슴 근육의 볼륨을 키우는 것에 더해 라인을 선명하게 조각한다고 생각하세요.

가슴   01

머신 벤치 프레스

초급자는 프리웨이트로 가슴 운동을 하기 전에 가장 먼저 머신 벤치 프레스를 통해 안정적인 자세를 익히고 가슴 부위의 자극점을 찾을 수 있도록 합니다.

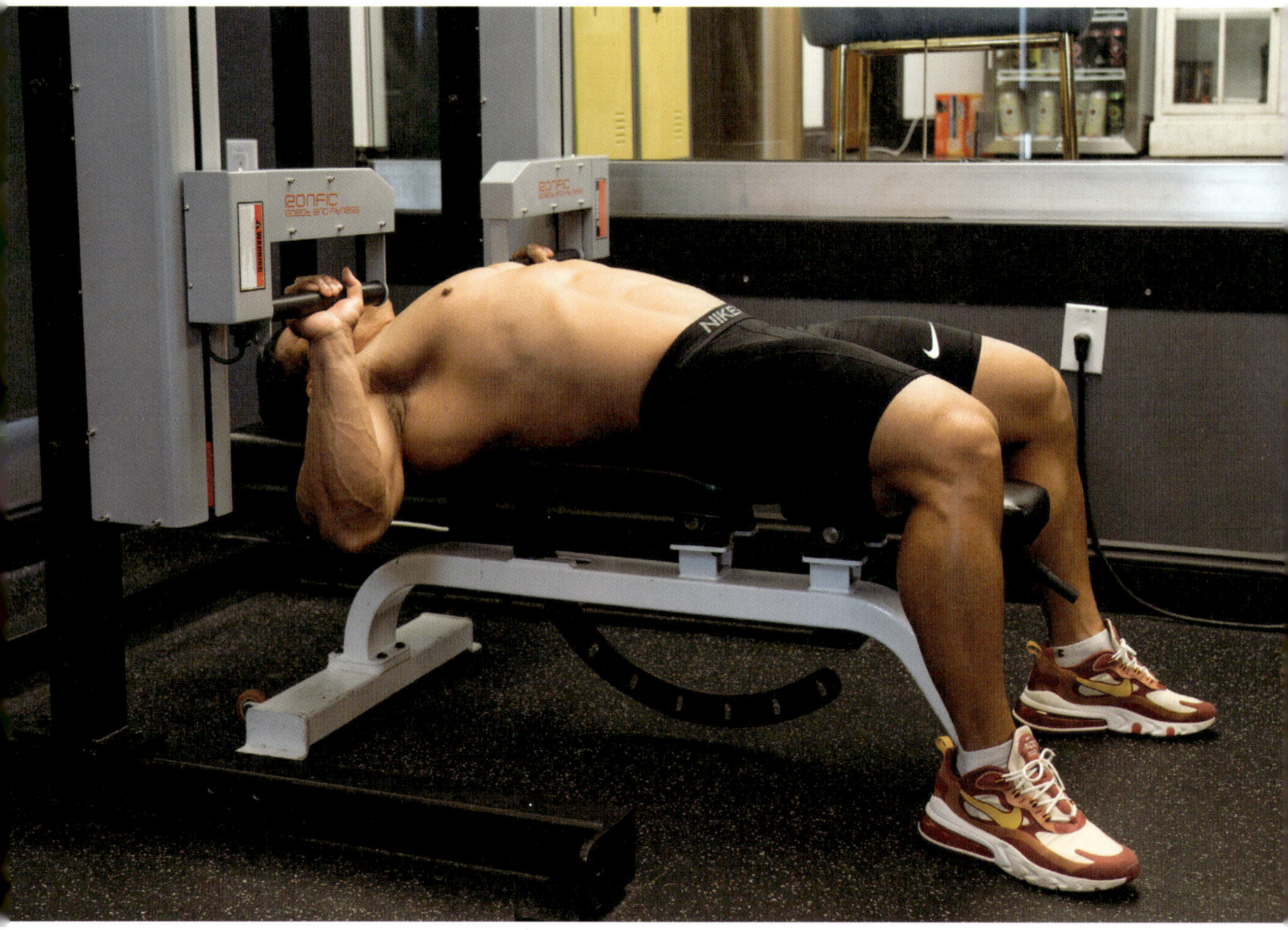

1 머신 벤치에 누워 쇄골 위에 바가 오도록 위치를 잡고 손목이 꺾이지 않게 오버그립으로 바를 잡는다. 가슴을 살짝 들고 견갑근을 모아 몸이 흔들리지 않게 고정한다. 양발은 바닥에 편하게 내려놓는다.

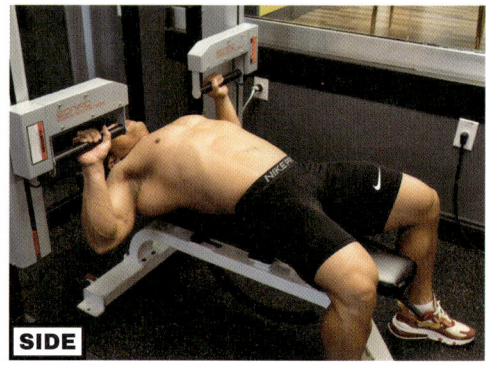

1세트 12-15회 × 2~5세트

 잔소리 좀 할게요

절대로 손목의 힘을 사용하지 마세요. 바를 올리고 내리는 속도 역시 빠르면 안 됩니다. 올릴 때, 내릴 때 모두 천천히 가슴으로 밀어 올렸다가 가슴으로 받으세요. 근육이 이완했다 수축하는 것을 느끼며 팔꿈치를 끝까지 다 펴서 운동하도록 합니다.

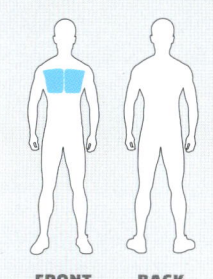

FRONT   BACK

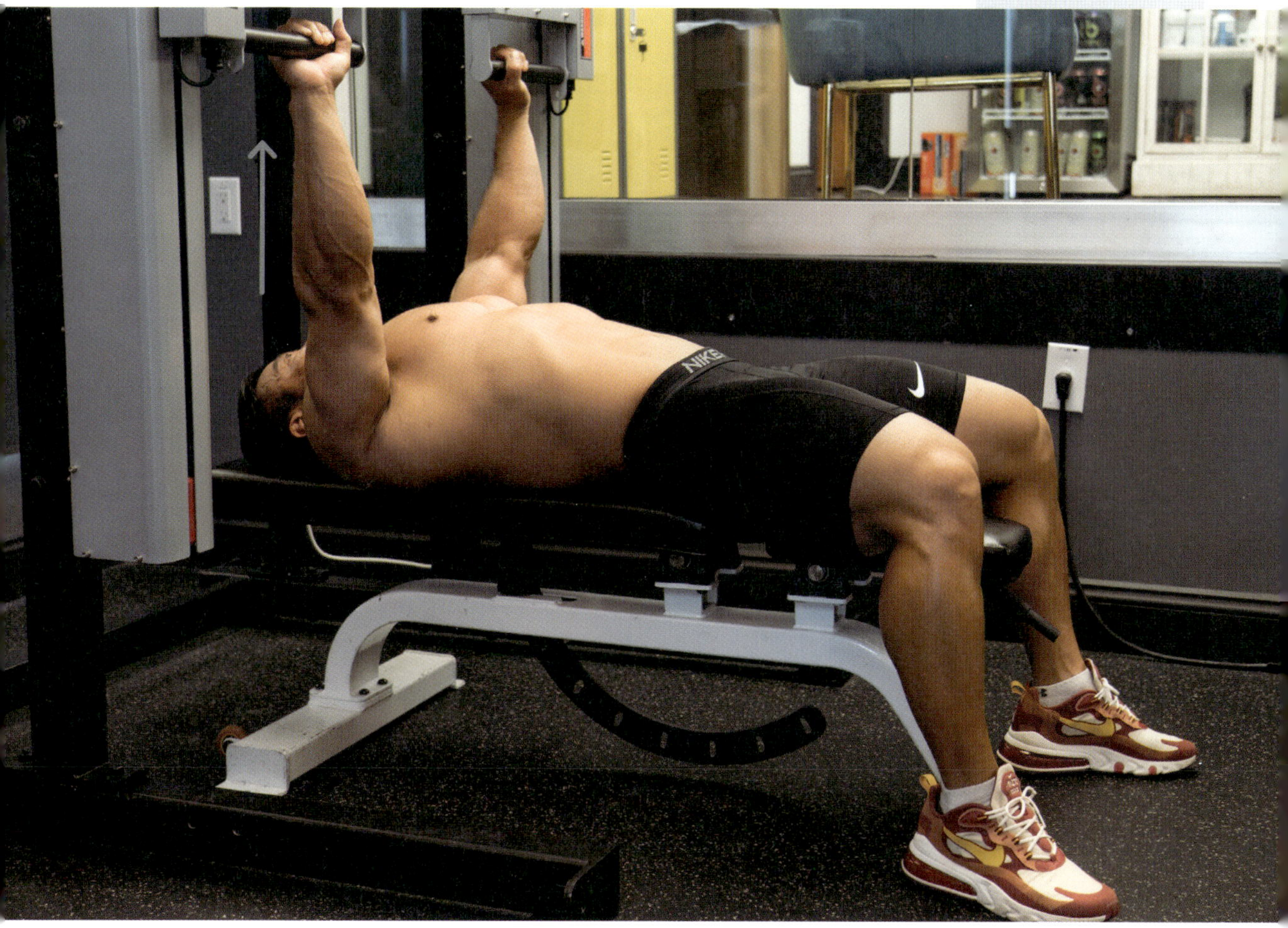

2 그대로 가슴부터 힘을 주어 팔꿈치가 완전히 펴질 때까지 바를 밀어 올린다. 대흉근이 수축되는 것을 느끼며 천천히 팔을 내려 1번 동작으로 돌아간다.

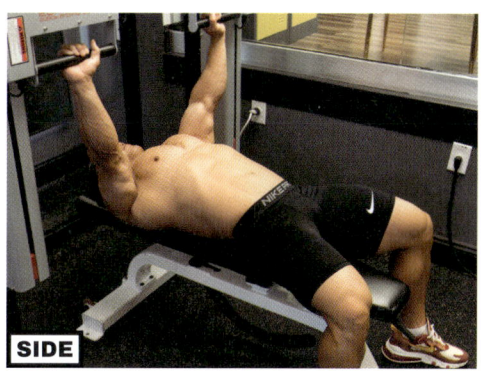

SIDE

가슴　　　　　　　　　　　　　　　　　　　　　　　　　　　02

플랫 벤치 프레스

대흉근이 타깃 부위인 가슴 운동의 가장 대표적인 운동이자 벤치 프레스의 기본이 되는 자세입니다.
처음 시도할 때는 자세가 다소 불편하다고 느낄 수 있어요. 하지만 자세가 편할수록 운동은 전혀 되지 않는다는 것을 명심하세요.
초급자는 균형감을 잡고 자극점을 찾을 때까지 가벼운 무게로 많은 연습이 필요합니다.

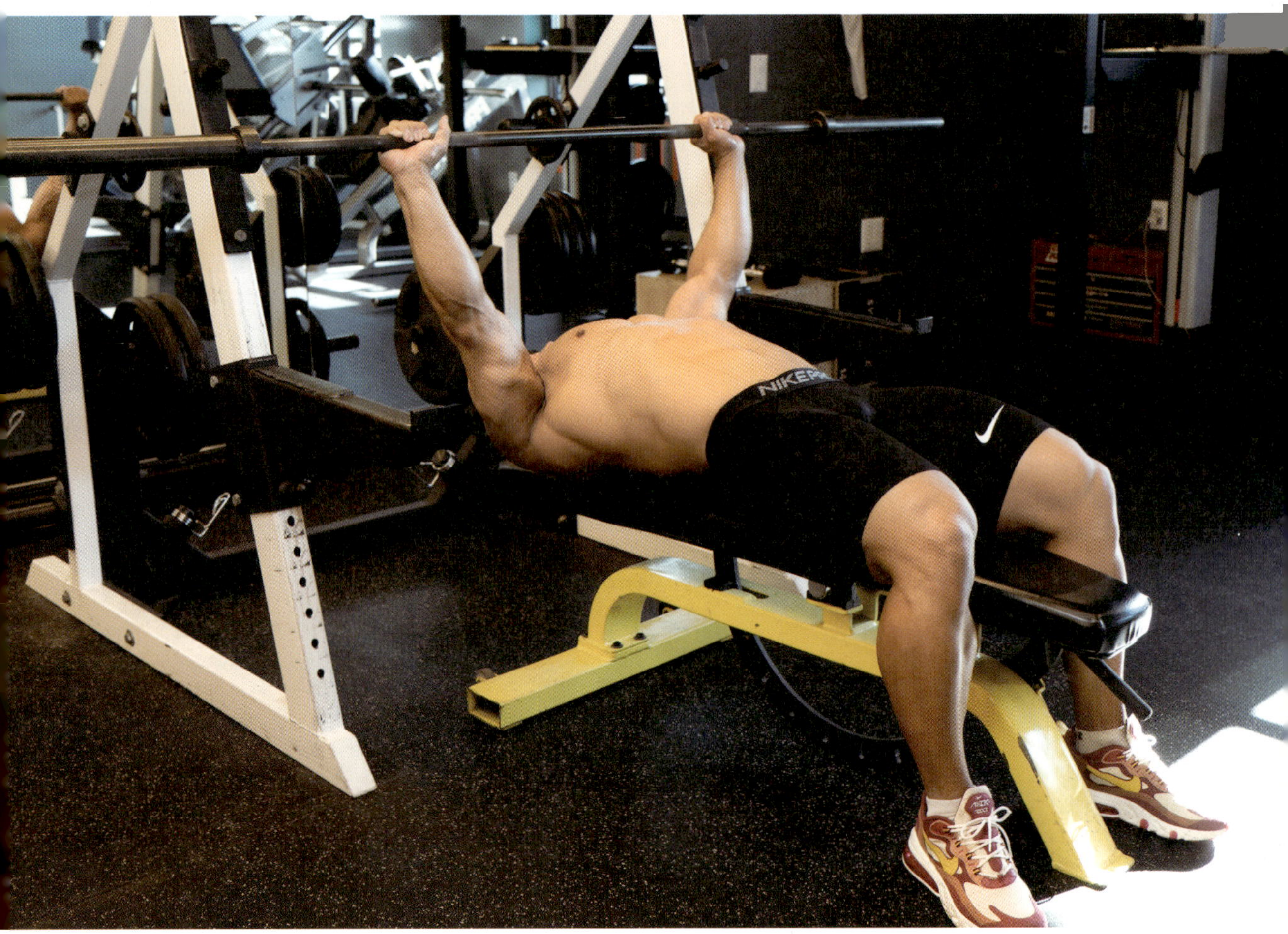

1 벤치에 누워 양발을 바닥에 편하게 내려놓고 눈이 바 아래에 오도록 위치를 잡는다. 손목이 꺾이지 않게 오버그립으로 바를 잡고 가슴은 들고 견갑근을 모아 몸이 흔들리지 않게 고정한다. 팔을 쭉 뻗어 벤치에서 바를 띄운다. 이때 가슴과 팔꿈치가 수평을 이루도록 한다.

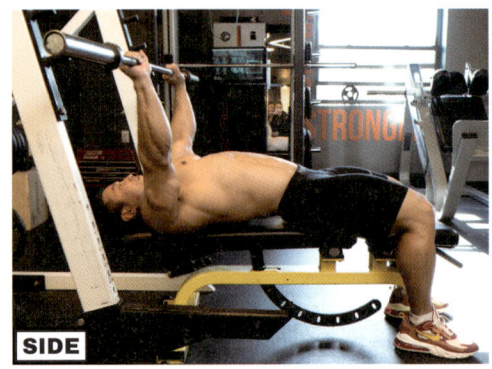
SIDE

1세트 12-15회 × 2~5세트

 잔소리 좀 할게요
제 유튜브 영상 속 동작을 그대로 따라 하는 분들이 종종 있는데, 아무나 적용하면 안 됩니다. 실제로 저는 벤치 프레스를 할 때 팔꿈치를 다 펴지 않아요. 가슴 근육이 많이 발달한 상태이고, 힘주는 방법도 알기 때문에 팔꿈치를 다 펴지 않아도 운동이 되거든요. 초급자는 관절을 다 펴서 가슴으로 쭉 밀어 주는 것을 잊지 마세요.

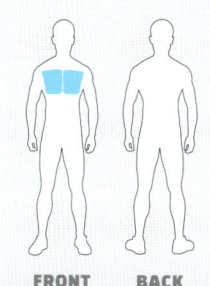

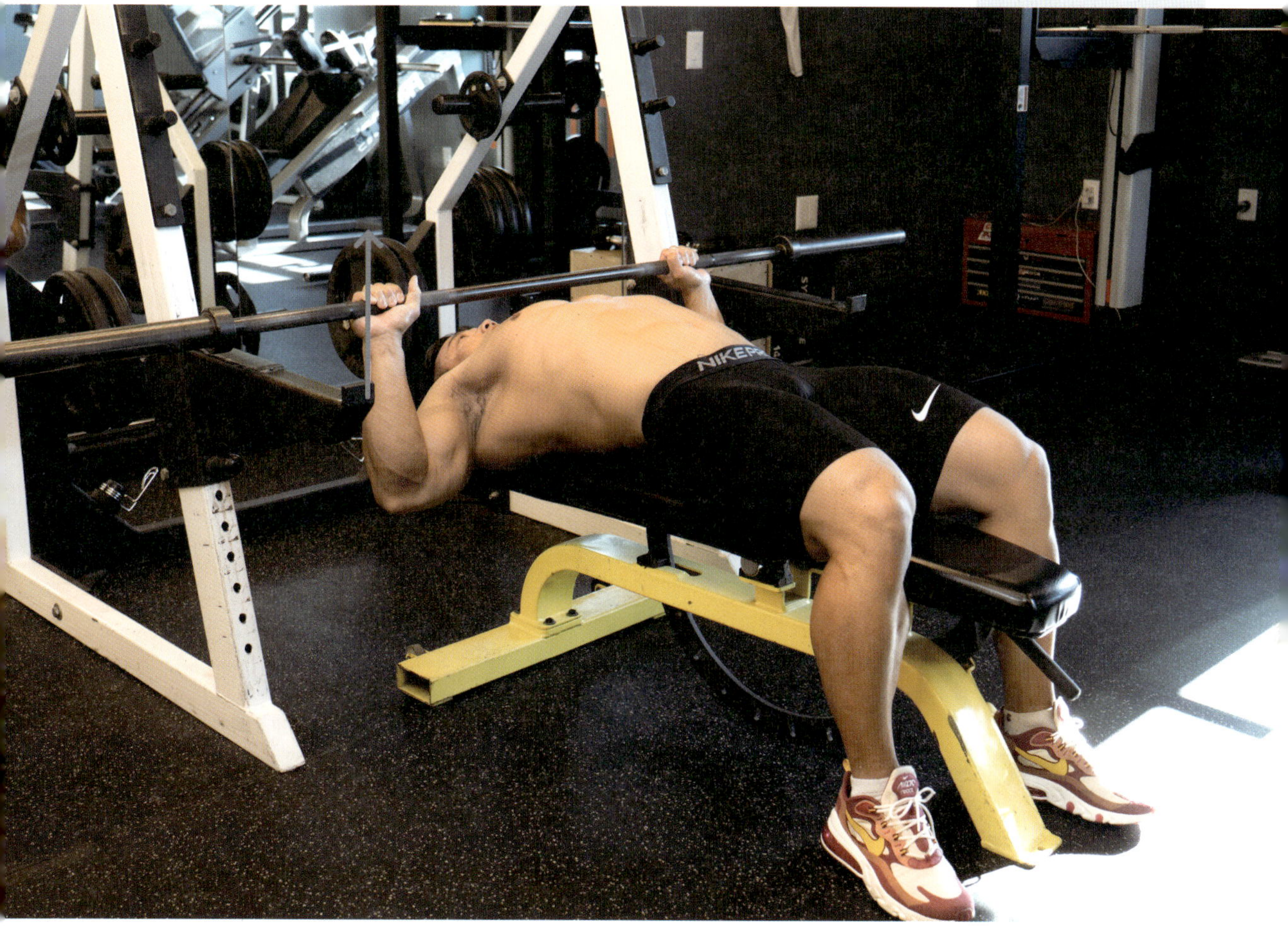

2 바가 가슴 중앙에 오도록 가슴의 힘으로 천천히 바를 내려 1번 동작으로 돌아간다. 이때 바를 내리는 팔꿈치의 각도는 바닥과 수직이 아닌 몸 쪽으로 5~10도 살짝 안쪽이 되도록 한다.

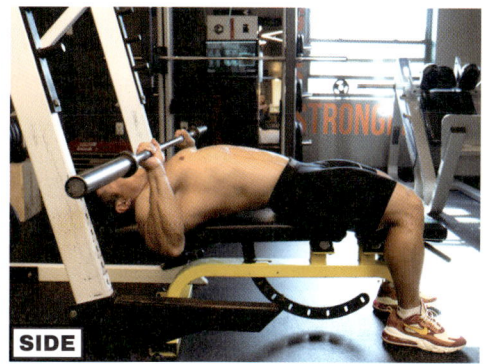

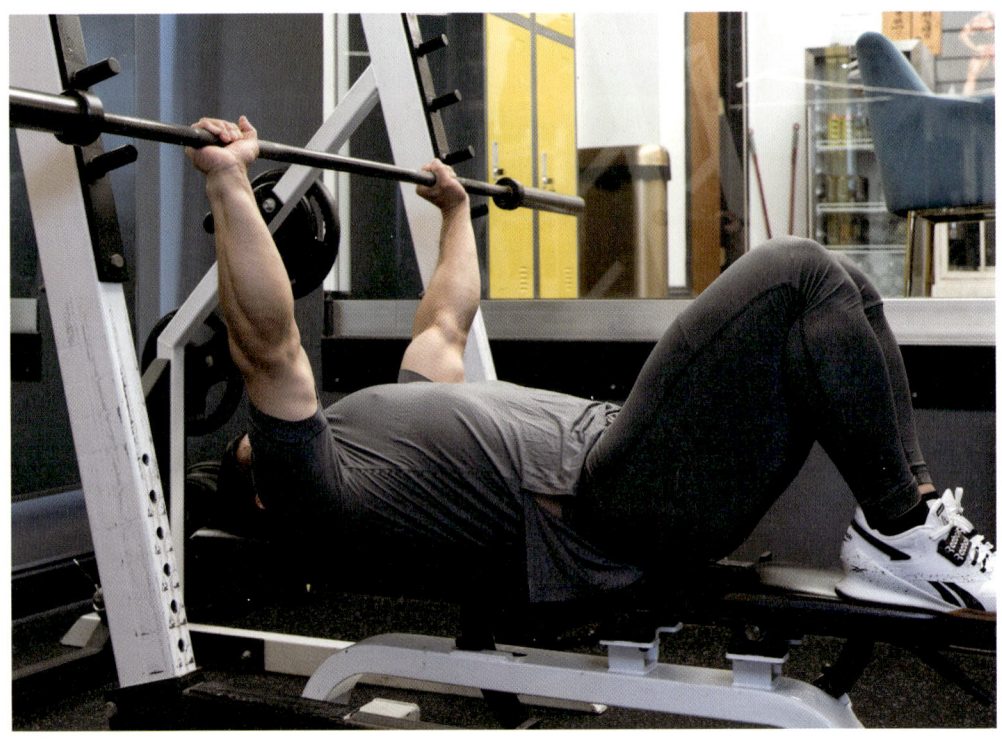

NG 1.
패드 위에 다리 올리기

종종 벤치 위에 다리를 올리고 운동하는 사람들이 있는데 이것은 잘못된 자세입니다. 무게가 가벼울 때야 중심을 잡을 수 있겠지만, 중량이 무거워질수록 몸이 흔들리게 되므로 양발을 바닥에 붙여 안정적으로 중심을 잡아야 합니다. 당장 내 몸이 편한 자세보다 조금 덜 편해도 발바닥 전체를 바닥에 붙이고 균형 있는 자세로 운동하세요.

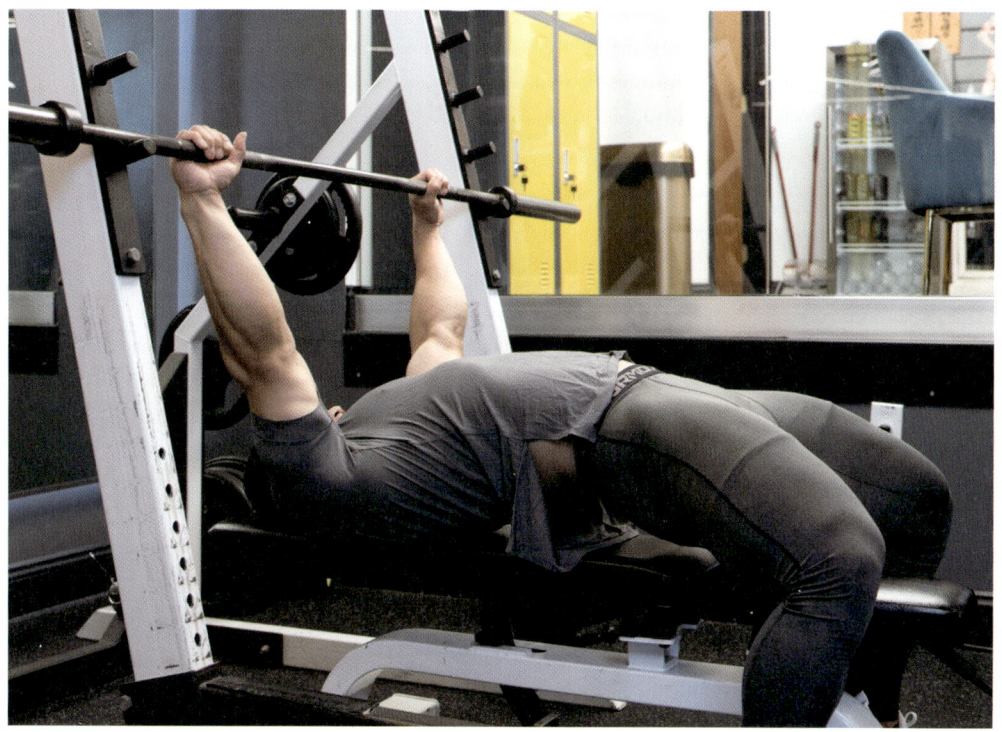

NG 2.
허리 과하게 올리기

허리가 과도하게 들린 것은 완전히 잘못된 자세입니다. 허리는 자연스럽게 두고 흉곽만 올려야 하는데, 무의식중에 허리만 위로 치켜드는 것이죠. 흉곽만 든 상태에서 견갑근을 고립시키세요. 가슴이 들어 올려진 상태에서는 절대 가슴이 들어갔다 나왔다 움직이면 안 된다는 것 또한 기억하세요.

tip. 허리를 과도하게 드는 자세는 파워리프팅이나 스트렝스 운동에서 활용합니다.

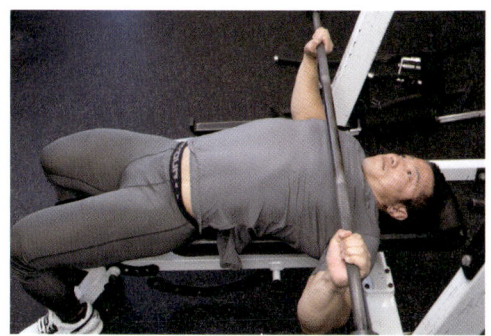

NG 3. 바를 넓게 잡기

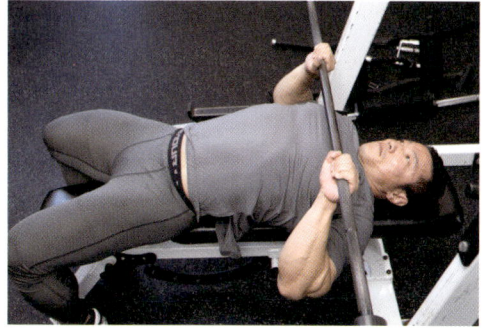

NG 4. 바를 좁게 잡기

바를 너무 넓게 잡으면 어깨에 부담이 많이 가고, 너무 좁게 잡으면 삼두근에 부담이 많이 갑니다. 어깨너비보다 한 뼘 정도 넓게, 본인 가슴에 자극이 가장 잘 오는 정도로 적당히 벌리세요.

가슴　　　　　　　　　　　　　　　　　　　　　　　　　　　　03

인클라인 벤치 프레스

인클라인 벤치 프레스는 윗가슴 발달을 위한 운동입니다.
플랫 벤치 프레스와 같은 동작에서 바를 잡는 위치와 각도만 위쪽으로 올라간다고 생각하면 쉬워요.
본인의 흉추 가동성에 따라 각도 조정이 필요할 수 있습니다.

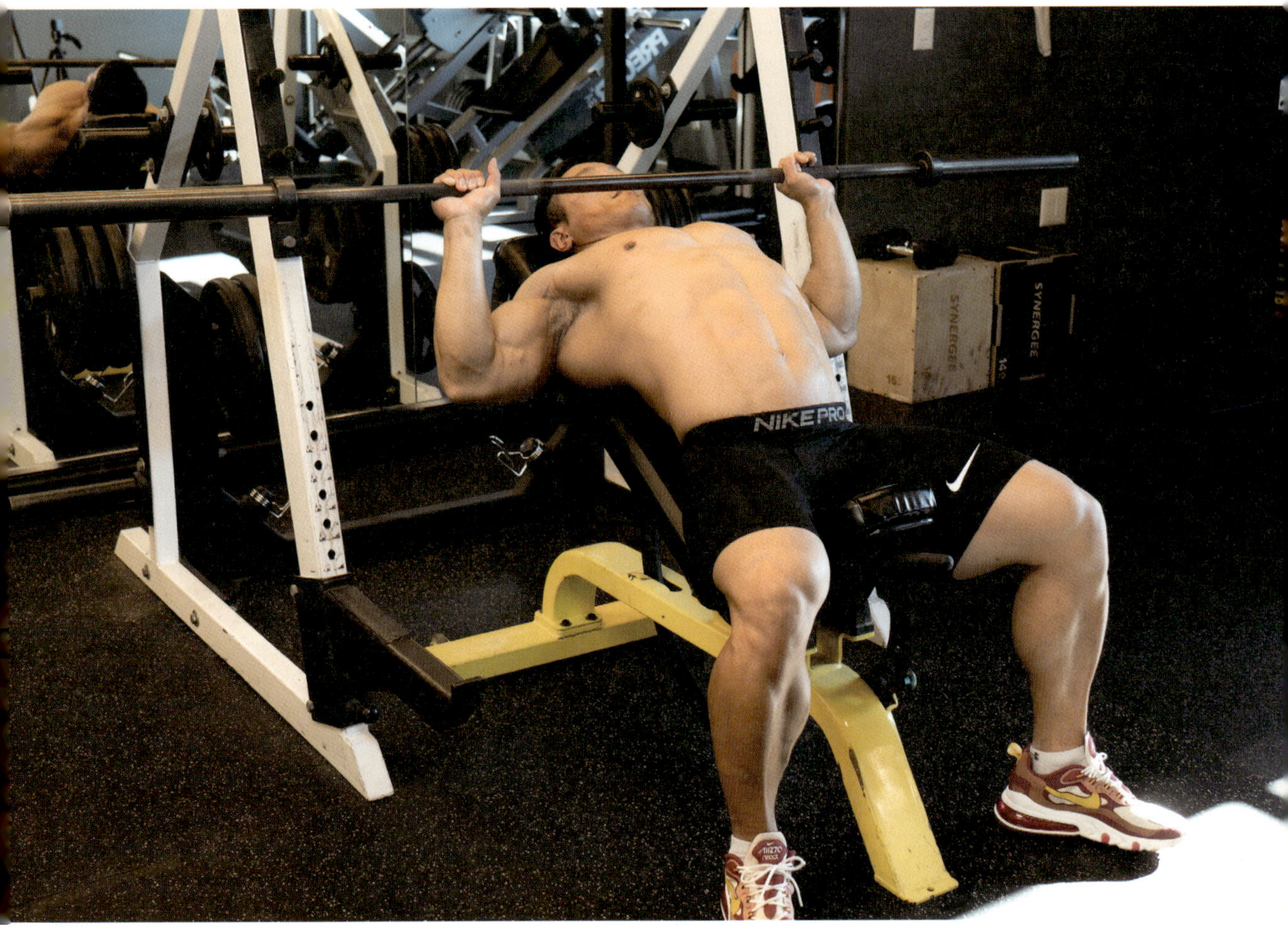

1 인클라인 벤치에 누워 어깨너비보다 조금 넓게 오버그립으로 바를 잡는다. 팔을 뻗어 어깨 위쪽으로 바 위치를 잡아 윗가슴으로 오는 무게감을 느낀다. 이때 양발은 자연스럽게 내려 바닥에 붙인다.

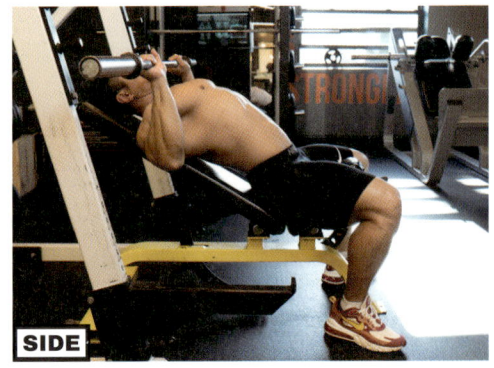

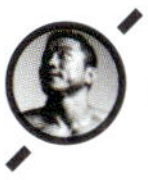

1세트 12-15회 × 2~5세트

 잔소리 좀 할게요

인클라인 벤치 프레스는 윗가슴 운동이긴 하지만, 벤치 각도가 너무 많이 올라오면 어깨 운동으로 넘어가게 되므로 60~70도 사이로 설정하길 권합니다.

하지만, 허리는 꼿꼿이 세운 채 윗가슴을 들어 올리는 흉추 가동성은 사람마다 조금씩 차이가 있어요. 만약 흉추 가동성이 좋다면 벤치 각도를 더 올리는 것을 추천합니다. 바를 내렸을 때 윗가슴에 힘이 더 많이 들어가기 때문이에요.

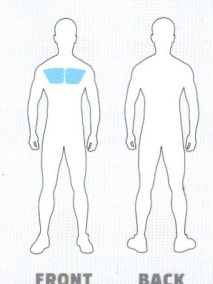

FRONT   BACK

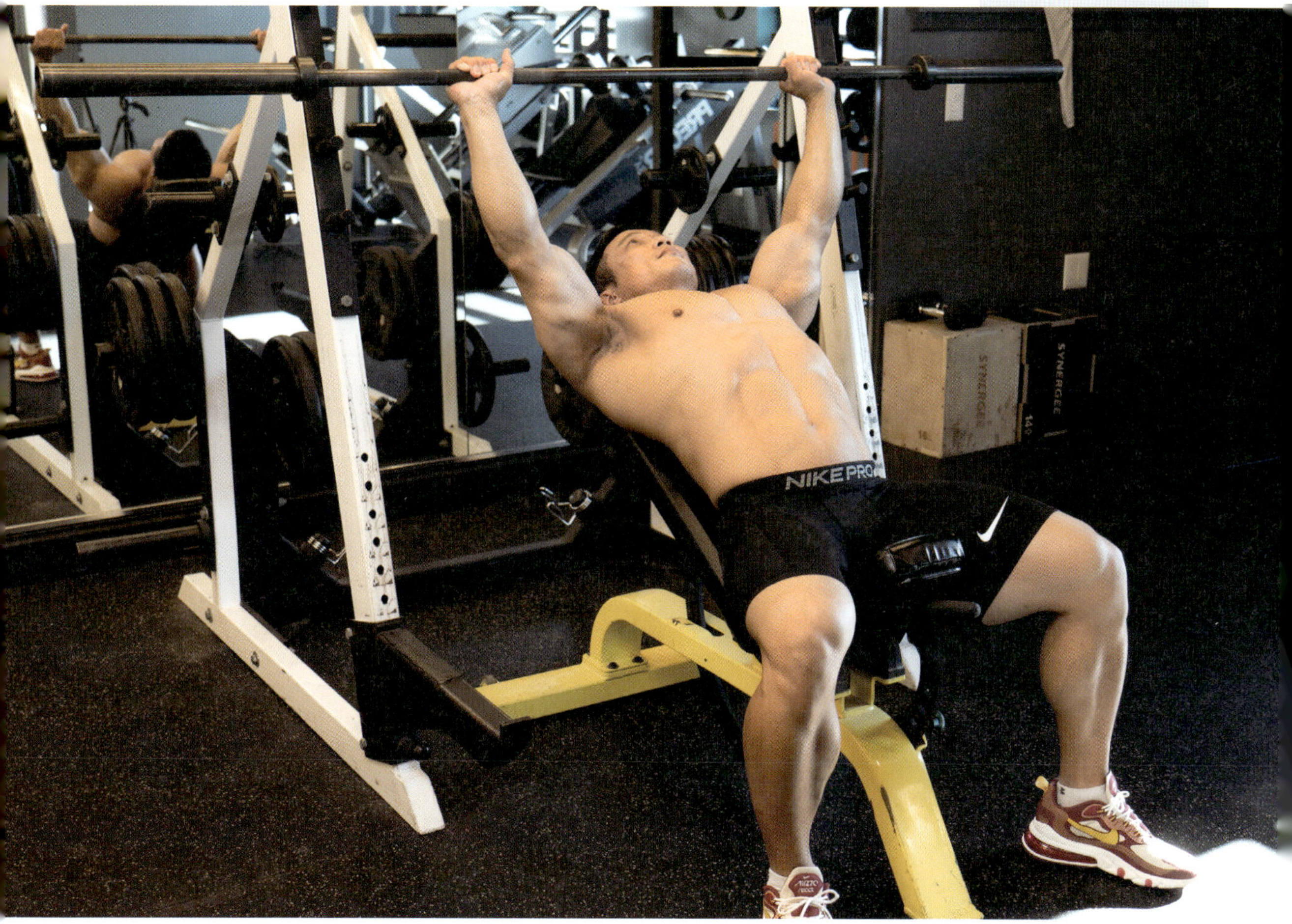

2 바를 쇄골 위쪽으로 천천히 내렸다가 윗가슴의 힘으로 천천히 밀어 올린다. 이때 견갑근을 안쪽으로 모으고 허리는 벤치에 최대한 붙인 채로 흉추만 들어 가슴이 열린 상태를 유지한다.

tip. 가슴을 과도하게 수축시키려고 어깨를 빼거나, 어깨가 꺾일 정도로 팔을 내리면 부상을 입을 수 있으니 주의해요.

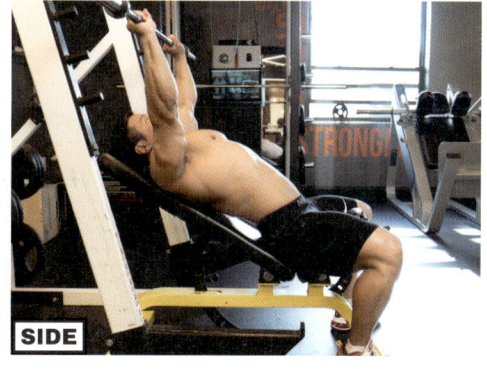
SIDE

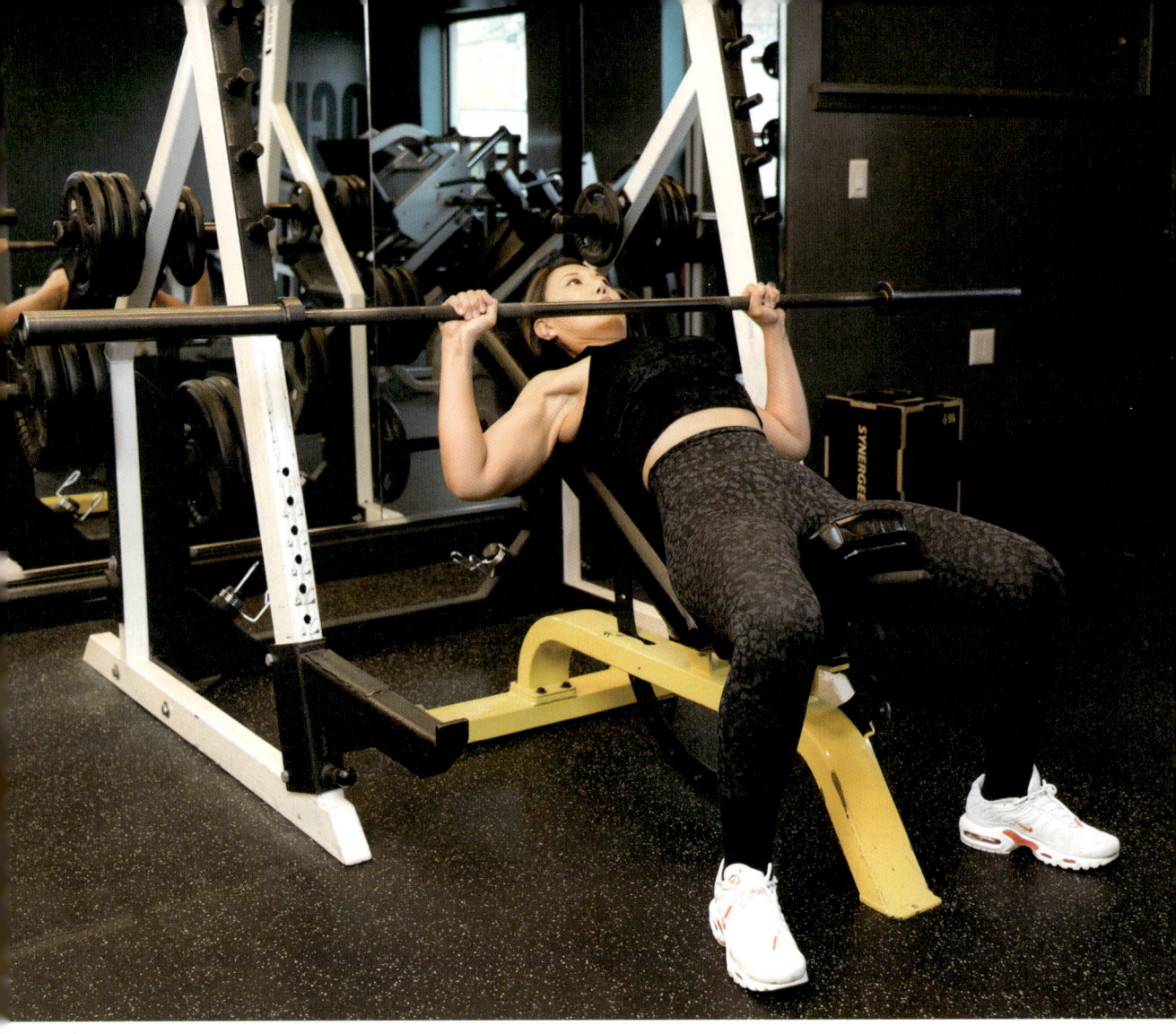

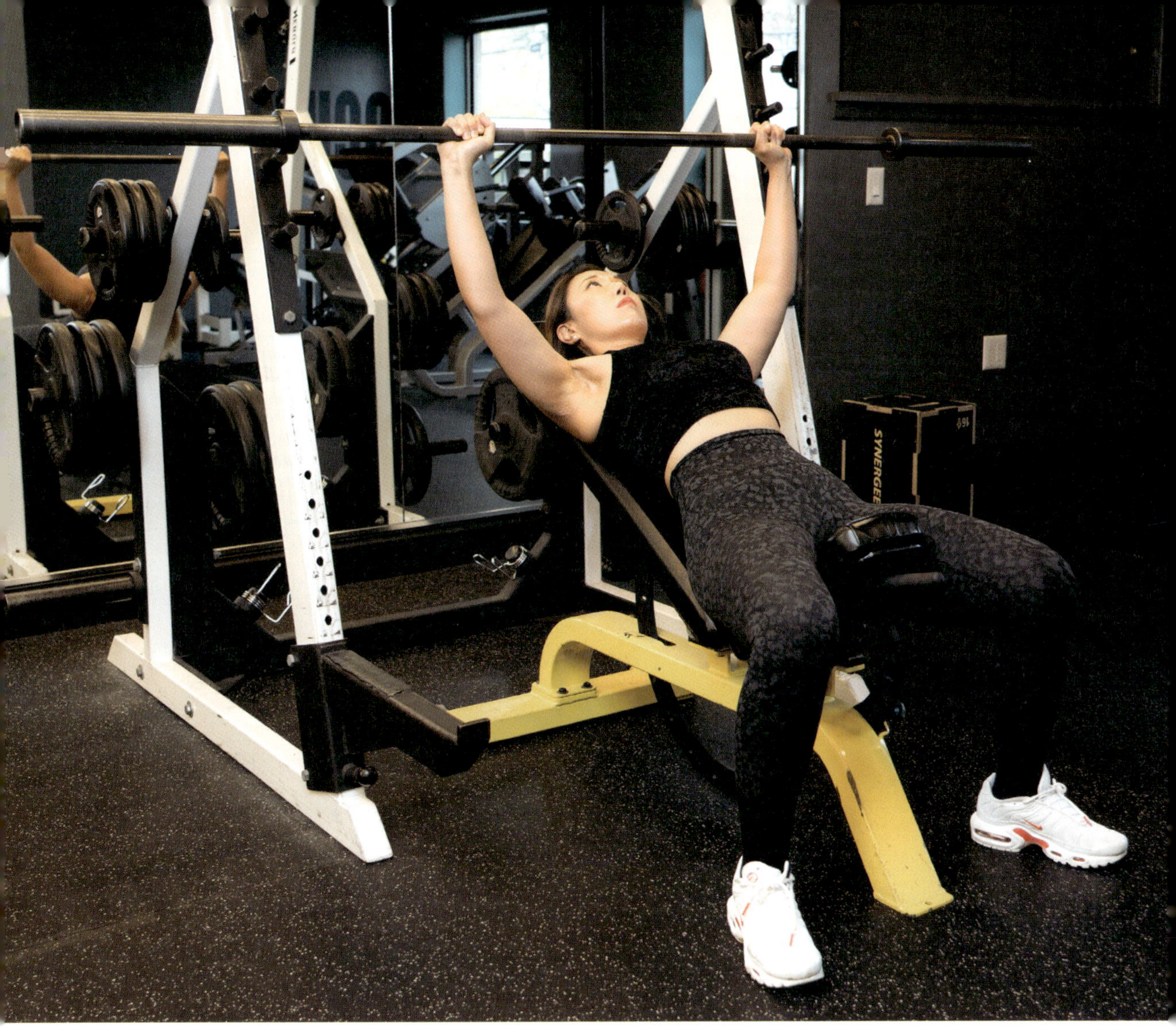

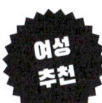
여성의 경우 윗가슴 운동인 인클라인 벤치 프레스를 집중적으로 하길 권합니다. 남성의 가슴은 세 부분의 근육으로 나뉘지만 여성은 가슴 중간이 지방으로 이루어져 있어 중간 및 아랫가슴 운동을 하여도 효과를 보기 어렵기 때문이에요. 하지만 기술 없이 바로 인클라인 벤치 프레스를 하기는 어려우므로, 기본 자세인 플랫 벤치 프레스를 충분히 연습한 후 인클라인 벤치 프레스로 나아가세요.

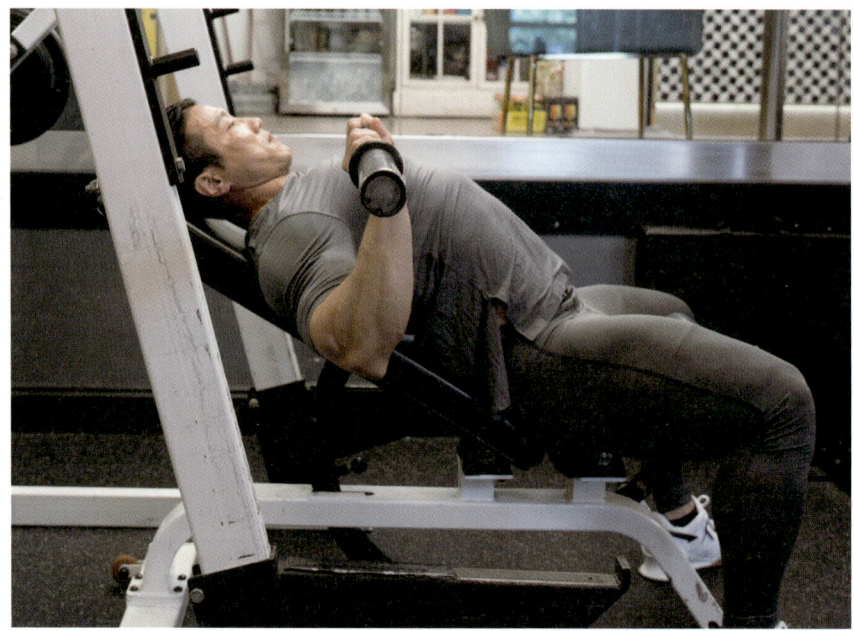

NG 1.
어깨를 과하게 아래로 내리기

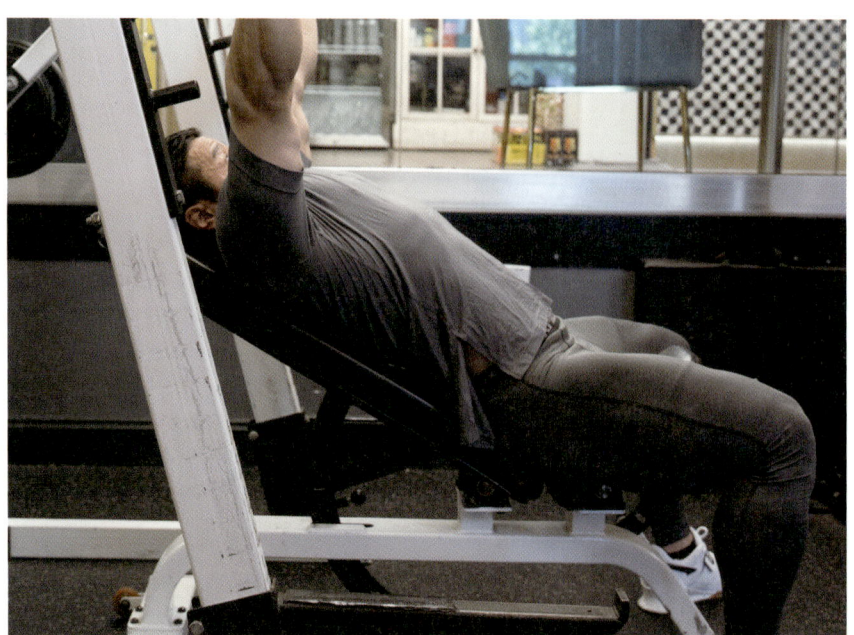

NG 2.
어깨를 너무 위로 올려 숄더 패킹이 풀린 상태

tip 1. 손목으로 올리기보다 팔꿈치를 쭉 편다는 느낌으로 바를 밀어 올리세요. 이때 가슴 위쪽(대흉근 상부)에 자극이 오는 것을 충분히 느껴야 제대로 근육 발달이 됩니다.

tip 2. 인클라인 벤치 프레스는 플랫 벤치 프레스와 비교해 중량을 많이 올리기 어렵습니다. 윗가슴 근육이 중간 가슴 근육보다 작고, 수직으로 올리는 플랫 각도와 비교해 인클라인은 각도 자체가 기울어져 있어 불안정한 특징이 있기 때문입니다. 따라서 인클라인 벤치 프레스를 할 때는 절대 무게에 욕심내지 말고 최대한 가벼운 무게로 많이 반복하는 것이 중요합니다.

tip 3. 실제로 인클라인 벤치 프레스 시 어깨 부상을 가장 많이 입습니다. 중량을 든 상태에서 팔을 과하게 많이 내리면 부하가 어깨 관절에 전부 걸리게 되거든요. 심지어 유연성이 없는 상태에서 팔을 내릴 경우 부상의 위험이 정말 큽니다. 각자 본인 어깨의 상태에서 가능한 만큼만 내렸다가 올리세요.

가슴

인클라인 덤벨 프레스

인클라인 벤치 프레스 동작에서 바를 덤벨로 바꾼 운동입니다.
덤벨을 사용하게 되면 바를 사용했을 때보다 가동범위가 훨씬 넓어져 가슴 근육을 전체적으로 발달시킬 수 있어요.
덤벨을 모아 올려 강하게 수축하기 때문에 퍼진 가슴을 볼륨 있게 모아 주고 라인 역시 선명하게 살아납니다.

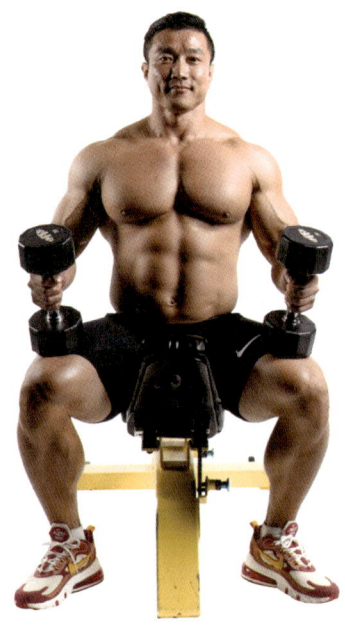

1 오버그립으로 덤벨을 잡고 인클라인 벤치에 앉아 다리는 구부려 발바닥이 지면과 닿게 한다.

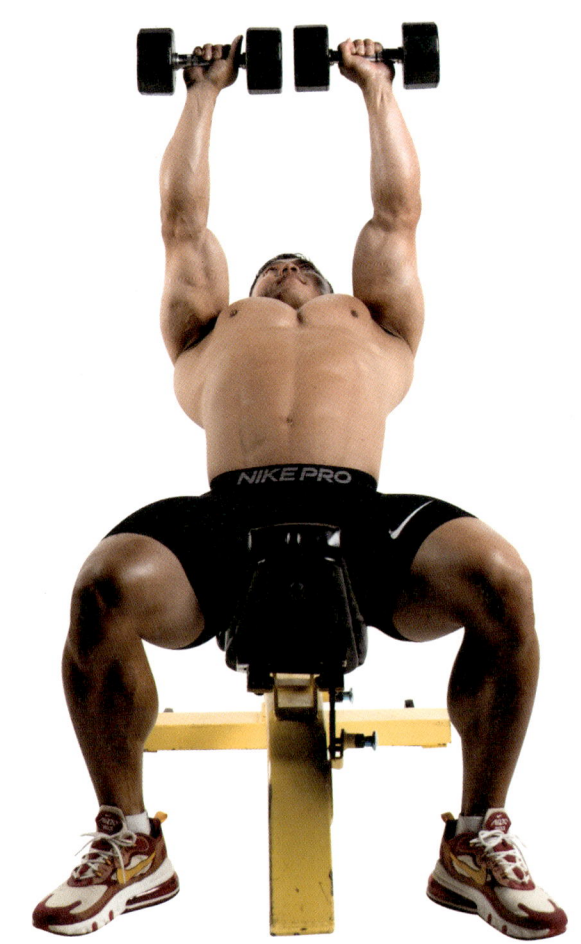

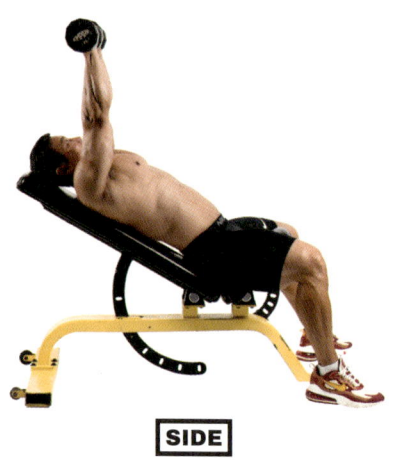

SIDE

2 벤치에 눕고 양팔을 쇄골 위쪽으로 손등이 위로 오게 뻗는다. 이때 흉추를 살짝 들어 올려 견갑근을 고립시킨다.

1세트 12-15회 ✕ 2~5세트

 잔소리 좀 할게요
흉추를 살짝 들어 올려 진행하면 윗가슴에 더 많은 자극을 줄 수 있습니다. 이때 견갑근은 고립시켜 움직이지 않게 고정한 뒤 가슴만 쓰는 연습을 하세요.

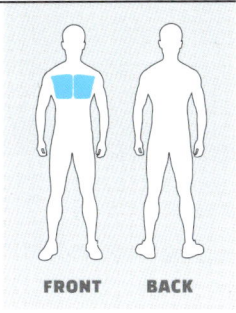

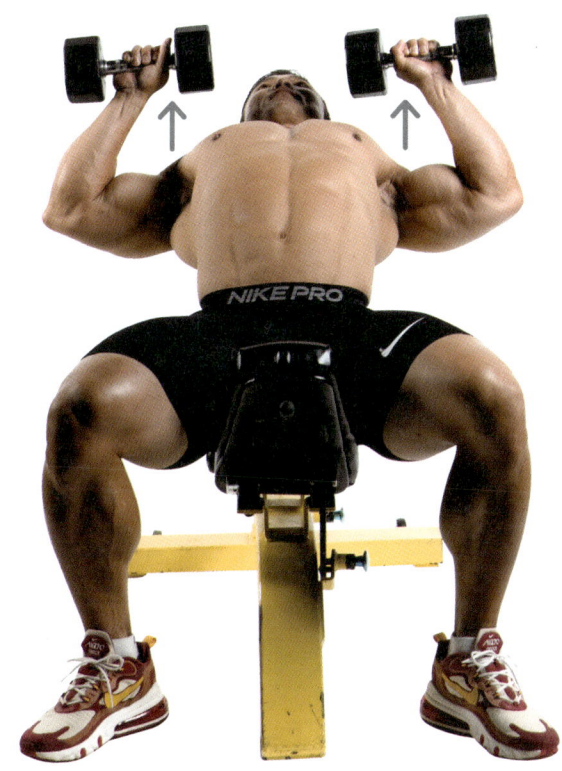

3 덤벨을 쇄골 옆으로 천천히 내렸다가 윗가슴의 힘으로 한 번에 들어 올려 2번 동작으로 돌아간다. 이때 덤벨이 앞뒤로 움직이지 않도록 주의하고 견갑근을 모은 상태를 계속 유지하며 2~3번 동작을 반복한다.

가슴

푸시업

본인의 체중을 이용해 가슴 발달과 코어의 힘을 기르는 대표적인 운동입니다.
손의 위치를 달리하며 가슴 근육을 골고루 발달시키세요.

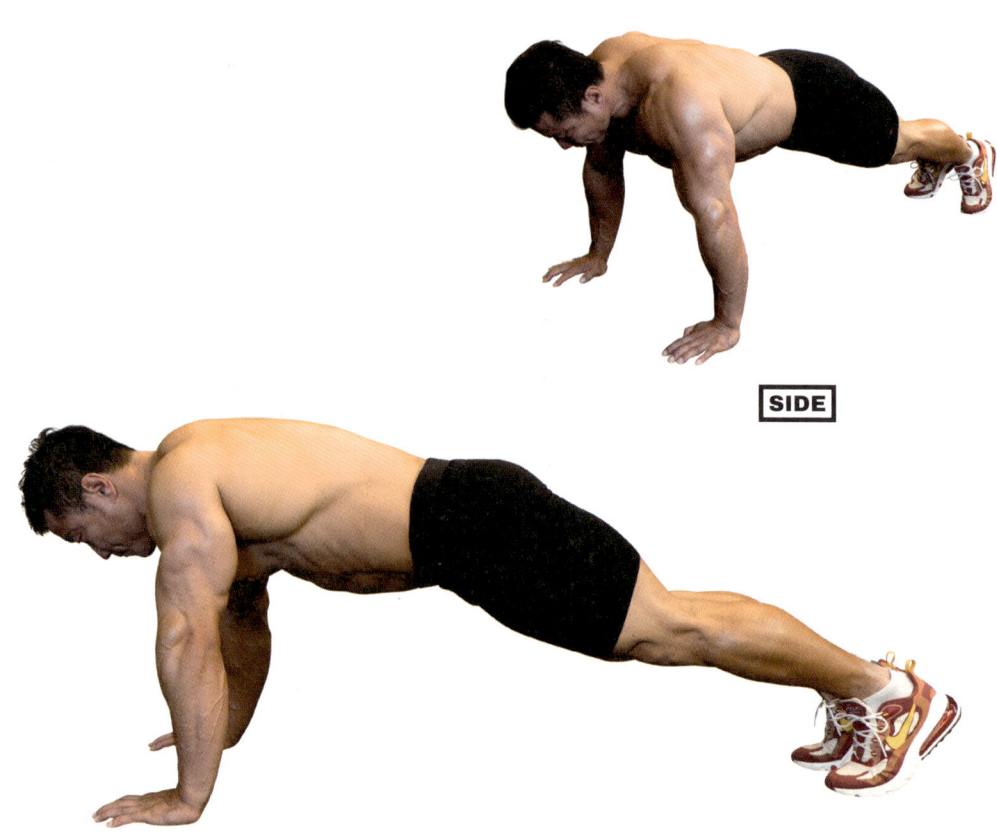

SIDE

1 양손을 어깨너비보다 살짝 넓게 벌려 바닥을 짚고 팔꿈치와 무릎을 완전히 펴서 엎드린다. 이때 엉덩이를 조여 몸의 중심을 잡고 손은 어깨 바로 아래에 둔다.

1세트 20회 × 5세트

잔소리 좀 할게요
손을 짚는 위치에 따라 타깃 부위가 달라집니다. 어깨 아래에 손을 짚으면 윗가슴과 어깨 전면이 강화됩니다. 팔을 바깥쪽으로 벌리면 가슴 바깥쪽에 자극이 가고, 안쪽으로 짚으면 가슴 안쪽과 삼두에 힘이 실립니다.

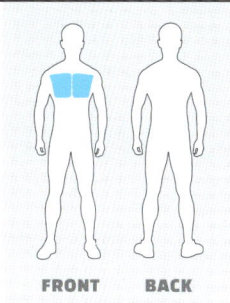

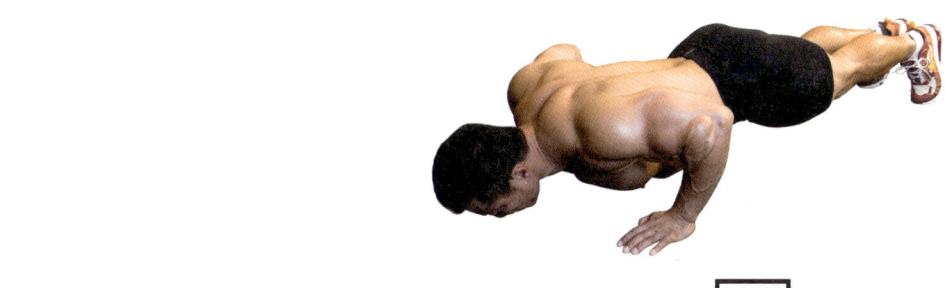

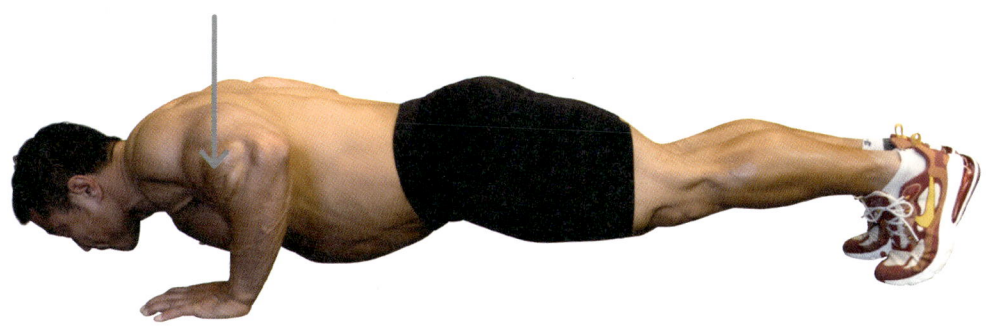

2 팔꿈치를 구부리면서 바닥과 몸의 간격이 3cm 정도가 될 때까지 가슴을 낮춘다. 이때 몸은 굽은 곳 없이 일직선을 유지한다. 잠시 멈춘 다음 다시 몸을 천천히 들어 올려 1번 자세로 돌아간다.

팔

Arms

●
고립을 잘 하는 것이
핵심이에요

BACK TO BASIC

초급자
덤벨 컬, 프리처 컬로 이두를!
케이블 푸시 다운과 덤벨 킥백으로 삼두를!

중·상급자
컨센트레이션 컬과
라잉 트라이셉스 익스텐션을 추가!
중량을 올려 자극을 극대화

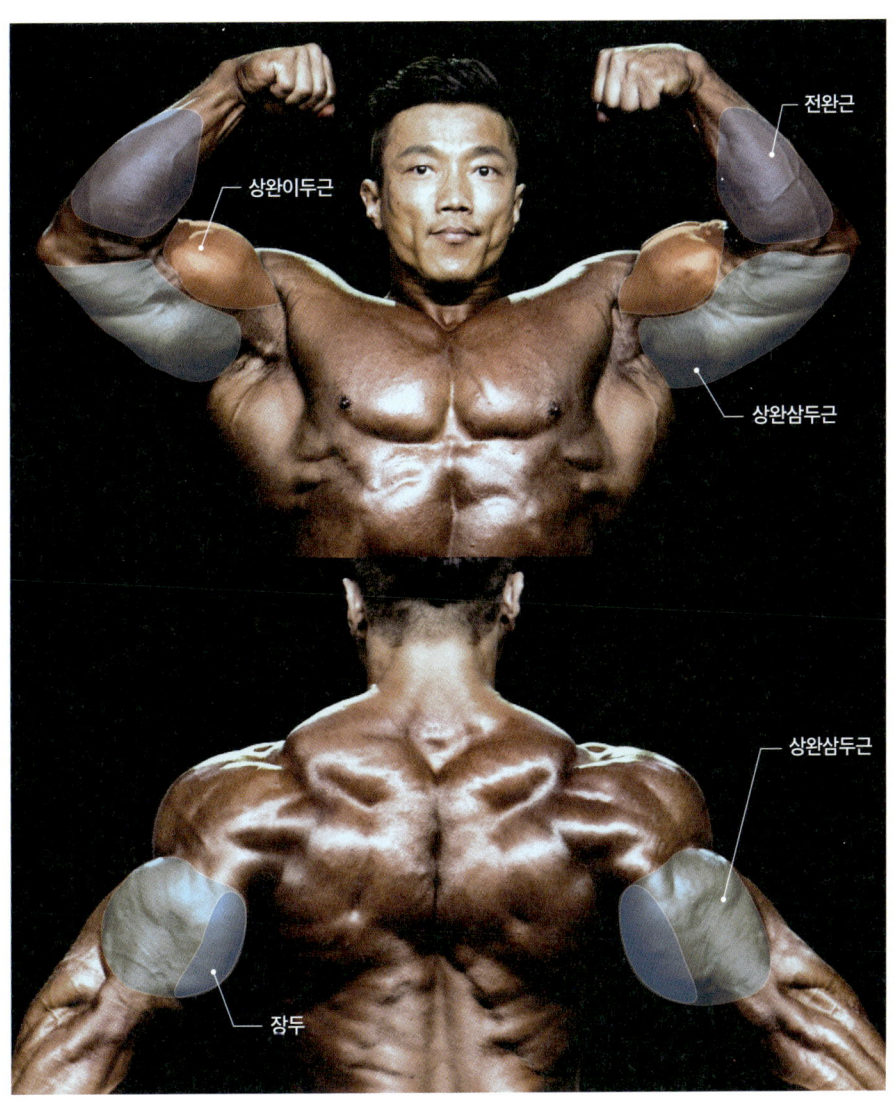

팔 주요 근육

초급자에게

팔 운동의 타깃 부위는 크게 이두근과 삼두근 두 가지가 있습니다.

컬은 팔을 접었다 폈다 하면서 이두근을 자극하는 대표적인 동작입니다. 따라서 이두근과 관련된 운동은 이름에 '컬'이 들어간다는 점을 기억해 두면 좋아요. 프리처 컬 그리고 덤벨 컬은 근력이 부족한 초급자들이 처음 시작하는 종목으로 알맞습니다. 하루에 이 두 가지 종목 중 하나를 정해 되도록 매일 꾸준히 연습하세요. 손목이 아프면 E-Z바를 이용해 손목에 무리가 가지 않도록 할 수 있습니다.

삼두구 강화에는 팔을 쭉 펴서 밀어내 팔 뒤쪽을 자극하는 동작이 효과적입니다. 케이블 푸시 다운을 추천하며 특히 여성은 덤벨 킥백으로 시작하면 좋습니다.

중·상급자에게

덤벨 컬과 바벨 컬이 익숙해졌다면 이두근 운동에 프리처 컬, 컨센트레이션 컬을 추가하세요. 중량을 올리고 싶다면 스탠딩 바벨 컬을 추천합니다. 이두근을 크게 확대할 수 있는 운동이죠.

특히 강조하고 싶은 부분은 이두근 운동을 할 때 팔꿈치 고정 여부에 따라 운동 효과가 크게 달라진다는 점입니다. 팔꿈치를 고정하지 않아 바벨을 올릴 때 같이 따라 올라가면 전면 삼각근과 전완근이 개입되어 이두근에 자극을 줄 수 없습니다. 이두근 운동은 생각보다 더 예민한 동작이기에 자세가 정확하지 않으면 정확한 자극을 주기 어렵다는 점을 기억하세요. 팔꿈치를 고정한 상태로 중량을 드는 것이 중요합니다.

삼두근을 추가로 단련시키고 싶다면 라잉 트라이셉스 익스텐션을 추천하며 책에서는 프리웨이트로 소개했으나 머신으로 진행해도 괜찮습니다.

팔 01

원암 덤벨 컬

덤벨 컬은 이두근의 크기와 볼륨을 키우는 대표적이고도 기본적인 운동입니다.
이두의 모양을 다듬어 주고 근육의 선명도가 효과적으로 올라가는 장점이 있어요.
양손을 동시에 하기보다 한 손씩 동작하는 원암 덤벨 컬로 조금 더 이두근에 자극을 집중시킬 수 있습니다.
우선 가벼운 중량으로 수축감을 충분히 느끼세요.

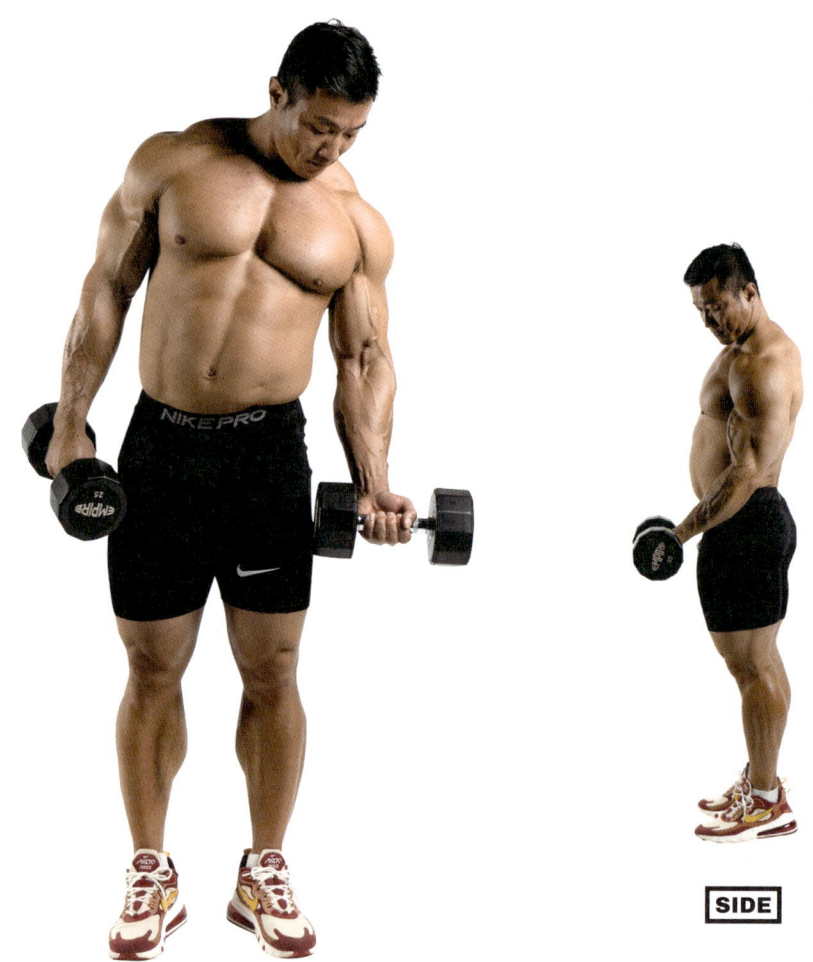

SIDE

1 바로 서서 양발을 골반 너비만큼 벌리고 언더그립으로 덤벨을 잡아 허벅지 옆에 둔다.
이때 팔꿈치는 옆구리 위치에 고정된 회전축으로 생각하고 동작 중 움직이지 않는다.

1세트 12-15회 × 2~5세트

잔소리 좀 할게요
어깨 관절이 좋지 않거나 손목을 많이 사용하는 경우 이두근의 힘이 아닌 어깨 근육이나 등 근육, 전완근의 힘으로 동작을 수행하는 경우가 있습니다. 이두근에 오는 자극을 반드시 느끼는 것이 팔 운동의 기본임을 잊지 마세요.

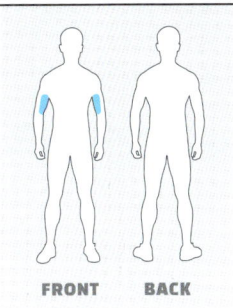
FRONT   BACK

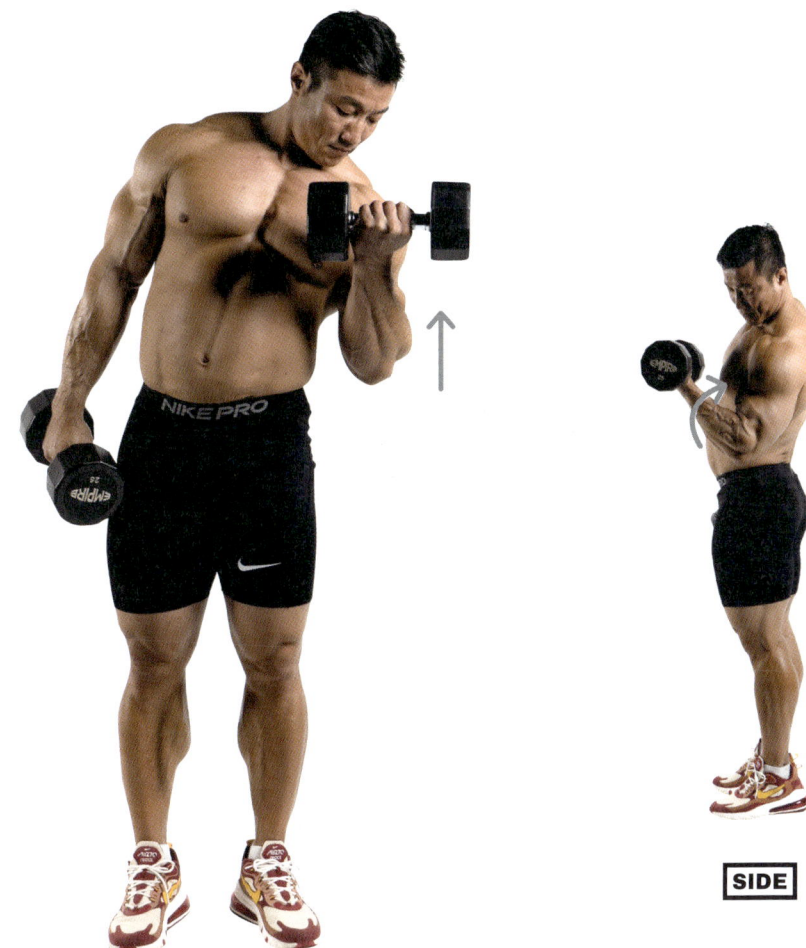
SIDE

2 그대로 이두근에 힘을 주어 덤벨을 들어 올린다. 천천히 이두근을 이완하며 팔꿈치를 최대한 펴서 내리다가 이두근의 힘이 풀리기 직전에 다시 수축해 들어 올리기를 반복한다. 이때 팔꿈치가 흔들리지 않게 주의한다. 반대쪽 팔도 같은 방법으로 진행한다.

프리처 컬

프리처 컬은 이두근 아래쪽 끝부분을 집중적으로 발달시킵니다.
경사진 프리처 벤치의 특성상 이두근 아래쪽에 자극이 효과적으로 가해집니다.

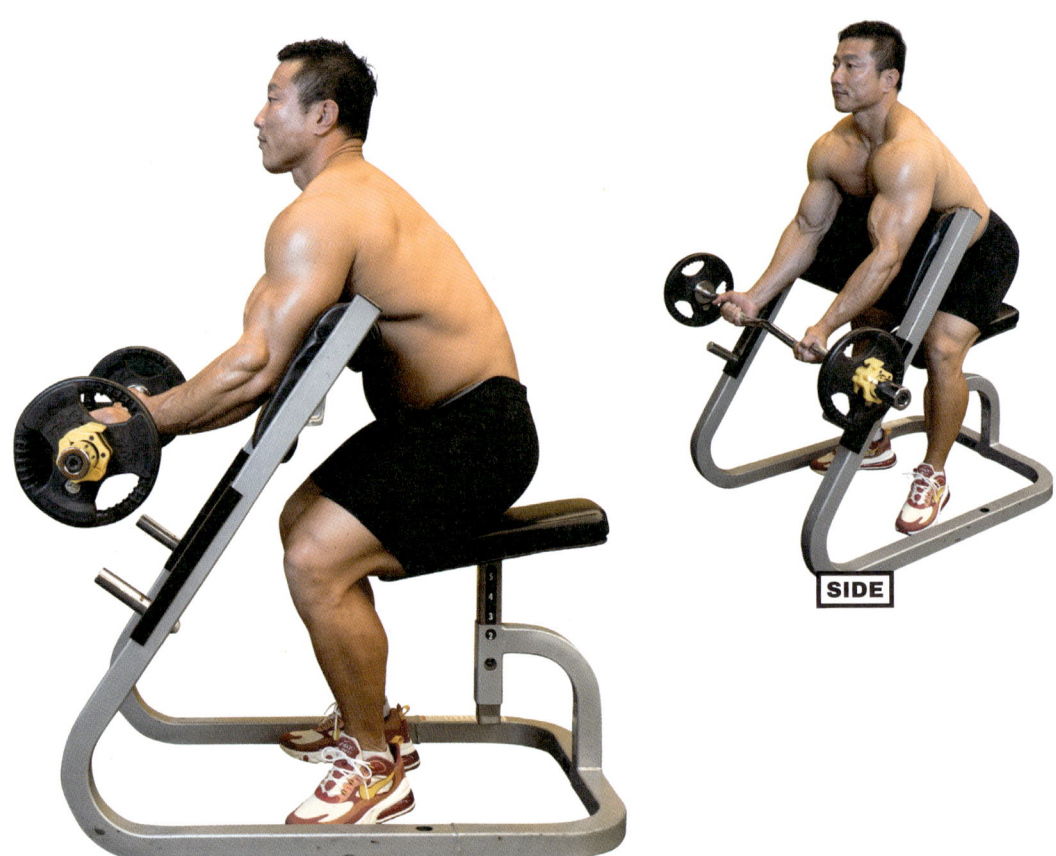

1 프리처 벤치에 앉아 가슴을 대고, 삼두근을 벤치 앞쪽에 댄 뒤 벤치에 닿아 있는 가슴과 삼두근을 움직이지 않도록 고정한다. 양손은 어깨너비만큼 벌려 언더그립으로 바벨을 잡는다.

1세트 12-15회 ✕ 2~5세트

잔소리 좀 할게요
초급자나 손목이 아픈 경우 E-Z바로 수행하세요.

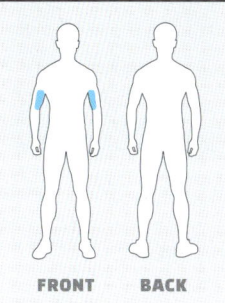

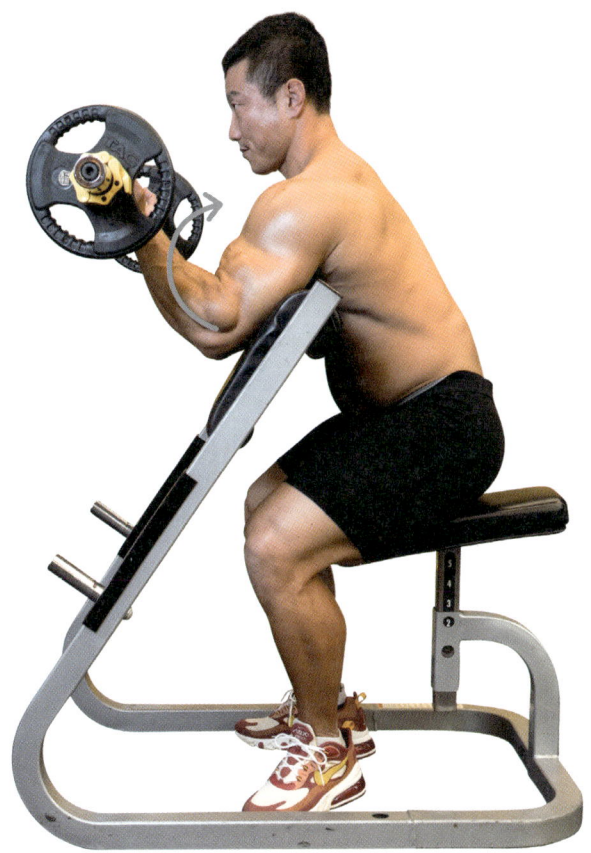

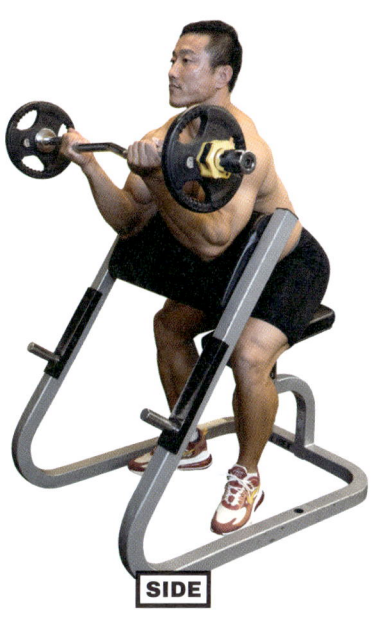

2 벤치에 닿아 있는 가슴과 삼두근을 최대한 움직이지 않고 이두근의 힘만으로 팔꿈치를 접어 바벨을 들어 올린다. 이두근에 충분한 수축이 오면 천천히 팔꿈치를 펴서 1번 동작으로 돌아간다.
tip. 너무 과하게 몸 가까이 당기지 않아도 돼요.

컨센트레이션 컬

컨센트레이션 컬은 이두근의 봉우리를 만드는 데 가장 효과적인 운동입니다.
상완이두근과 상완근에 자극을 집중시켜 팔의 볼륨감을 극대화할 수 있으니 꾸준히 연습합시다.

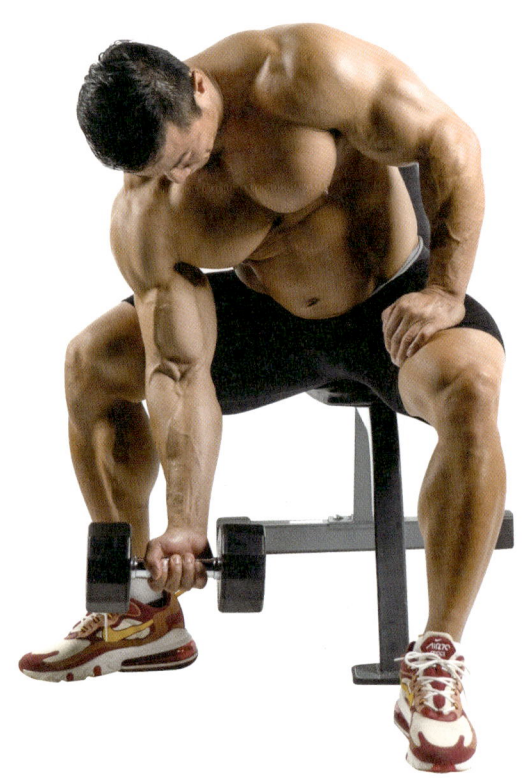

1 벤치에 다리를 넓게 벌리고 엉덩이만 걸터앉는다. 한 손에 덤벨을 언더그립으로 쥐고 허벅지 안쪽에 삼두근을 대어 팔을 고정한다.

1세트 12-15회 × 2~5세트

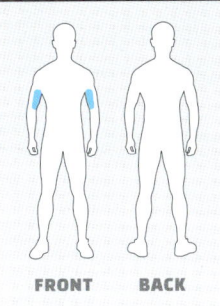

 잔소리 좀 할게요

허벅지에 팔을 고정할 때 삼두근이 아닌 전완근을 대면 중심축인 팔꿈치가 고정되지 않아 동작 중에 팔이 흔들리게 되므로 주의하세요. 또한, 덤벨 위치가 너무 바깥쪽으로 빠지지 않도록 합니다.

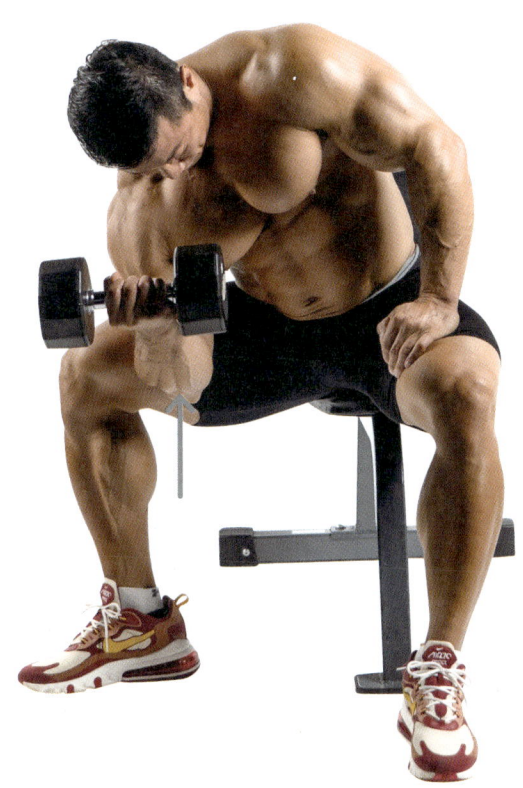

2 어깨가 완전히 고정된 상태에서 이두근의 힘으로 덤벨을 들어 올린다. 이때 구부린 팔의 각도가 90도가 되었을 때 잠깐 멈췄다가 천천히 1번 동작으로 돌아간다.

tip. 팔의 각도가 90도일 때 이두근의 수축이 더 크게 일어나요. 자신의 몸에 맞게 각도를 조절해서 이두근에 집중하도록 합니다.

팔　　　　　　　　　　　　　　　　　　　　　　　　　　　04

케이블 푸시 다운

초보자를 위한 삼두근 메인 운동입니다. 삼두근을 이루는 외측두, 장두, 내측두를 모두 자극할 수 있어요.
생각보다 제대로 동작하는 사람이 드문 운동이니 정확한 자세에 유의해서 진행하세요.

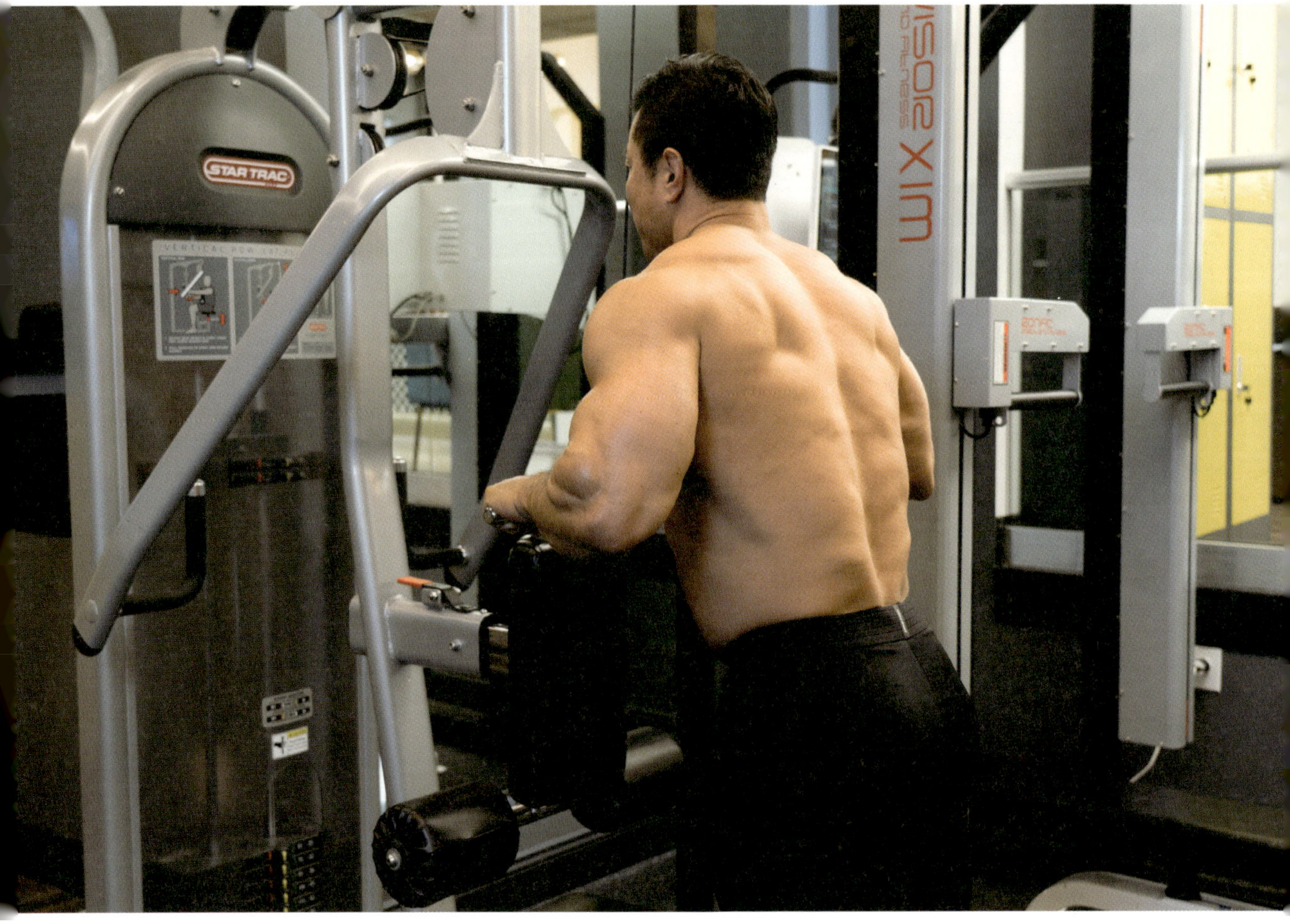

1 케이블 머신을 마주 보고 양팔을 팔꿈치가 몸에 가볍게 닿을 정도의 너비만큼 벌려 오버그립으로 손잡이를 잡는다. 이때 상체는 인사하듯 살짝 앞으로 숙인다.

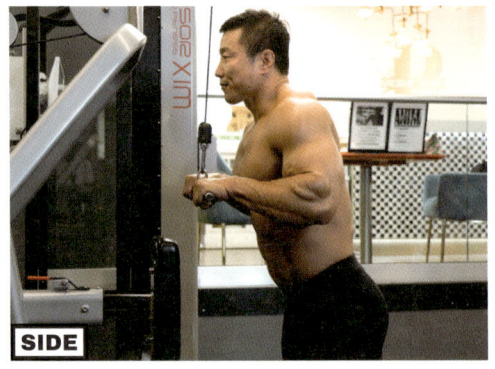

1세트 12-15회 × 2~5세트

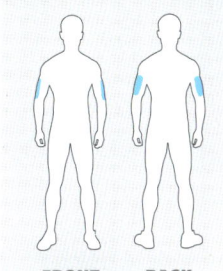

 잔소리 좀 할게요

대부분 어깨와 손목을 많이 사용해서 잘못된 동작으로 하는 경우가 많습니다. 가장 중요한 사항은 팔꿈치가 고정된 상태에서 움직이지 않고, 팔을 내릴 때 몸 쪽으로 당기지 않고 최대한 수직 방향으로 내리는 것입니다. 이래야 팔이 쭉 펴진 상태에서 삼두근이 고립되어 타격이 잘 갑니다.

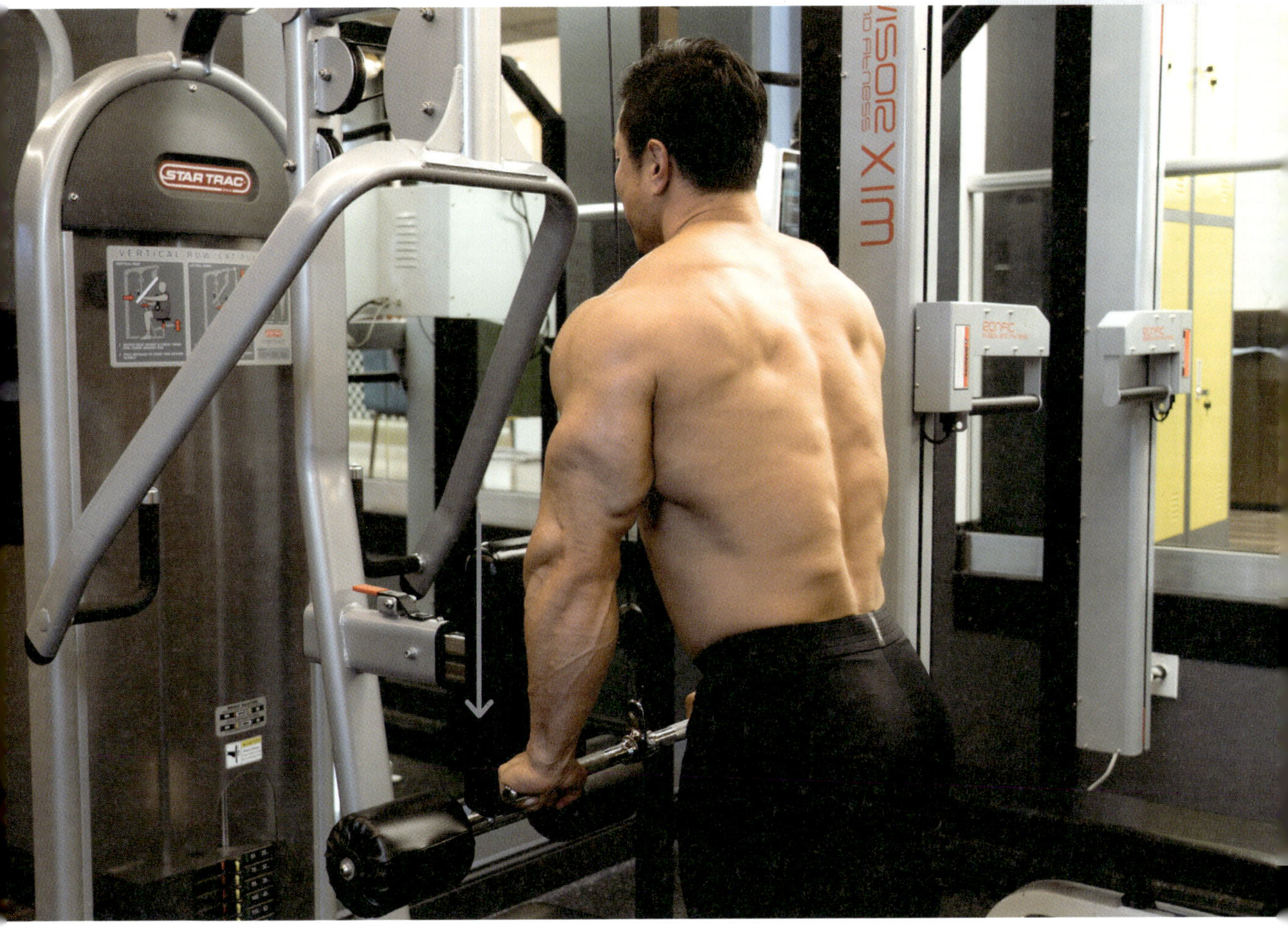

2 팔꿈치를 옆구리에 붙인 채로 양팔을 몸 쪽이 아닌 바닥과 수직 방향으로 내린다. 팔을 완전히 뻗었을 때 삼두근의 수축을 느끼며 잠시 멈춘 후 본인 가슴 높이까지 올렸다가 팔이 완전히 펴질 때까지 내리기를 반복한다.

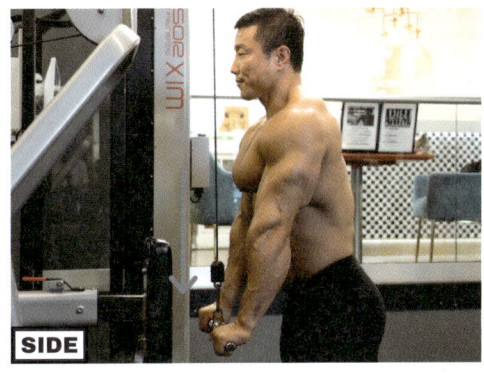

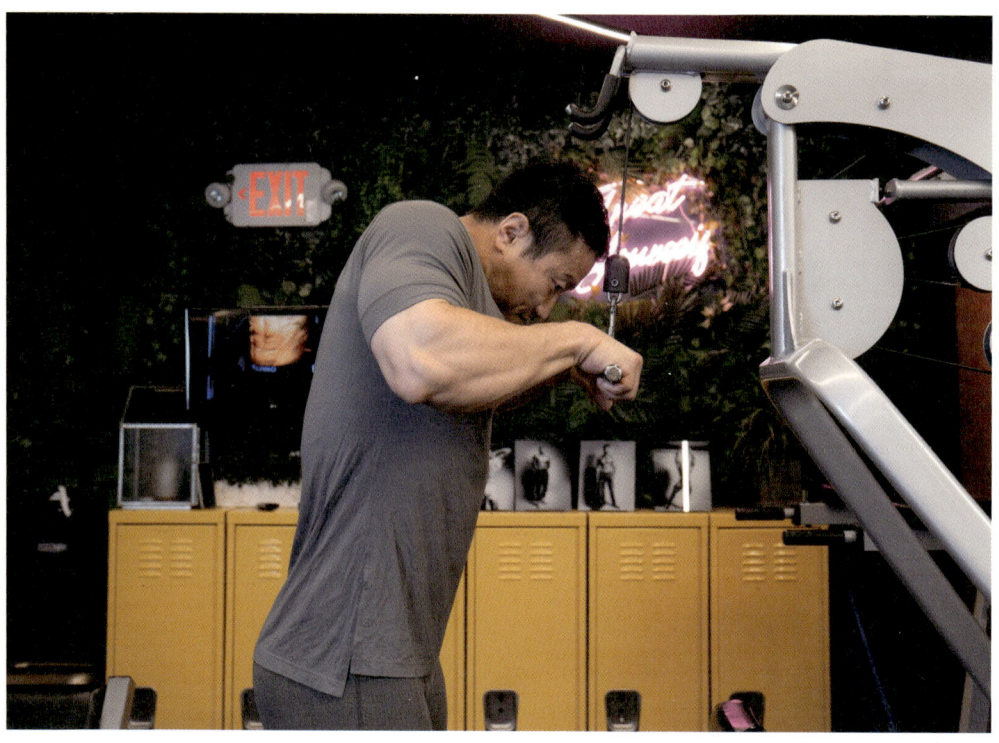

NG 1.

**팔꿈치와 어깨를
위로 크게 올리며
당기는 동작**

손목이 고립되지 않아 당길 때마다 어깨를 으쓱이거나 팔꿈치가 손을 따라 올라가면 잘못된 동작입니다. 이때 전혀 삼두근에 타격이 가지 않습니다.

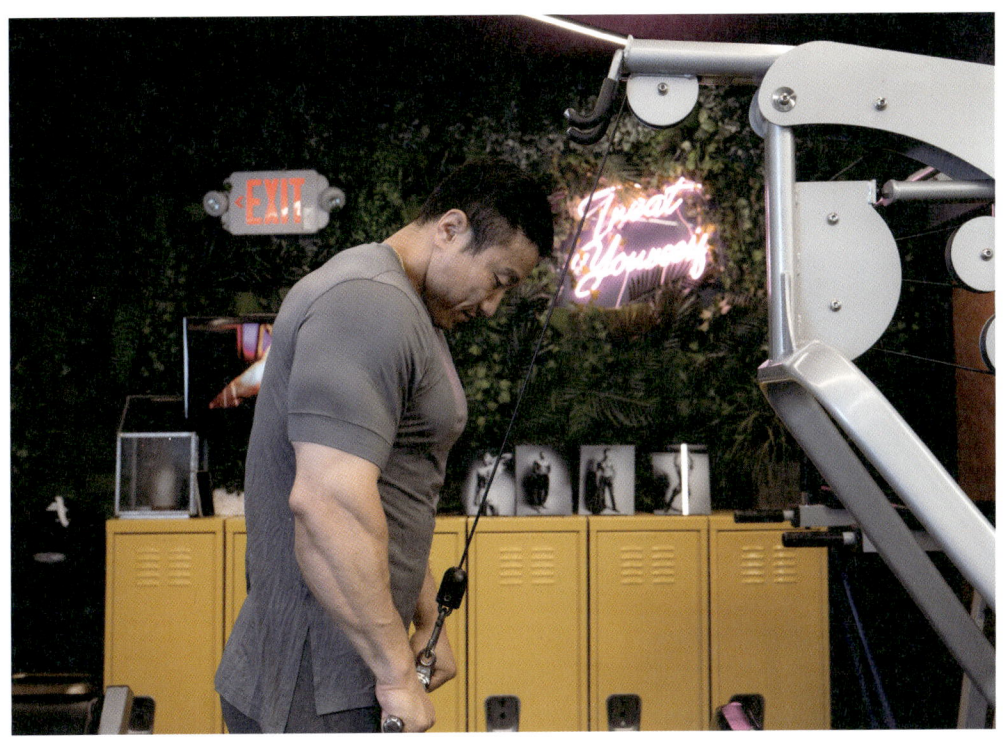

NG 2.

**팔을 몸 쪽으로
내리는 동작**

동작을 반복하다 보면 몸을 향해 당기는 현상이 자주 일어납니다. 어깨를 내리고 팔꿈치를 몸에 붙인 상태에서 수직 방향으로 계속 내려와야 삼두에 타격이 가니 항상 주의하며 운동하세요.

팔　　　　　　　　　　　　　　　　　　　　　　　　　　　　　　　　　05

덤벨 킥백

덤벨 킥백은 상완삼두근의 상부, 특히 바깥쪽 부분을 발달시키는 데 효과적인 운동입니다.
팔 아래로 늘어지는 살을 탄력 있게 올라붙게 해서 라인을 정리해 주고 삼두근의 선명도를 올리는 효과를 볼 수 있습니다.

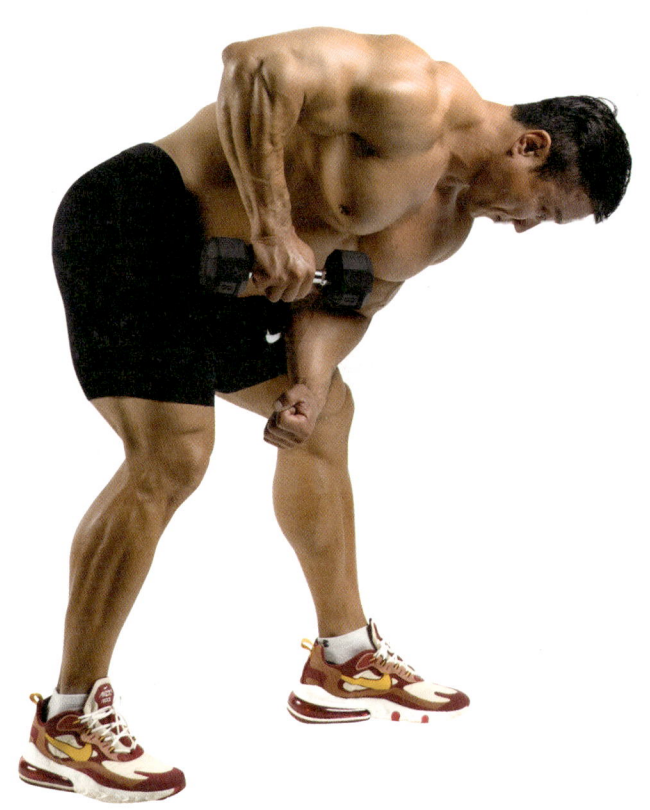

1 덤벨을 쥐고 서서 덤벨을 쥔 쪽 다리는 뒤로 뻗고 반대쪽 다리는 무릎을 굽혀 무게중심을 잡는다. 상체를 숙이고 허리를 펴서 몸을 수평으로 유지한 채 덤벨을 든 팔꿈치를 구부려 옆구리에 붙인다. 반대쪽 팔은 구부린 무릎에 올려 지탱한다.

1세트 12-15회 ✕ 2-5세트

 잔소리 좀 할게요

이때 주의할 점은 상체는 항상 중립을 유지해 앞뒤로 움직이지 않고, 팔꿈치를 확실하게 고정해 삼두근에만 자극을 주는 것입니다. 빠르게 횟수를 채우기보다 삼두근의 수축과 이완을 충분히 느끼며 천천히 운동하는 것이 포인트입니다.

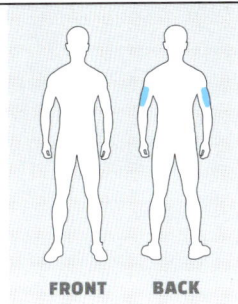

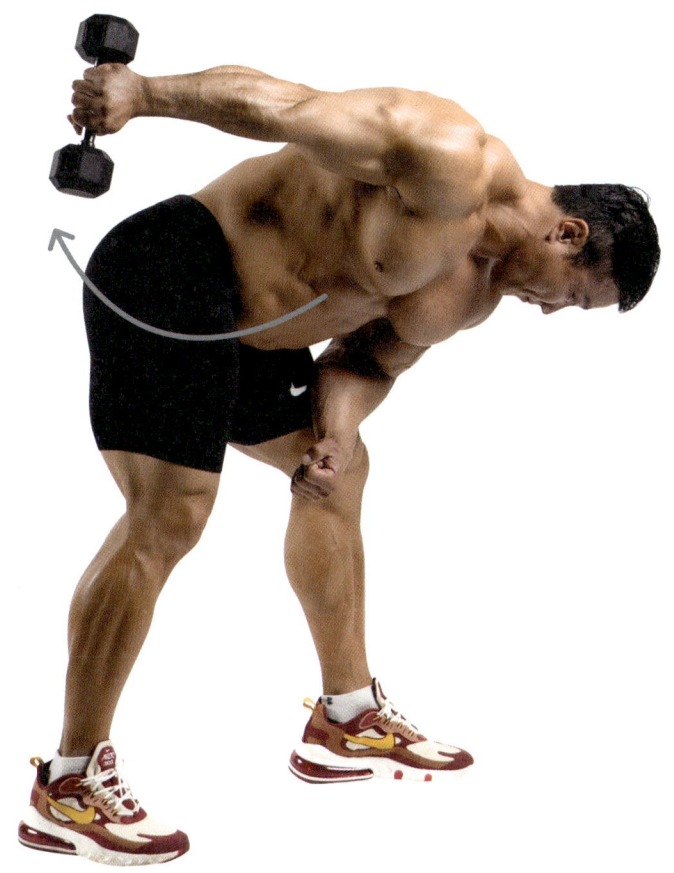

2 그대로 팔꿈치를 뒤쪽으로 곧게 펴서 덤벨을 들어 올린다. 이때 삼두근을 강하게 수축하고 덤벨 무게를 삼두근으로 받으며 천천히 1번 동작으로 돌아간다. 반대쪽 팔도 같은 방법으로 진행한다.

팔 06

라잉 트라이셉스 익스텐션

제가 가장 추천하는 삼두근 운동입니다. 삼두근 중 가장 범위가 큰 근육인 장두가 타깃 부위이며 중급자부터는 이 운동을 필수로 해야 삼두근 사이즈를 가장 극대화해 키울 수 있습니다.

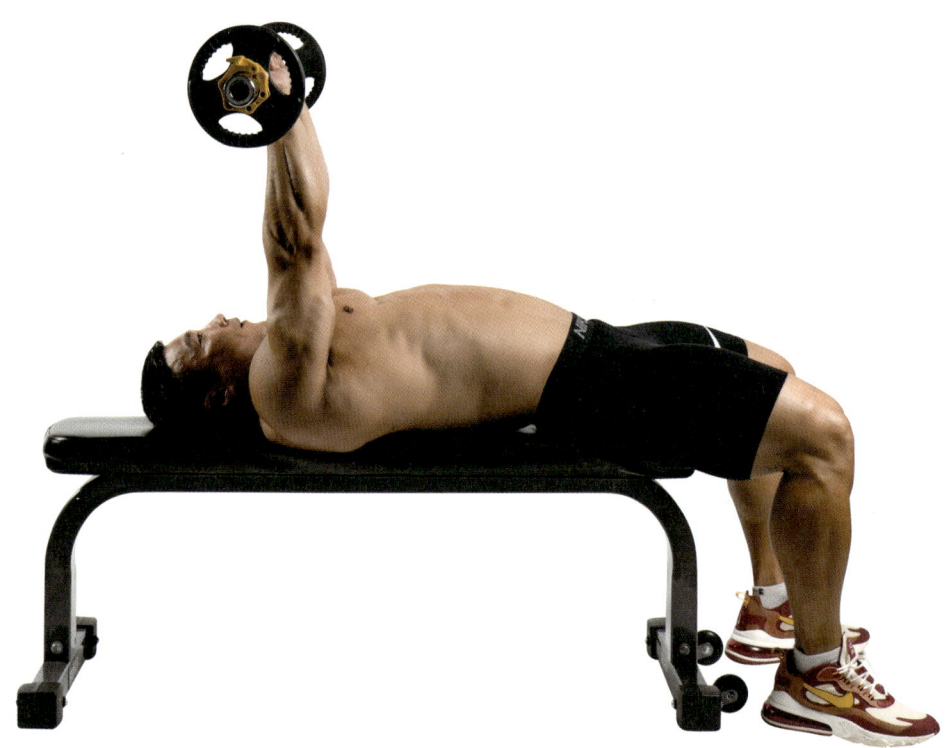

1 벤치에 누워 양발을 바닥에 완전히 밀착시킨다. 양팔을 바 정가운데 지점에 주먹을 놓았을 때를 기준으로 양옆 2~3cm 간격을 두어 벌리고 오버그립으로 바를 잡는다. 어깨와 일직선이 되도록 바벨을 올린다.

tip. 이때 손목이 움직이지 않도록 고립시키세요.

1세트 12-15회 × 2~5세트

 잔소리 좀 할게요

사람마다 팔의 길이가 다르므로 팔을 다 내렸을 때 누군가는 바가 눈썹 위치에 올 수도, 이마 위쪽으로 내려올 수도 있으니 위치는 크게 신경 쓰지 않아도 됩니다. 팔을 과하게 넓게 벌려 잡거나, 전완근을 사용한다거나, 팔꿈치가 고립되지 않아 움직이는 것에 유의해 주세요.

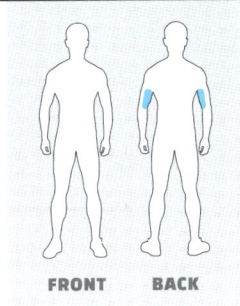

FRONT BACK

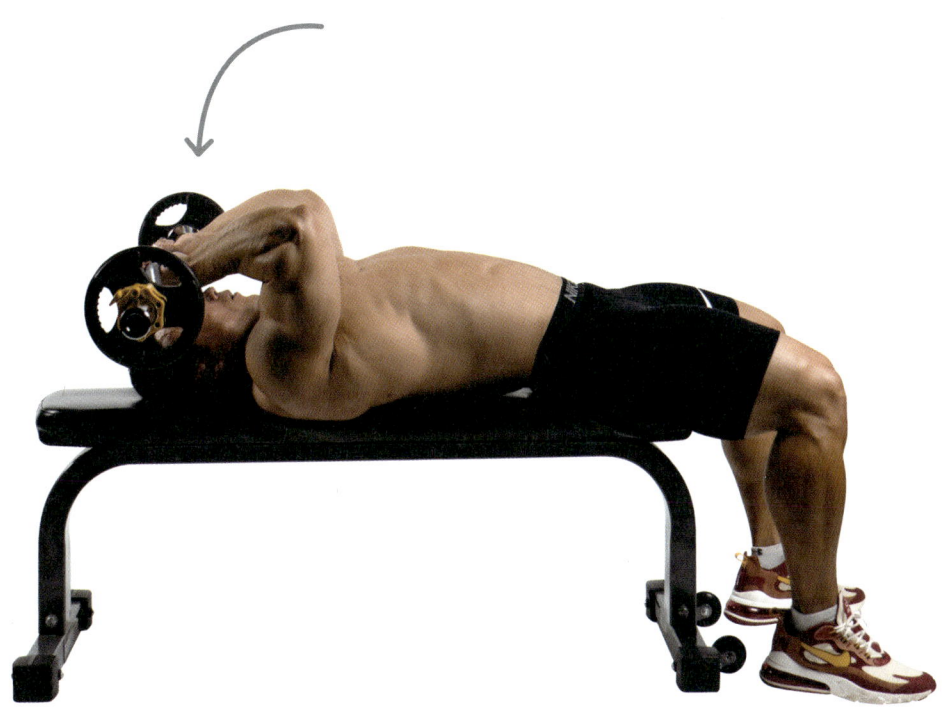

2 바가 눈 위쪽으로 오도록 팔꿈치를 90도 각도로 접었다가 삼두근을 수축하며 다시 1번 동작으로 돌아간다.

복근

ABS

- 동작도 식단도
  쥐어짜세요

BACK TO BASIC

초급자
플로어 레그 레이즈와
플로어 크런치
두 가지에 집중

중급자
벤치로 이동해
레그 레이즈와 크런치를!

상급자
행잉 니 레그 레이즈와
사이드 크런치로
옆선까지 조각하기

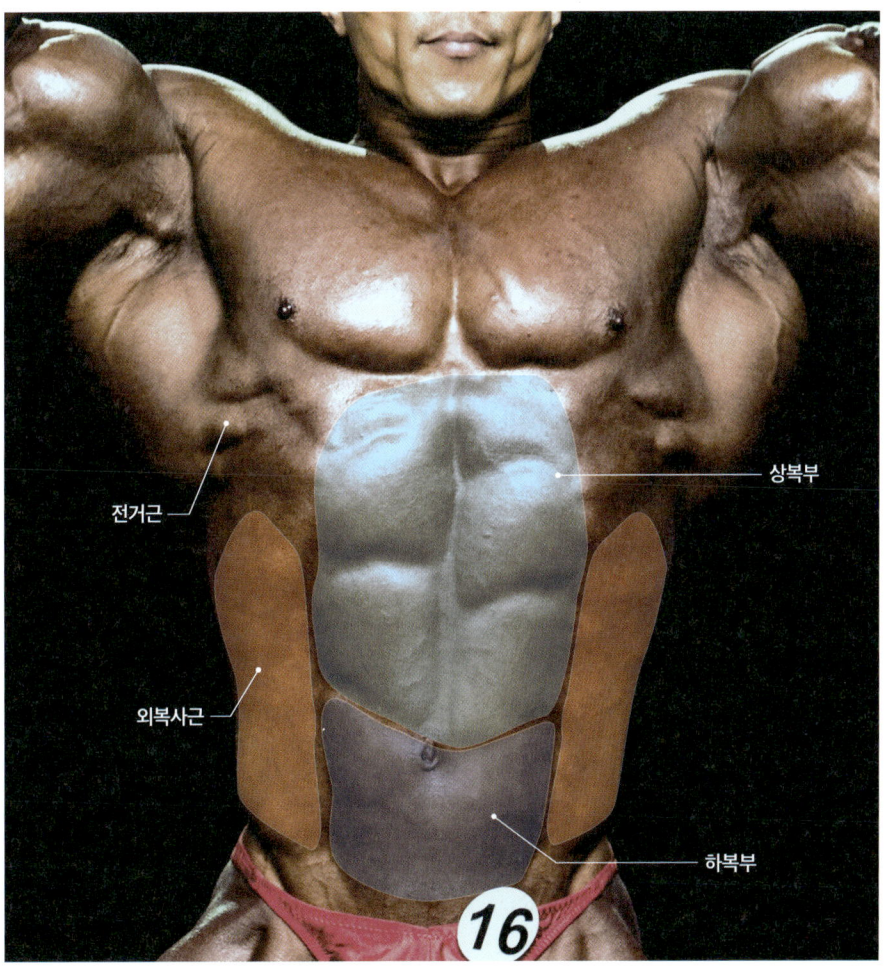

복근 주요 근육

초급자에게

배가 많이 나온 상태라면 가장 먼저 바닥에서 진행하는 플로어 레그 레이즈를 추천합니다. 마른 편에 근력이 어느 정도 있다면 플로어 크런치도 함께 수행하세요. 초급자는 기본으로 바닥에서 레그 레이즈를 수행하는 것이 가장 편하게 효과적으로 운동하기 좋습니다.

어느 정도 복근이 발달되면 레그 레이즈를 했을 때 상복부까지 함께 발달되고, 크런치를 하면 하복부까지 자극이 갑니다. 그러나 초급자의 경우는 근육에 가해지는 느낌 자체를 느끼기 힘드므로 기본적으로 두 가지를 각각 나누어 운동하길 권합니다.

중급자에게

초급자가 바닥에서 시작했다면, 중급자는 벤치에서 시작합니다.

레그 레이즈의 다리와 무릎은 고정이 된 상태에서 진행하세요. 벤치에서 하는 레그 레이즈는 중급자도 고급자도 모두 즐겨 합니다. 바닥에서 하는 것보다는 횟수도 스트레칭도 조금 더 진행할 수 있고, 몸의 무게로 훨씬 더 중량이 많이 실리는 장점이 있습니다.

크런치 역시 벤치 위에 다리를 올려 수행하세요. 이건 허리가 안 좋은 이들에게 아주 유용한 자세입니다. 이때 주의할 점은 복근 대신 목을 움직이지 않도록 하는 것입니다. 손은 머리 뒤를 당기는 것이 아닌 살짝 받쳐 상복부로만 올라온다는 느낌을 가져야 합니다.

상급자에게

저는 레그 레이즈, 벤치에서 다리를 올린 상태로 진행하는 크런치, 행잉니 레그 레이즈, 마지막으로 사이드 크런치를 합니다. 이 중에서도 벤치 레그 레이즈는 개인적으로 복근을 정말 많이 키워 준 종목입니다.

가끔 사람들이 중량을 달아도 되는지 묻는데, 저는 추천하지 않습니다. 레그 레이즈는 다리 자체가 중량이기 때문에 따로 무게를 달지 않아도 효과적인 운동이 가능해요. 저 역시 레그 레이즈로 큰 효과를 봤기 때문에 이 운동을 많이 하게끔 추천합니다. 중량이 큰 하체를 움직이는 덕분에 에너지 소비도 많이 된답니다.

선천적으로 복근을 타고난 사람이 있지만, 대부분은 복근 운동을 집중적으로 하면서 동시에 식단조절 역시 강도 높게 해야 근육 라인이 나타나는 경우가 많습니다. 몸에 있는 지방이 최대한 빠져야 복근을 눈으로 볼 수 있다는 것을 참고하세요.

복근

01

플로어 레그 레이즈

아랫배 즉, 하복부를 단련하는 운동입니다. 탄탄한 하복부를 만들기에 가장 추천하는 운동이며 초급자나 허리가 아픈 사람들은 양손을 엉덩이 밑에 받치고 수행하면 수월하게 운동할 수 있습니다.

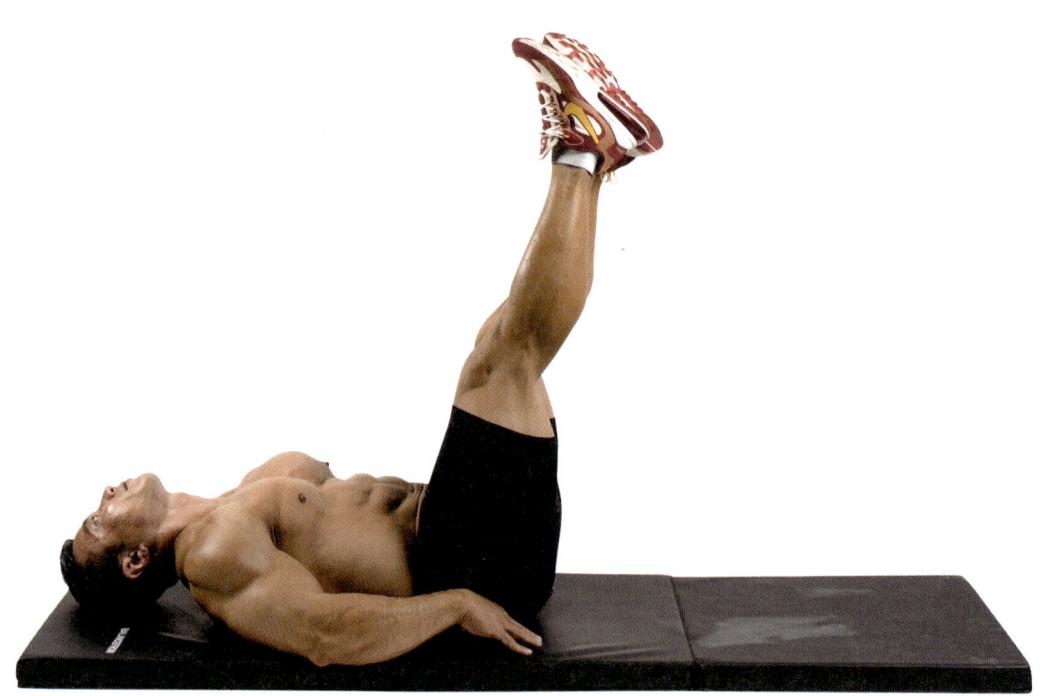

1 바닥에 누워 손등을 엉덩이 밑에 받치고 다리를 모아 무릎을 살짝 굽힌 채로 들어 올린다.

tip. 양손을 엉덩이 밑에 받치면 허리에 부하가 덜 갑니다.

1세트 12-15회 × 2~5세트

잔소리 좀 할게요
레그 레이즈를 하고 골반이 아프다면 잘못된 동작으로 수행한 것입니다. 레그 레이즈는 하복부 근육만을 사용해야 하며 많이 숙달되면 상복부에도 자극을 느낄 수 있지만 주 타깃은 하복부라는 점을 잊지 마세요.

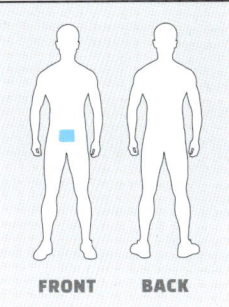

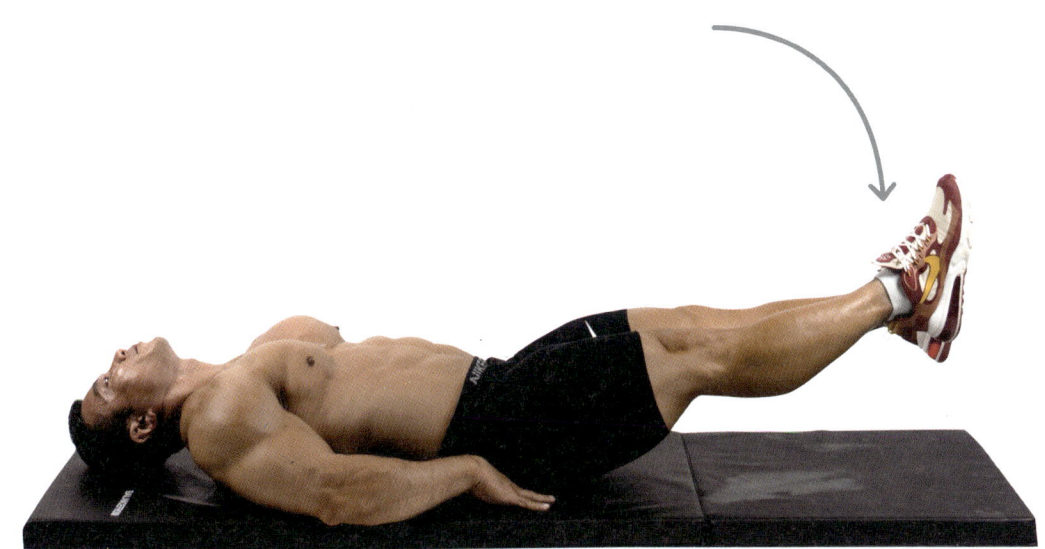

2 하복부의 긴장을 느끼며 다리를 내렸다가 바닥에 닿기 전 천천히 1번 동작으로 돌아간다. 이때 다리나 무릎은 구부리거나 벌리지 않는다.

복근 02

플로어 크런치

크런치는 윗배 즉, 상복부 운동입니다.
천천히 상체를 올려 상복부에 가해지는 자극을 충분히 느껴야 선명하게 갈라지는 복근을 얻을 수 있습니다.

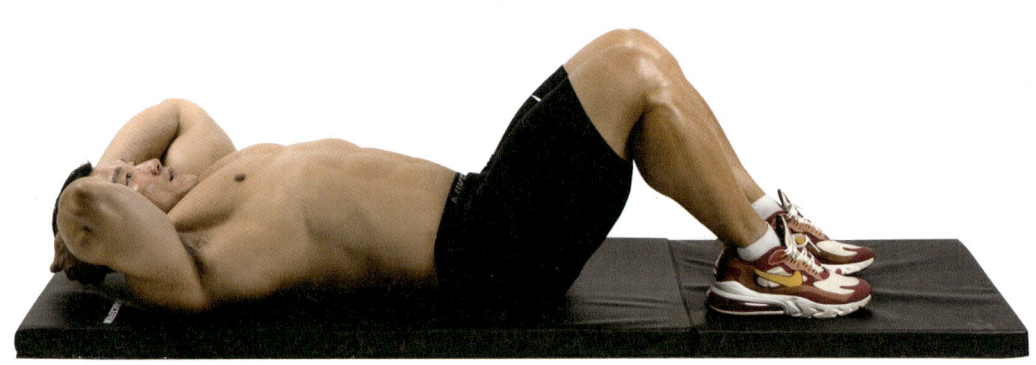

1 바닥에 누워 무릎을 접어 세우고 양손은 머리 뒤나 가슴 위에 둔다.

1세트 12-15회 ✕ 2-5세트

잔소리 좀 할게요

상복부로 올라와야 하는데 목의 힘으로 올라오는 분들이 많습니다. 이는 부상으로 이어지니 크런치 수행 시 절대 목을 움직이지 마세요. 목은 고정한 상태에서 상체 윗부분만 움직이는 연습을 꾸준히 하길 바랍니다.

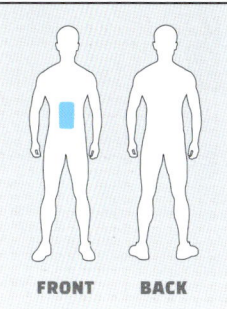

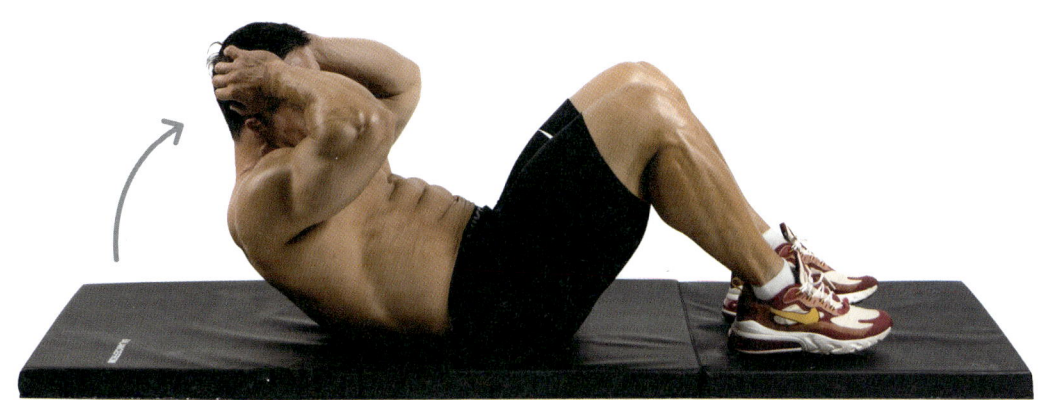

2 허리는 바닥에 붙인 채로 상체를 어깨와 등 위쪽까지만 말아 올라온다. 상복부를 쥐어짜는 자극을 느끼며 천천히 다시 1번 동작으로 돌아간다.

복근 03

행잉 니 레그 레이즈

제가 무척 선호하고 초급자에게도 필수적으로 권하는 복근 운동입니다.
하복부와 동시에 옆구리 즉, 외복사근을 같이 운동할 수 있습니다. 몸 전체 무게를 중량으로 사용해
하복부에 큰 자극을 주며 이때 하체의 움직임 외에는 어느 곳도 흔들림 없이 진행해야 합니다.

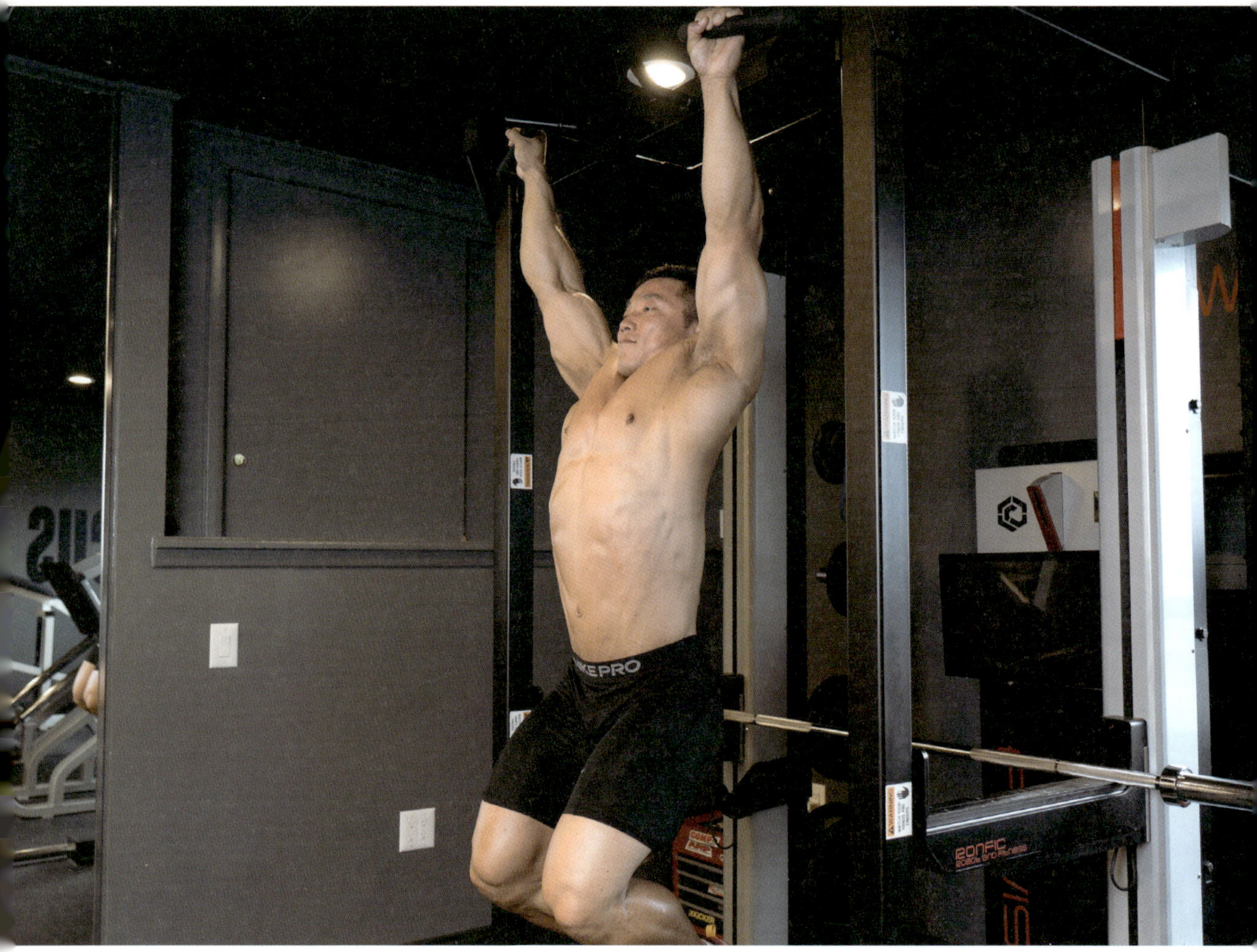

1 양팔은 본인에게 편한 너비만큼 벌리고 오버그립으로 바를 잡은 뒤 무릎을 살짝 구부려 매달린다.

tip. 팔의 너비는 크게 상관 없습니다.

1세트 12-15회 × 2~5세트

 잔소리 좀 할게요
같은 동작을 다리를 쭉 편 상태로 진행하면 행잉 레그 레이즈가 됩니다. 이는 어느 정도 숙련된 이들에게 권하며 초급자에게는 행잉 니 레그 레이즈를 비롯한 복근 운동을 1~2년간 수행한 뒤에 시도하길 추천합니다.

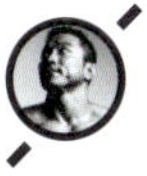

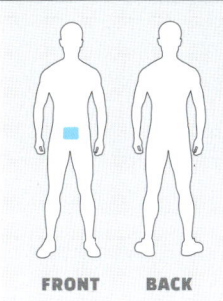

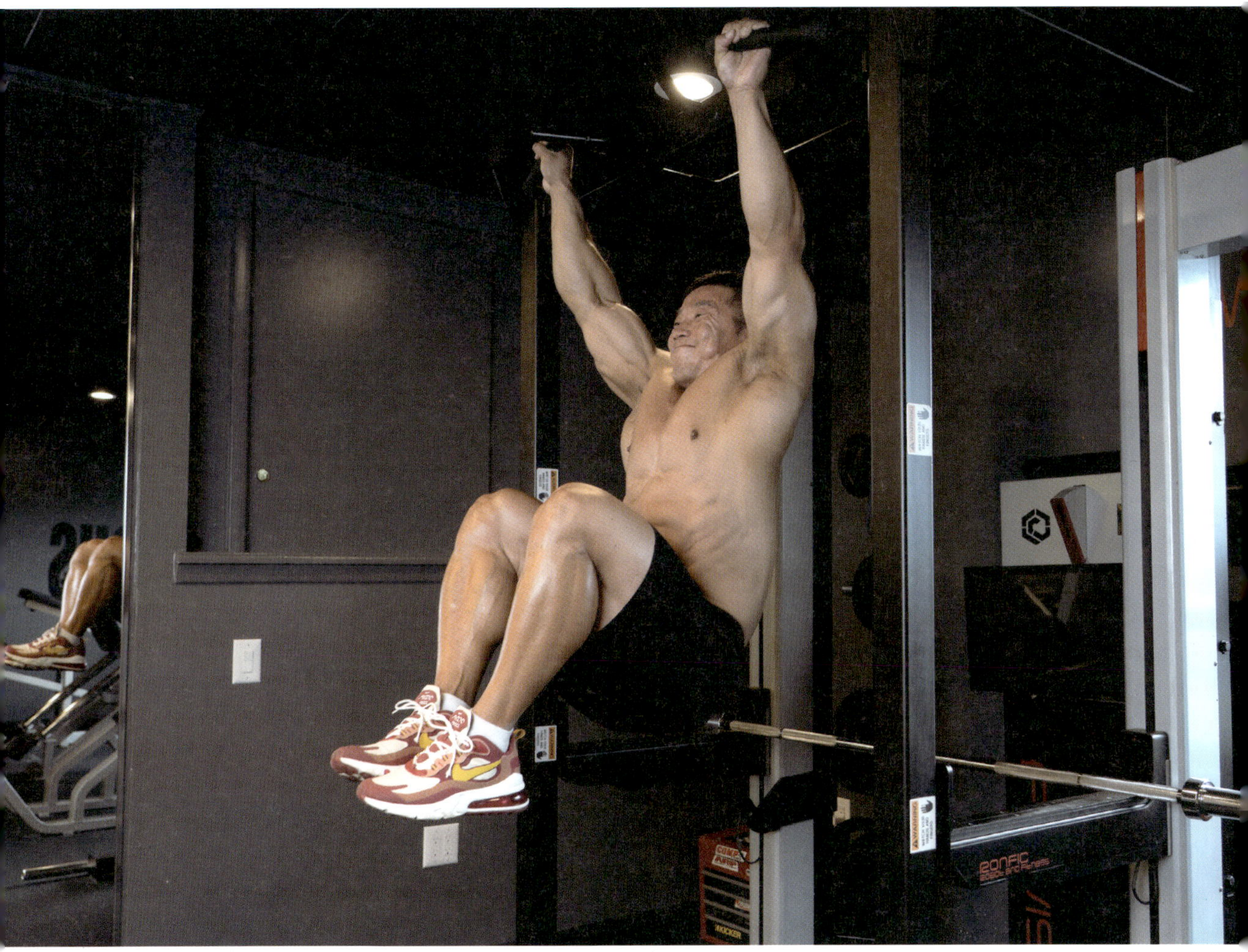

2 하복부에 집중해서 무릎을 가슴 쪽으로 최대한 끌어당긴다. 이때 몸이 앞뒤로 흔들리지 않게 주의하며 천천히 1번으로 다시 돌아간다.

tip. 다리를 가능한 한 높게 들어 올릴수록 운동 효과가 좋아집니다.

복근　　　　　　　　　　　　　　　　　　　　　　　　　　　　　　　　**04**

벤치 레그 레이즈

하복부를 탄탄하게 만들어 주는 데 필수적인 운동입니다.
플로어 레그 레이즈와 방법은 동일하나 벤치에서 진행하면 하복부에 더 많은 긴장을 줄 수 있어요.

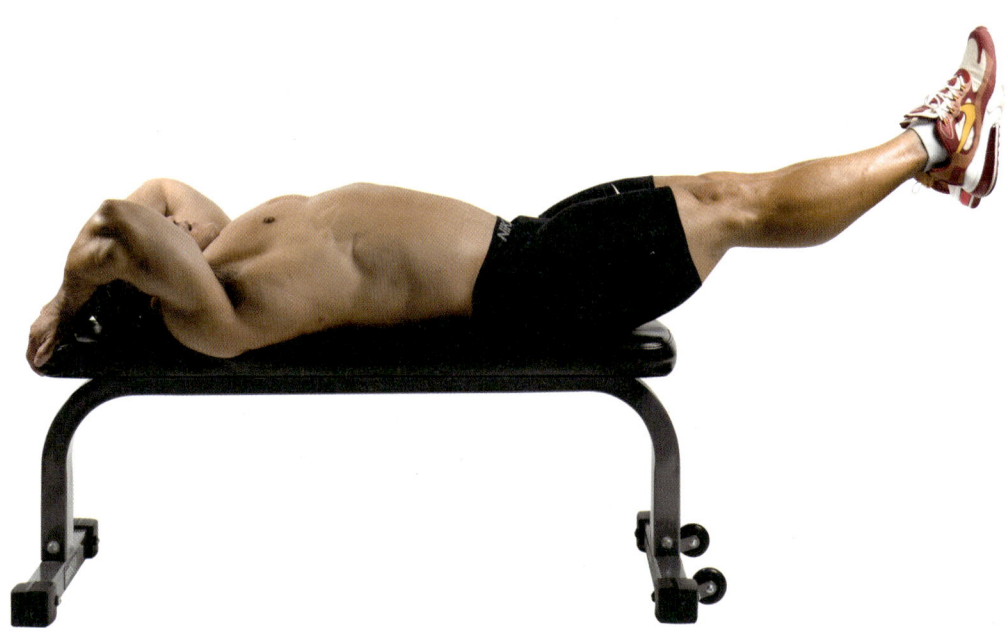

1 벤치에 누워 양손으로 벤치 윗부분을 잡고 몸이 일직선이 되도록 다리를 들어 올린다.

1세트 12-15회 × 2~5세트

 잔소리 좀 할게요

제대로 복근 형성이 되기 전에는 대부분 발목, 허벅지, 허리로 운동하는 일이 잦습니다. 하복부에 힘이 제대로 들어가는 연습을 하려면 처음부터 완전히 내리거나 올리는 동작을 하지 말고, 가동범위를 짧게 해서 하복부에 힘이 들어가는 구간을 찾아보면 좋아요.

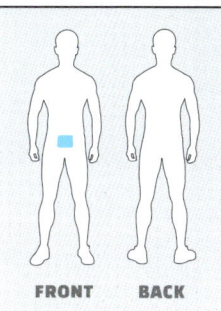

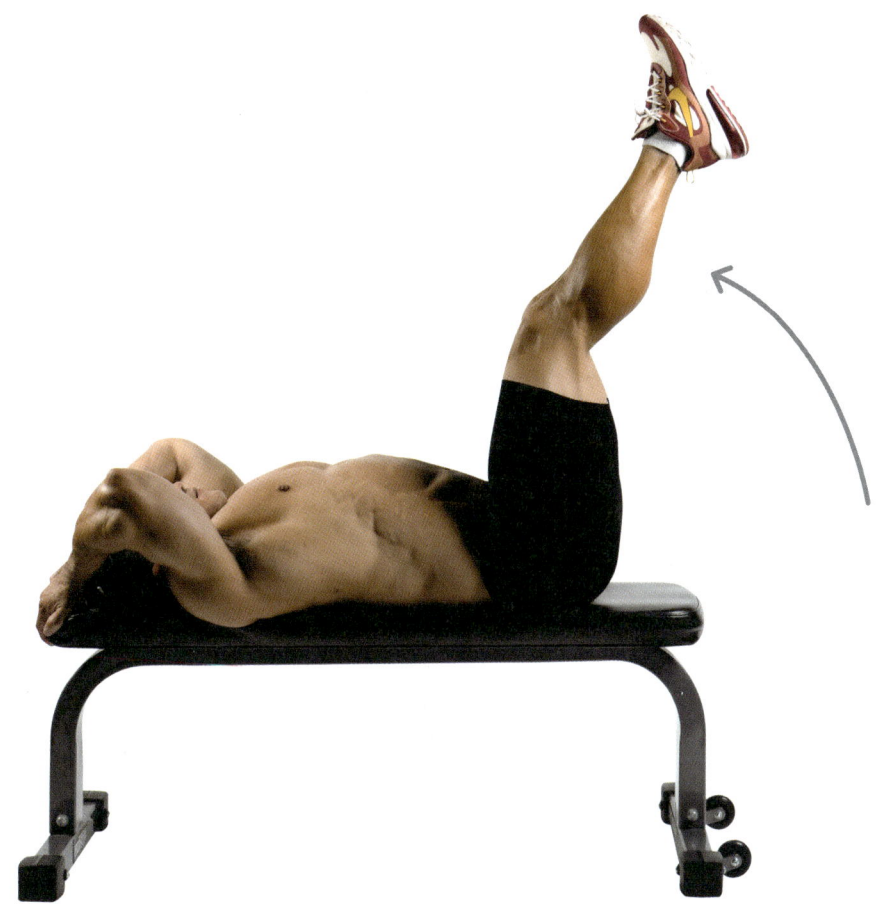

2 하복부의 힘으로 다리를 올렸다가 저항을 느끼며 천천히 1번 동작으로 돌아간다. 이때 다리나 무릎은 움직이지 않는다.

복근 05

사이드 크런치

윗몸일으키기를 옆으로 한다고 생각하면 쉽습니다.
옆구리 즉, 외복사근을 선명하게 만들고 탄력 있게 발달시키는 데 도움을 줍니다.

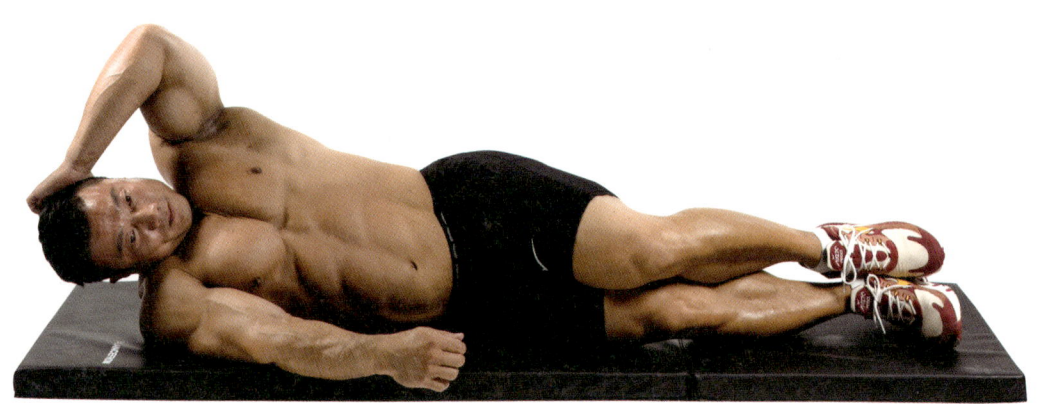

1 한쪽 어깨가 바닥에 닿게 옆으로 눕고 반대쪽 손을 머리 옆에 살짝 댄다.

1세트 12-15회 × 2~5세트

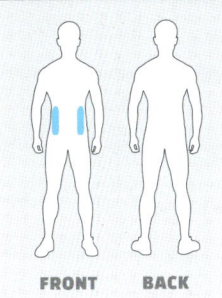

 잔소리 좀 할게요
타깃 부위인 외복사근 외에 목 근육이나 어깨 근육을 과도하게 쓰지 않도록 주의하세요. 상체의 힘으로만 올라온다고 생각하며 운동하길 바랍니다.

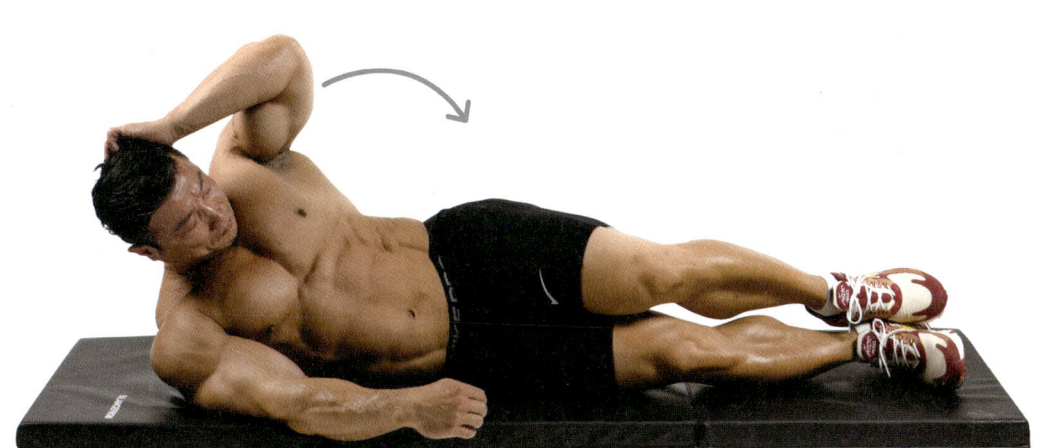

2 옆구리를 쥐어짜는 느낌으로 상체를 옆으로 최대한 일으켰다 천천히 1번 동작으로 돌아간다. 횟수는 본인의 몸 상태에 맞게 진행하며 반대쪽도 같은 방법으로 진행한다.

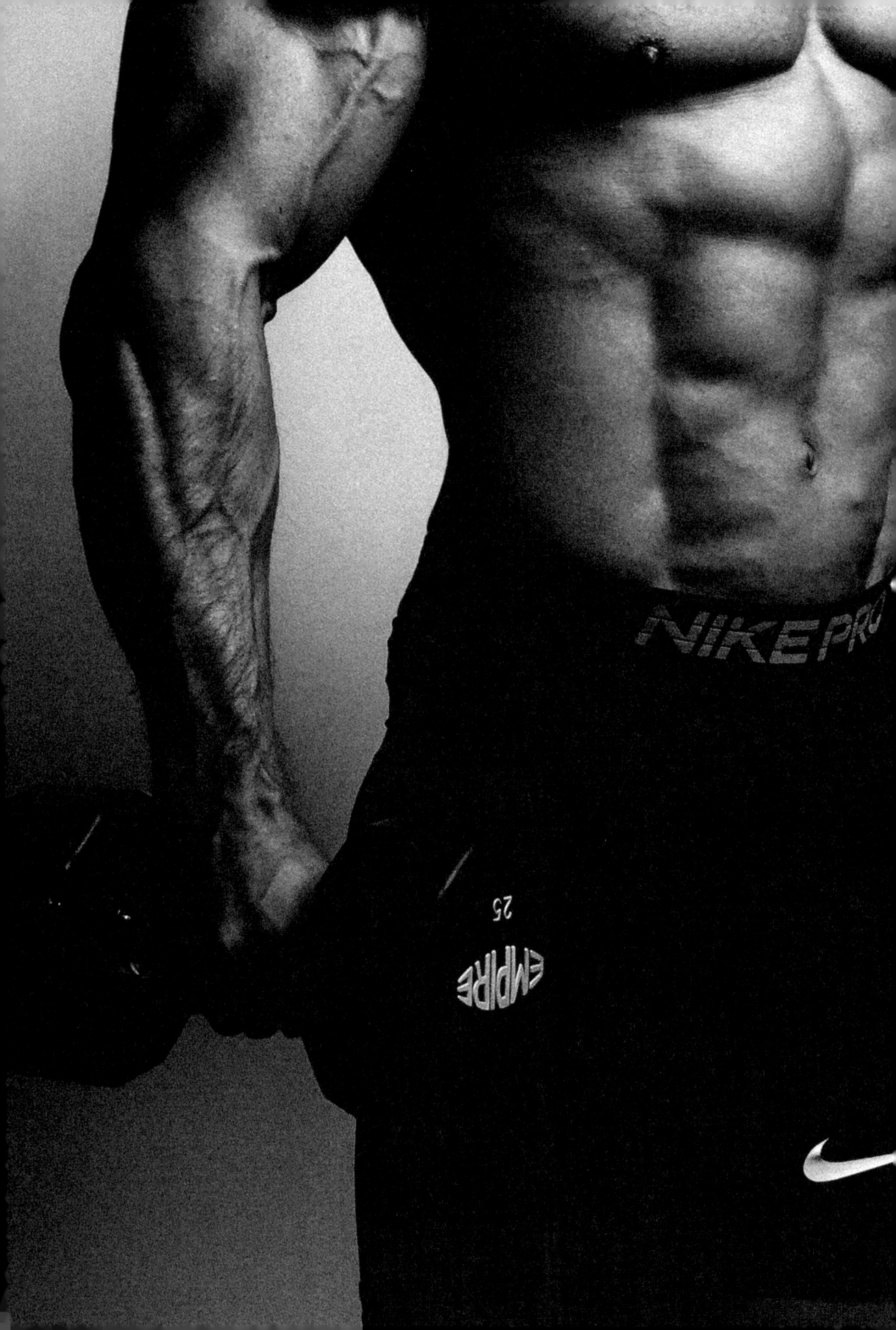

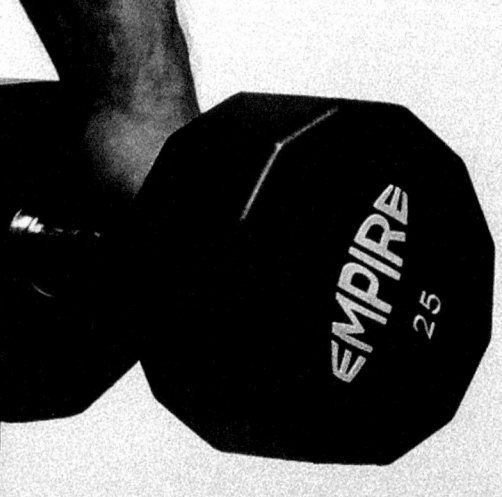

하체

하체

Low Body

● 오늘은
하체 하는 날

BACK TO BASIC

초급자
3개월 동안
레그 익스텐션과 레그 컬에 집중
덩키 킥, 힙 어브덕션으로
둔근 자극 찾기

중급자
스쿼트, 파워 레그 프레스로
허벅지와 둔근을
본격적으로 단련

상급자
바벨 스쿼트,
스티프 데드리프트로
하체 전체를 강화

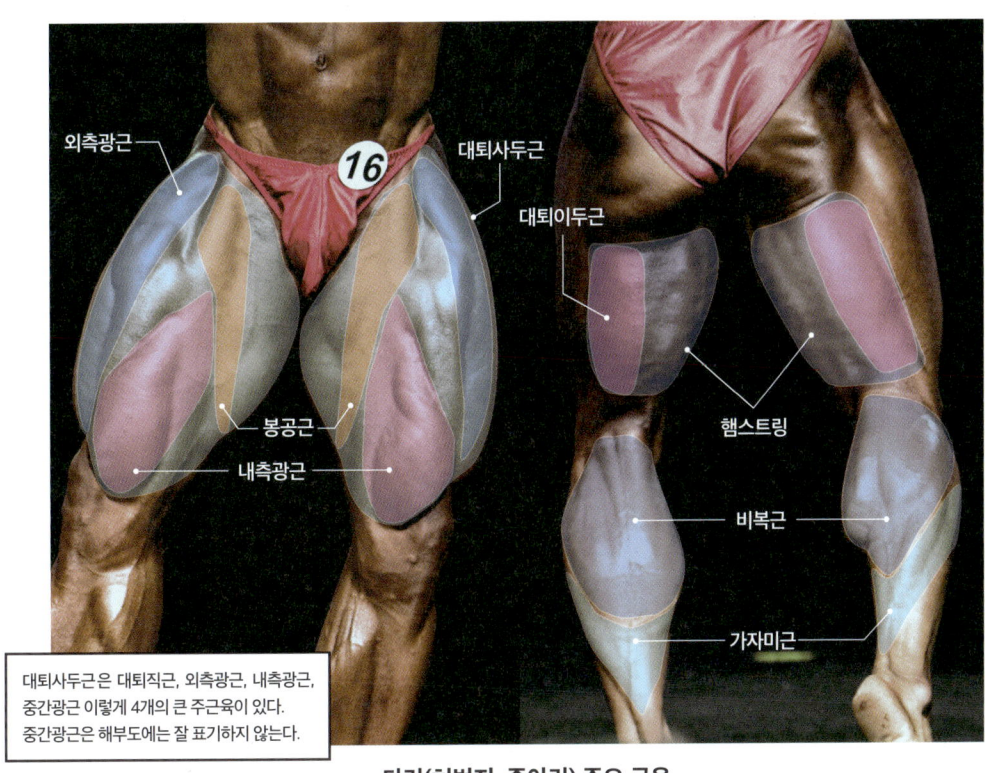

대퇴사두근은 대퇴직근, 외측광근, 내측광근, 중간광근 이렇게 4개의 큰 주근육이 있다. 중간광근은 해부도에는 잘 표기하지 않는다.

다리(허벅지, 종아리) 주요 근육

초급자에게

레그 익스텐션과 레그 컬만 기억하세요. 한 달에서 석 달 동안은 이 두 가지 종목에만 집중해 꾸준하고 성실하게 하체 근력을 키워 나가길 추천합니다. 어느 정도 기본 근력이 있는 사람들은 한 달 정도 숙달하고 바로 스쿼트를 시작해도 되지만, 보통의 경우 석 달까지는 레그 익스텐션과 레그 컬로 단련하는 편이 좋습니다. 이 석 달의 기간이 초급자 루틴이며, 이 두 가지 운동이 어느 정도 익숙해졌다 싶으면 비로소 중급 단계의 시작입니다. 스쿼트를 배울 준비가 되었다는 뜻이죠.

트레이너에게

운동을 갓 시작했거나 근력이 전무한 상태인 초급자 회원에게 처음부터 스쿼트를 시키는 트레이너들이 있습니다. 이건 정말 잘못된 거라서 꼭 짚고 넘어가고 싶었어요.
하체의 근력을 단련하기 전에 스쿼트를 가장 첫 번째로 가르치면 안 됩니다. 반드시 회원들의 근력 단련 기간을 한 달에서 석 달 정도 두세요. 초급자는 레그 익스텐션과 레그 컬 이렇게 두 가지 종목을 꾸준히 연습할 수 있도록 지도하길 바랍니다.

중급자에게

레그 익스텐션과 레그 컬을 기본 베이스로 두고, 스쿼트를 본격적으로 시작하세요. 고관절을 충분히 스트레칭해 가동성을 높이고 허벅지와 둔근에 자극이 오는지, 잘못된 자세로 무릎이 아프지는 않은지, 계속 체크하며 연습하길 바랍니다.

특히 스쿼트 시 허벅지에 큰 자극을 주고 싶다면 엉덩이가 많이 개입되면 안 됩니다. 둔근에 더 자극이 가는 분들은 너무 깊게 앉지 말고, 평소보다 덜 내려간 자세에서 멈춘 후 대퇴부에 집중되는 자극을 천천히 느끼면서 올라오도록 합니다. 흔들림 없이 자세를 고정하는 것이 중요하며 그대로 대퇴사두근 위쪽으로 힘을 주어 올라와야 허벅지가 전체적으로 커지고 강화됩니다.

상급자에게

레그 컬과 레그 익스텐션, 스쿼트로 워밍업을 합니다. 바로 이어서 파워 레그 프레스, 스탠딩 카프 레이즈로 볼륨을 강화하고, 대퇴 라인의 선명도를 올리세요. 하체 운동의 대명사인 바벨 스쿼트도 빠질 수 없습니다. 특히 바벨 백 스쿼트로 중량을 활용해 하체의 파워와 크기를 극대화하세요.

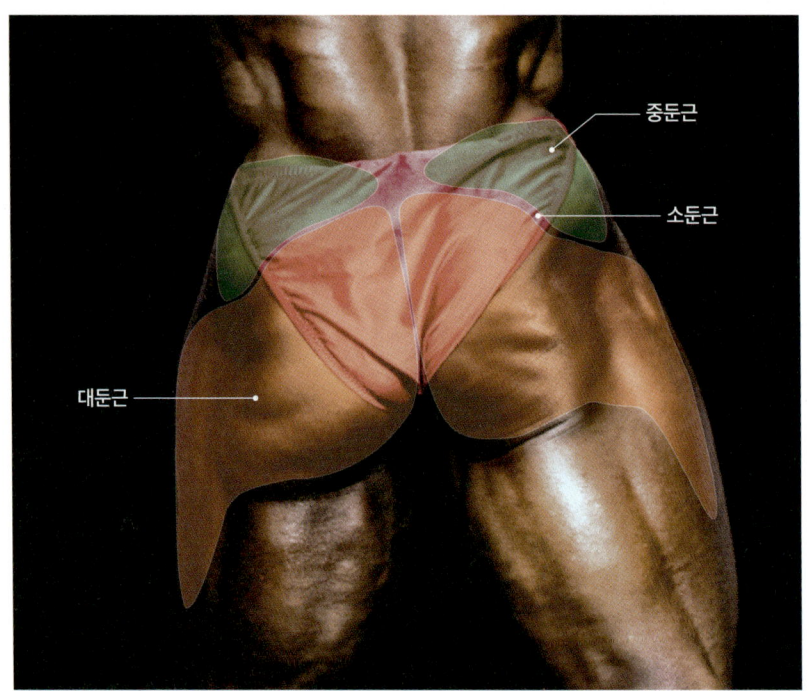

엉덩이 주요 근육

　우리 몸에서 가장 중요한 근육을 꼽으라고 한다면 바로 엉덩이 근육 즉, 둔근이 아닐까 싶습니다. 둔근이 우리 몸의 중심을 잡아 주는 역할을 하기 때문이에요. 코어 근육에 둔근이 반드시 포함되는 이유이기도 합니다. 사실 기본 스쿼트 하나만으로도 모든 둔근을 효과적으로 자극시킬 수 있습니다.

　엉덩이 근육은 크게 대둔근, 중둔근, 소둔근으로 나뉩니다.

　대둔근은 우리가 잘 알고 있는 엉덩이 중앙의 가장 크고 볼록한 부분입니다. 운동할 때 이 근육이 주로 사용됩니다. 대둔근이 강화되어야 하는 큰 이유 중 하나는 허리 통증을 예방하고 부상을 방지해 주는 역할을 하기 때문이에요.

　중둔근은 간단히 말해 골반 주변을 감싸는 근육입니다. 고관절의 움직임을 잡아 주어 안정적인 걸음걸이를 돕고, 상체와 하체의 균형을 맞추는 중요한 근육이에요. 특히 정면에서 봤을 때 골반 옆이 움푹 꺼지지 않고 볼륨 있는 힙 라인을 만들고 싶다면 골반 근처에 붙은 이 중둔근을 단련해야 합니다.

소둔근은 엉덩이 근육 중 가장 안쪽에 자리하고 있으며 골반의 안정적인 움직임과 수평 유지는 물론 고관절의 움직임을 담당합니다.

초급자, 중급자, 상급자에게

모두 스쿼트를 가장 기본이자 메인 종목으로 두고 정확한 자세로 꾸준히 수행해 대둔근, 중둔근, 소둔근을 전체적으로 강화하길 권합니다.

초급자와 중급자는 덩키 킥, 와이드 스쿼트, 힙 어브덕션을 보조 운동으로 진행해 둔근 전체에 오는 자극을 느끼고, 자극점을 계속 체크하며 연습하세요. 아직 하체 근력이 발달되지 않아 스쿼트 자세가 잘 나오지 않는 분들은 파워 레그 프레스로 대체해도 괜찮습니다.

상급자는 파워 레그 프레스의 중량을 올려 진행해 엉덩이 근육의 힘을 강화하세요. 이때 패드에 놓는 발의 보폭과 발의 높이를 다양하게 설정해 가며 둔근의 여러 부위를 골고루 단련시키는 것도 좋습니다.

바벨 백 스쿼트 역시 기본 자세를 제대로 숙달한 뒤 중량을 올려 둔근에 가해지는 저항을 느낀다면 폭발적인 파워를 기르고 볼륨 또한 극대화할 수 있습니다.

하체   01

레그 익스텐션

허벅지 즉, 대퇴사두근을 단련하는 운동입니다.
초급자가 처음 스쿼트를 시작하기 전에 하체 근육을 단련할 목적으로 가장 추천하는 운동이며
레그 컬과 함께 세트로 진행하면 더욱 좋습니다.

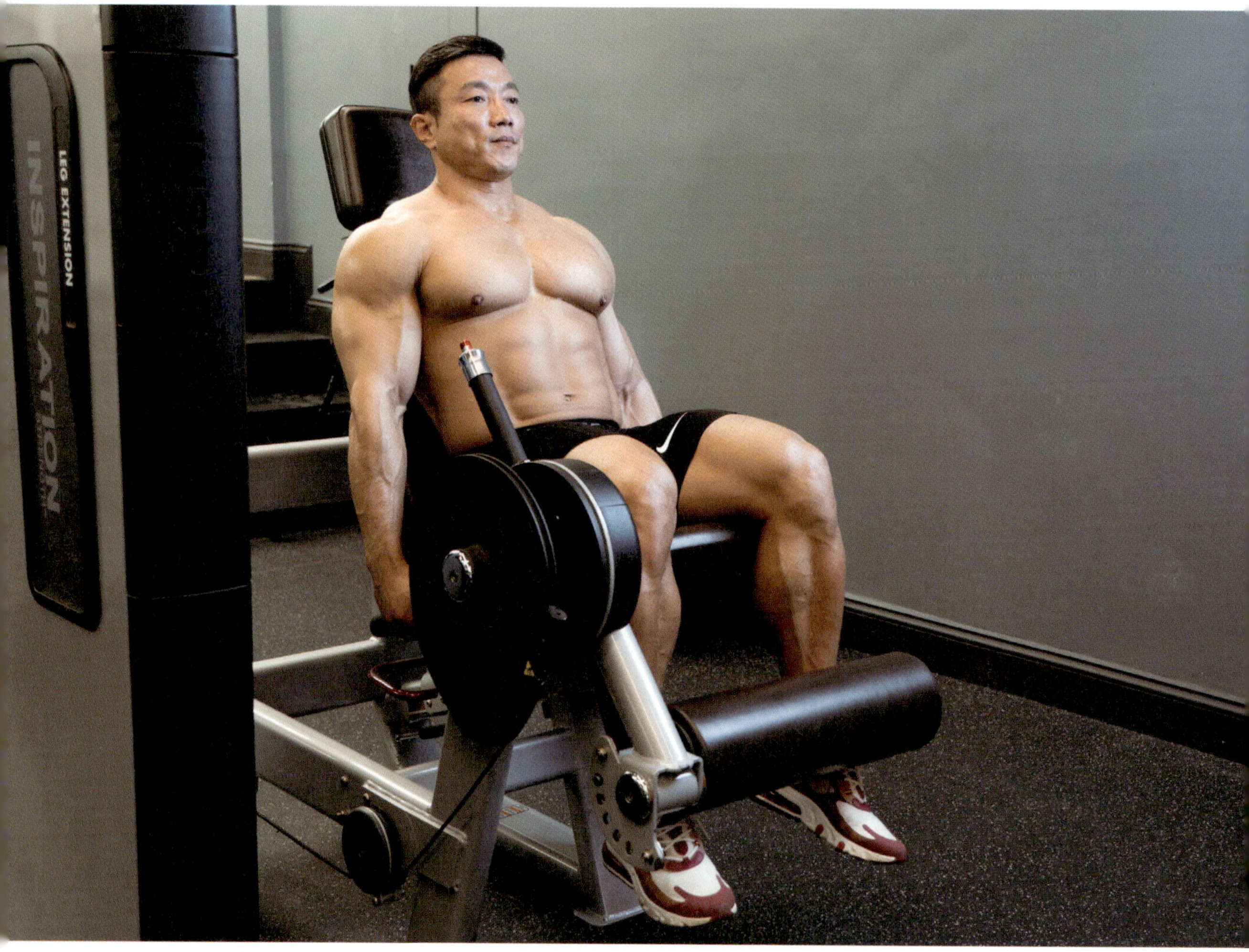

1 레그 익스텐션 머신에 앉아 허리와 엉덩이를 의자에 최대한 바짝 붙이고 발목 윗부분이 패드에 닿도록 한다. 두 손은 엉덩이 옆 손잡이를 잡는다.
tip. 발목 윗부분이 닿지 않으면 위치를 조정하세요.

1세트 12-15회 × 2~5세트

 잔소리 좀 할게요

허벅지 근력이 부족한 이들은 처음 동작 시 발목과 무릎에 힘이 과하게 들어갈 가능성이 높습니다. 그러나 대퇴사두근 운동임을 잊지 말고 최대한 허벅지에 집중하여 여기에만 힘이 실릴 수 있도록 주의하세요.

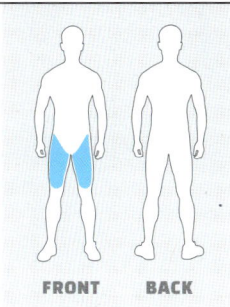

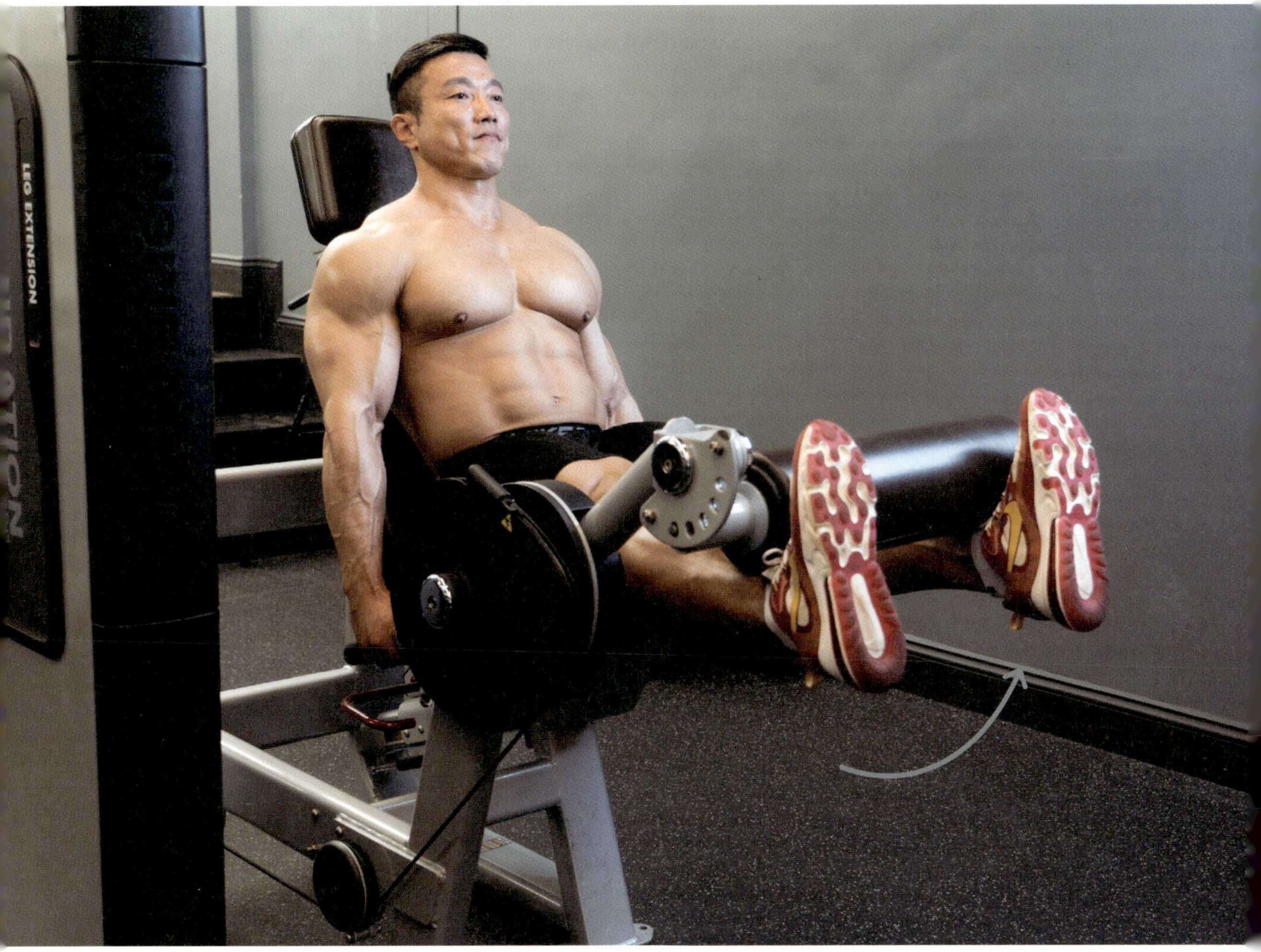

FRONT   BACK

2 무게감을 느끼며 허벅지의 힘으로 다리를 위로 쭉 뻗어 올렸다가 천천히 1번 동작으로 돌아간다.

하체　　　　　　　　　　　　　　　　　　　　　　　　02

레그 컬

허벅지 뒤쪽인 대퇴이두근을 단련하는 운동입니다. 이후 진행할 스쿼트는 물론이고,
추후 중량을 다룰 때도 더 많은 무게를 들 수 있는 허벅지 뒤쪽의 힘을 레그 컬로 반드시 먼저 강화하세요.

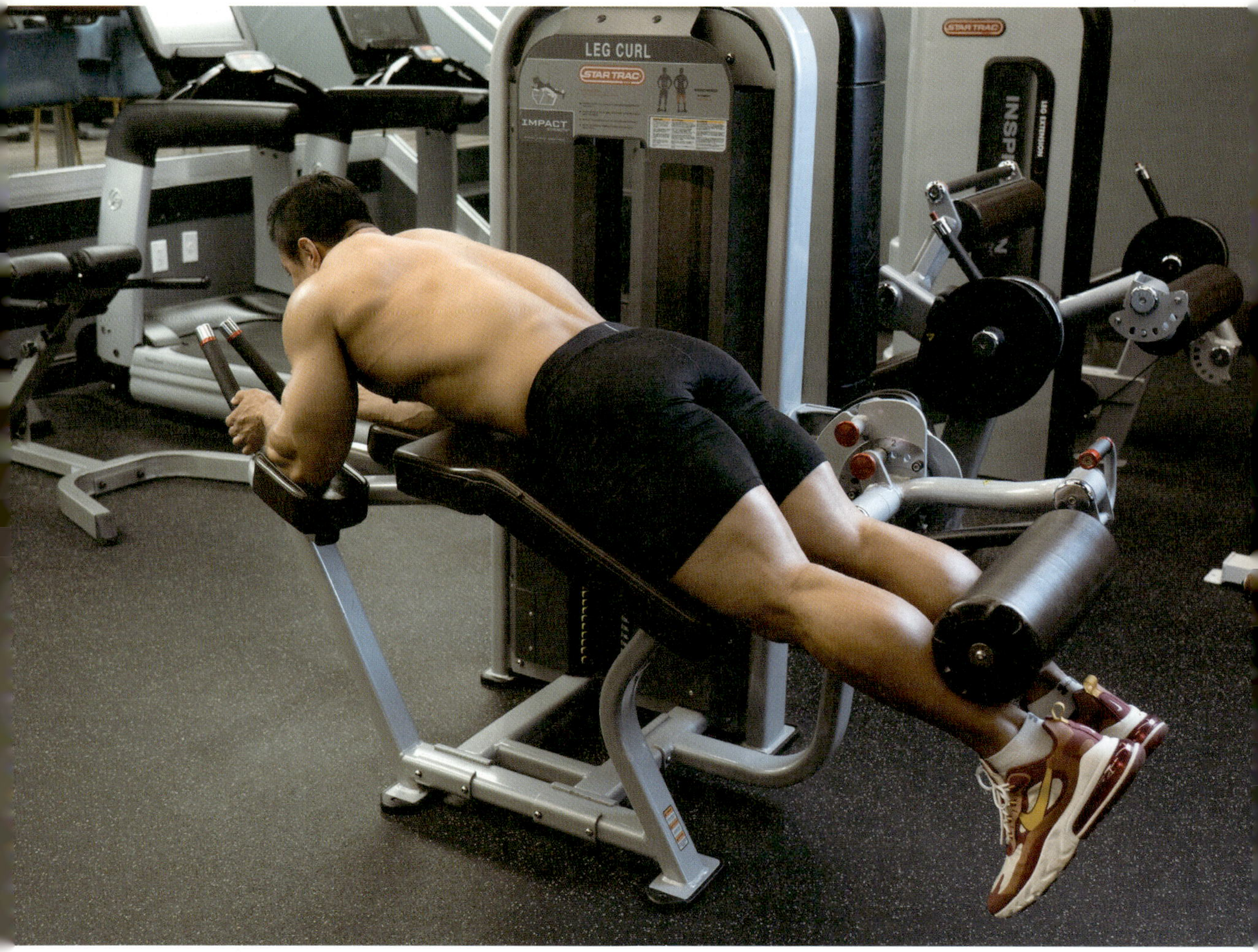

1 레그 컬 머신에 엎드린 후 손잡이를 가볍게 쥐고 패드에 발목 뒷부분이 오도록 고정시킨다.

tip. 패드에 발목 뒷부분 즉, 아킬레스건이 닿도록 위치를 조정하세요.

1세트 12-15회 × 2~5세트

 잔소리 좀 할게요

동작 시 허벅지 뒤쪽 근육이 충분히 수축되었다가 다시 이완되는 것을 느끼면서 천천히 동작하세요. 패드에 누울 때는 본인이 무릎을 편하게 접을 수 있는 위치에 누우면 됩니다.

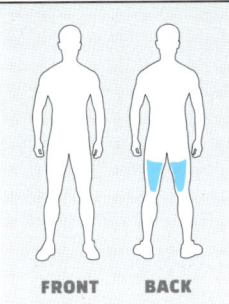

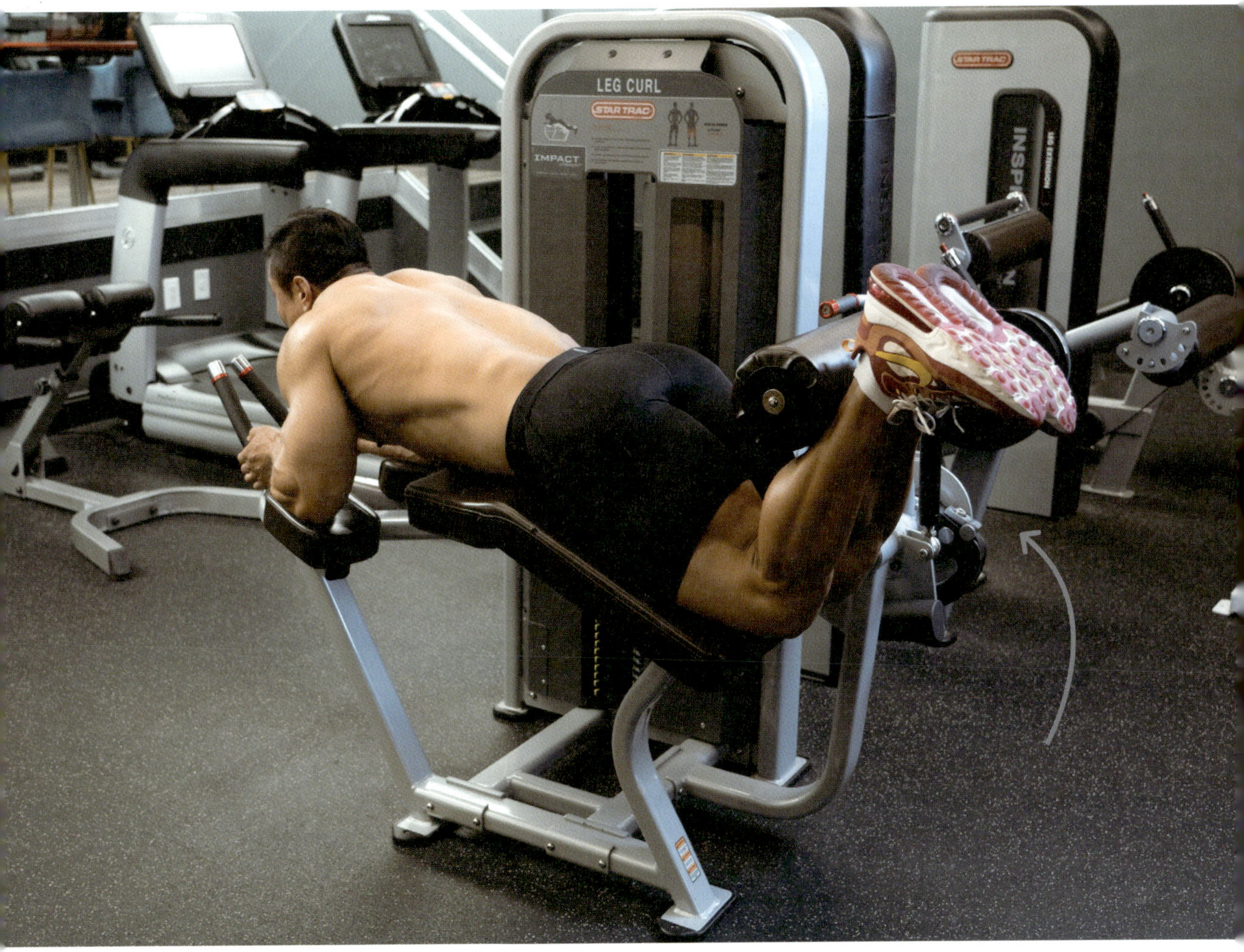

2 허벅지 뒤쪽의 힘으로 최대한 패드가 엉덩이에 닿는다는 느낌으로 끝까지 접어 올렸다가 천천히 1번 동작으로 돌아간다.

하체 03

파워 레그 프레스

하체 전체의 근육을 강화시키는 데 효과적인 운동입니다. 발을 놓는 위치와 발판의 각도에 따라 발달 근육이 달라지는 특징이 있습니다. 무거운 중량을 다루기 때문에 머신 사용법을 미리 잘 익혀 둬야 부상의 위험이 없습니다. 스쿼트를 한 후 운동량을 채우기 위해 보조 운동으로 수행하면 좋아요.

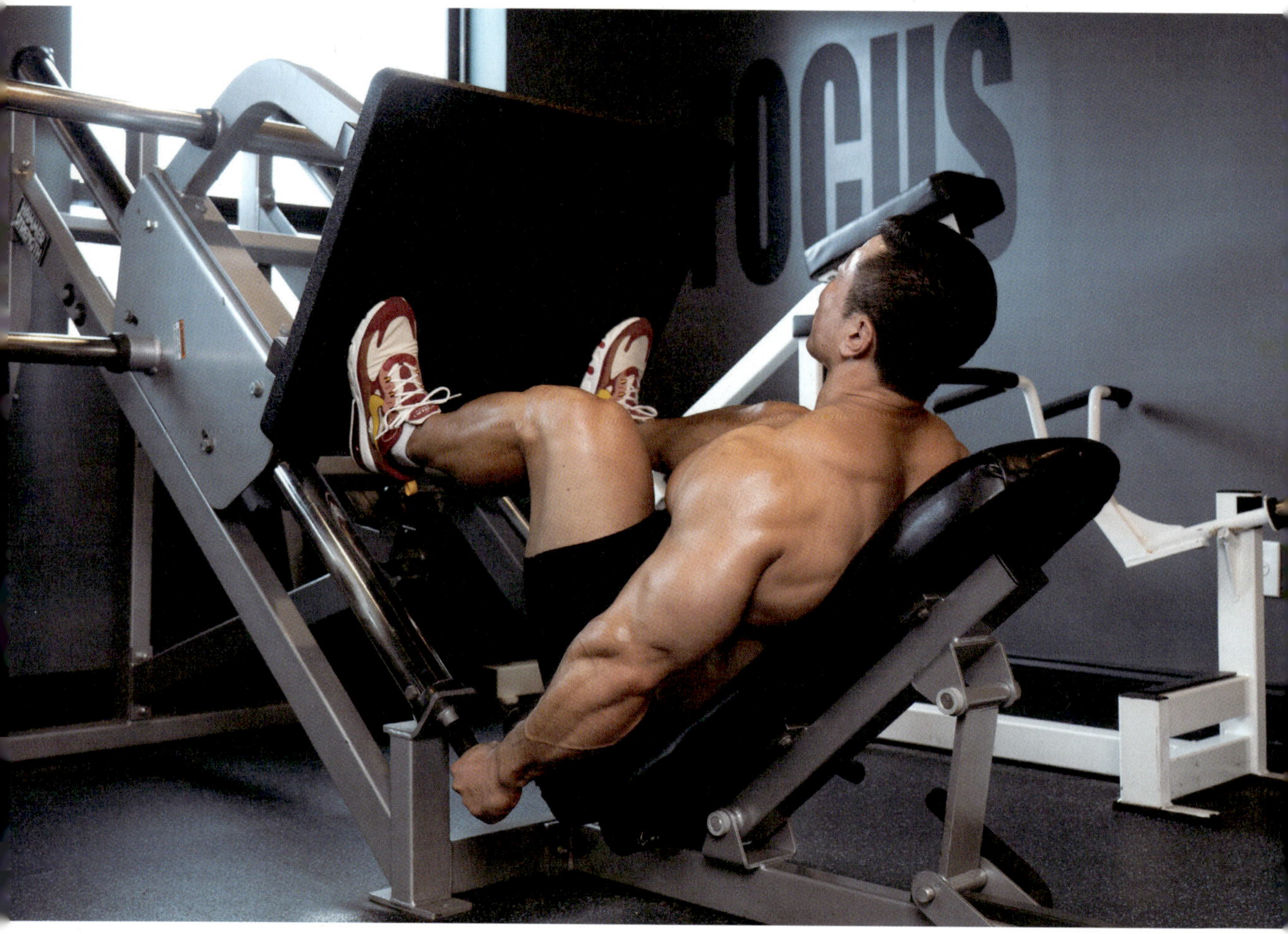

1 파워 레그 프레스 머신에 앉아 본인의 다리 길이에 맞게 발판 각도를 조절한 뒤 손잡이를 잡는다. 다리를 어깨너비만큼 벌리고 발판에 발바닥 전체가 닿게 올린다.

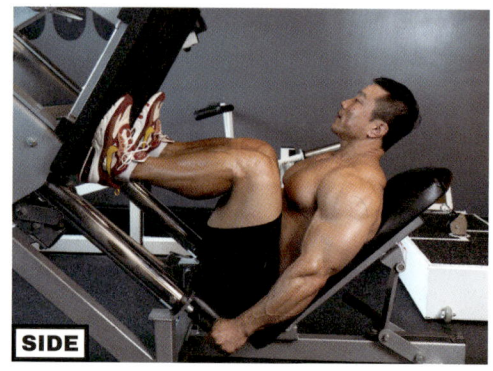

1세트 12-15회 ✕ 2~5세트

잔소리 좀 할게요
동작 시 반드시 뒤꿈치에 무게중심을 실어 발판을 밀어 주세요. 앞꿈치를 사용하면 무릎 주변 근육이 많이 개입되어 많은 중량을 들기 어려울 뿐만 아니라 결국 무릎에 부상이 오게 됩니다.

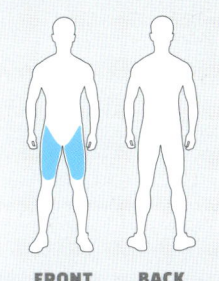

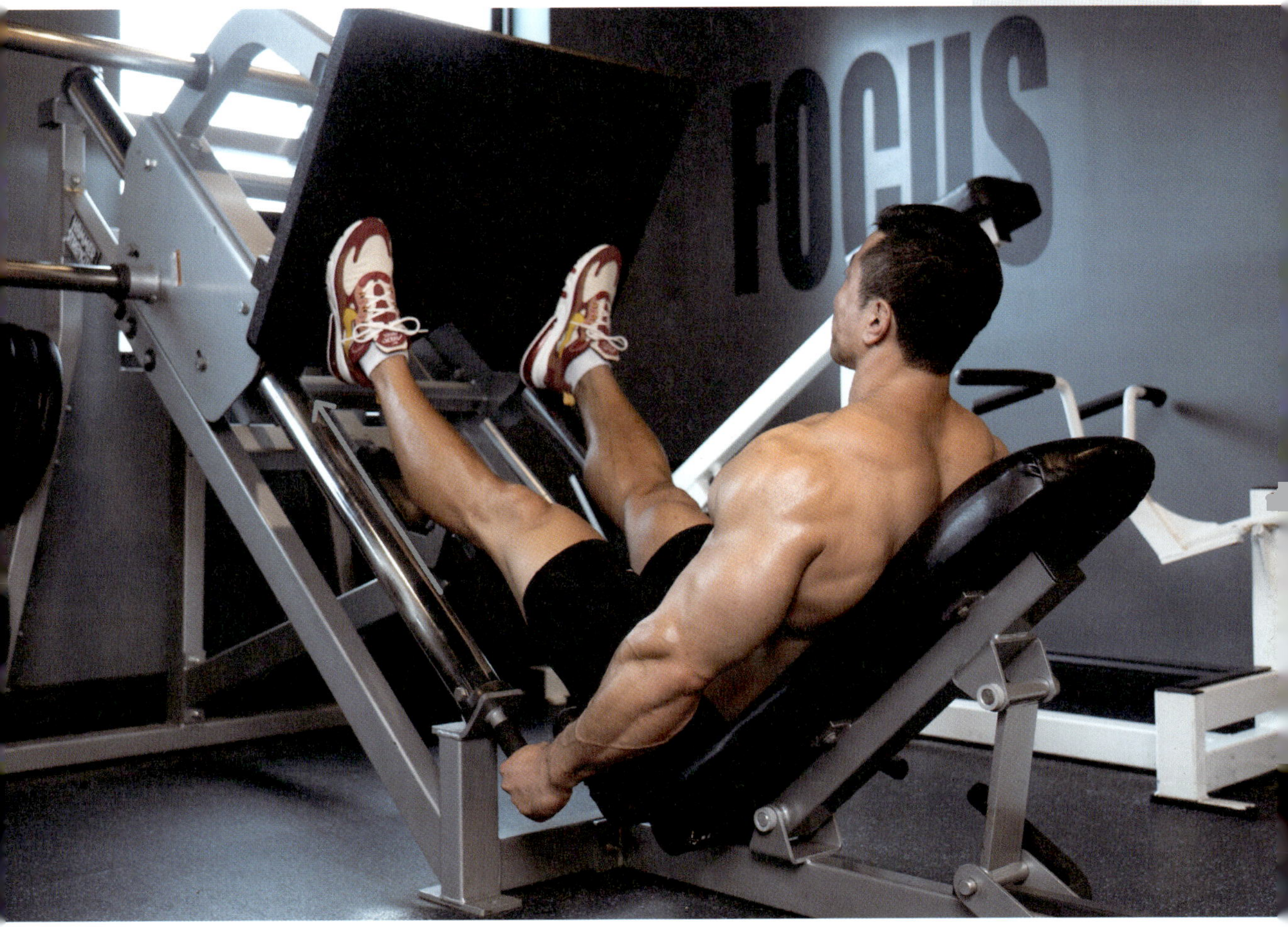

2 다리를 쭉 펴서 발판을 밀어 올린 뒤 손잡이 옆의 안전바를 올린다. 대퇴사두근 윗부분의 긴장감을 느끼며 천천히 내려왔다가 밀어 올리는 동작을 반복한다. 한 세트가 끝나면 발판을 밀어 올린 상태에서 안전바를 다시 원래 위치로 걸어 고정한다.

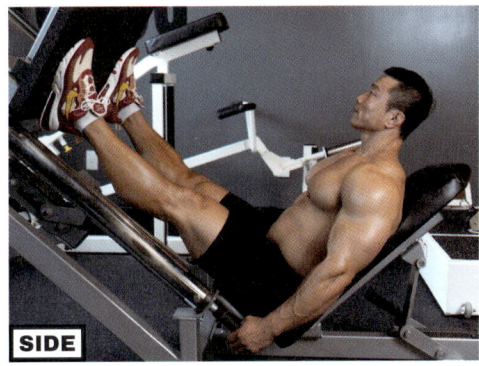

발판 위치에 따른 타깃 근육 변화

―――――――――――――――― 보폭 ――――――――――――――――

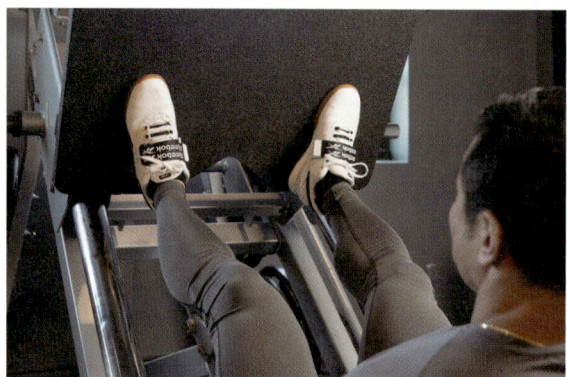

어깨너비: 허벅지 전체 근육 발달

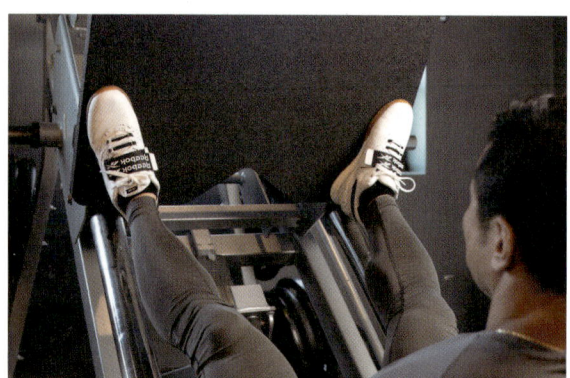

와이드: 허벅지 안쪽 근육 발달

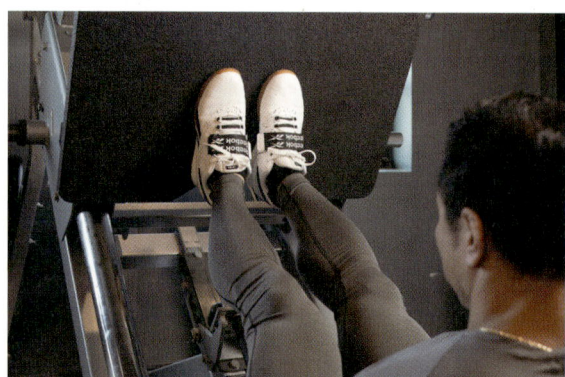

내로우: 허벅지 바깥쪽 근육 발달

높이

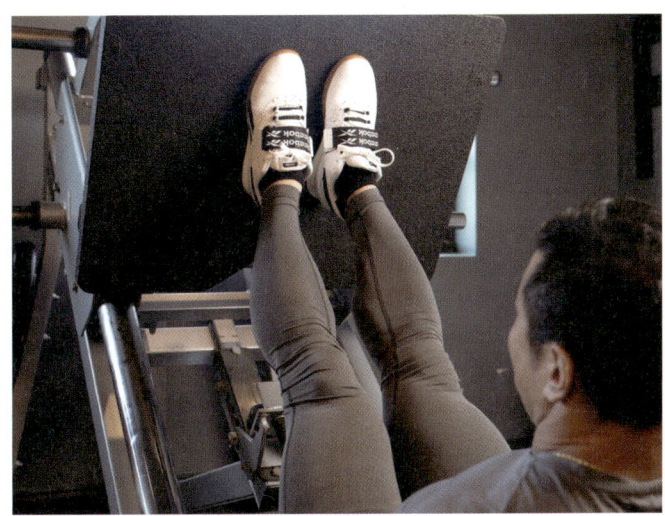

중앙보다 높게: 대둔근, 허벅지 뒤쪽 햄스트링

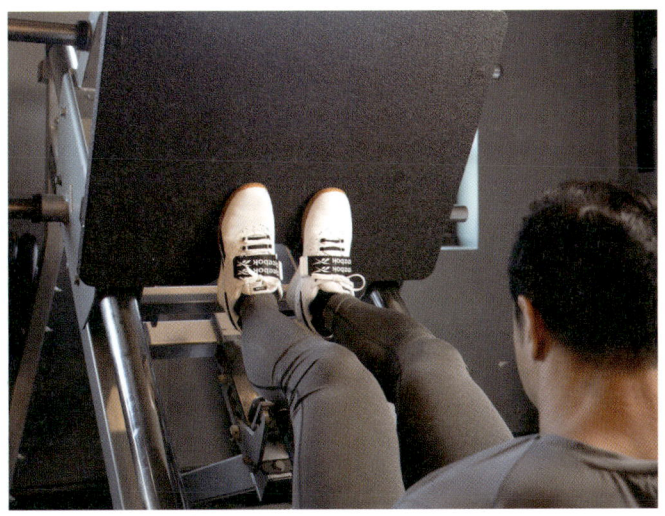

중앙보다 낮게: 대퇴사두근

하체 04

스탠딩 카프 레이즈

탄탄하고 선명한 종아리 근육 발달을 돕는 운동입니다. 우리 몸의 체중을 지탱하는 중요한 근육인 동시에 무거운 중량 운동 시 힘을 받쳐 주는 역할을 하므로 소홀하지 말고 틈틈이 수행하세요. 핵 스쿼트 머신을 활용하는 방법도 추가로 소개합니다.

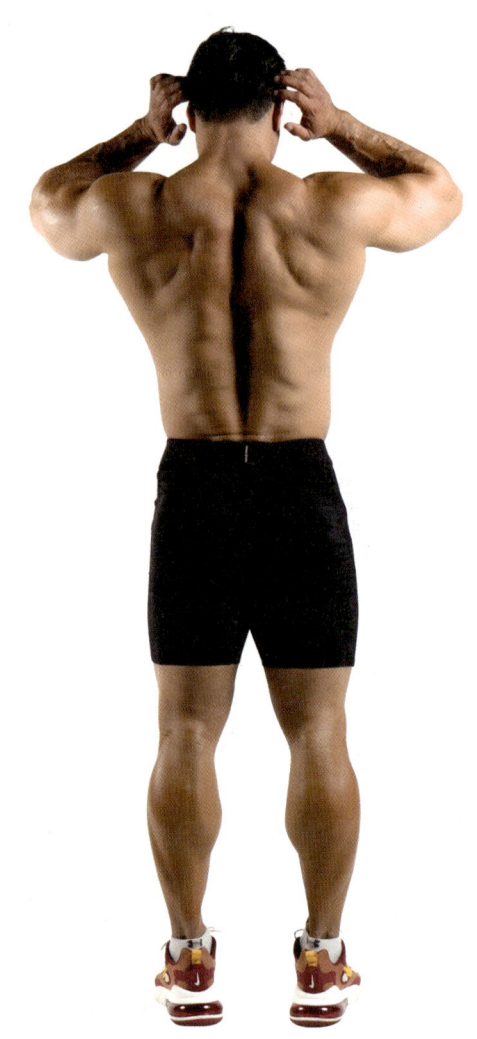

1 바로 서서 양발은 어깨너비로 벌리고 양손은 귀 뒤에 둔다.

1세트 12-15회 × 2~5세트

 잔소리 좀 할게요

스탠딩 카프 레이즈 동작을 할 시 무릎을 다 펴는 사람과 굽히는 사람이 있습니다. 정답이 있는 것은 아니니 본인의 종아리에 더 자극이 잘 느껴지는 자세로 운동하면 됩니다. 다만 동작 시 무릎이 흔들리지 않도록 고립해요. 발뒤꿈치만 움직이도록 하세요.

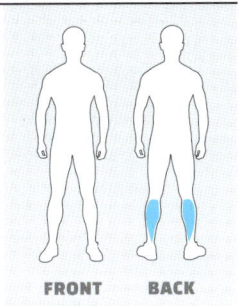

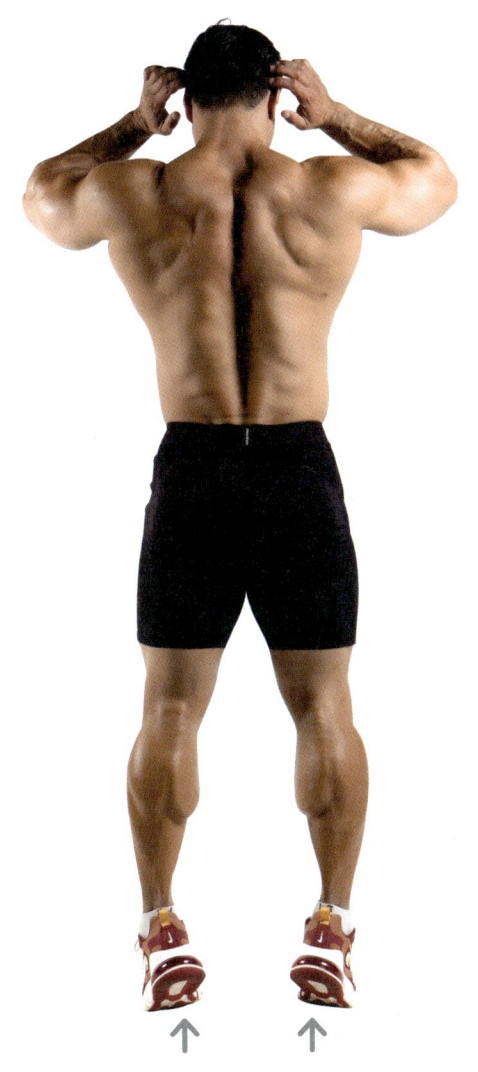

2 무릎을 편 채로 뒤꿈치를 최대한 들어 올려 종아리 근육을 수축한다. 다시 뒤꿈치를 천천히 내려 1번 동작으로 돌아간다.

하체 04

스탠딩 카프 레이즈
핵 스쿼트 머신 활용

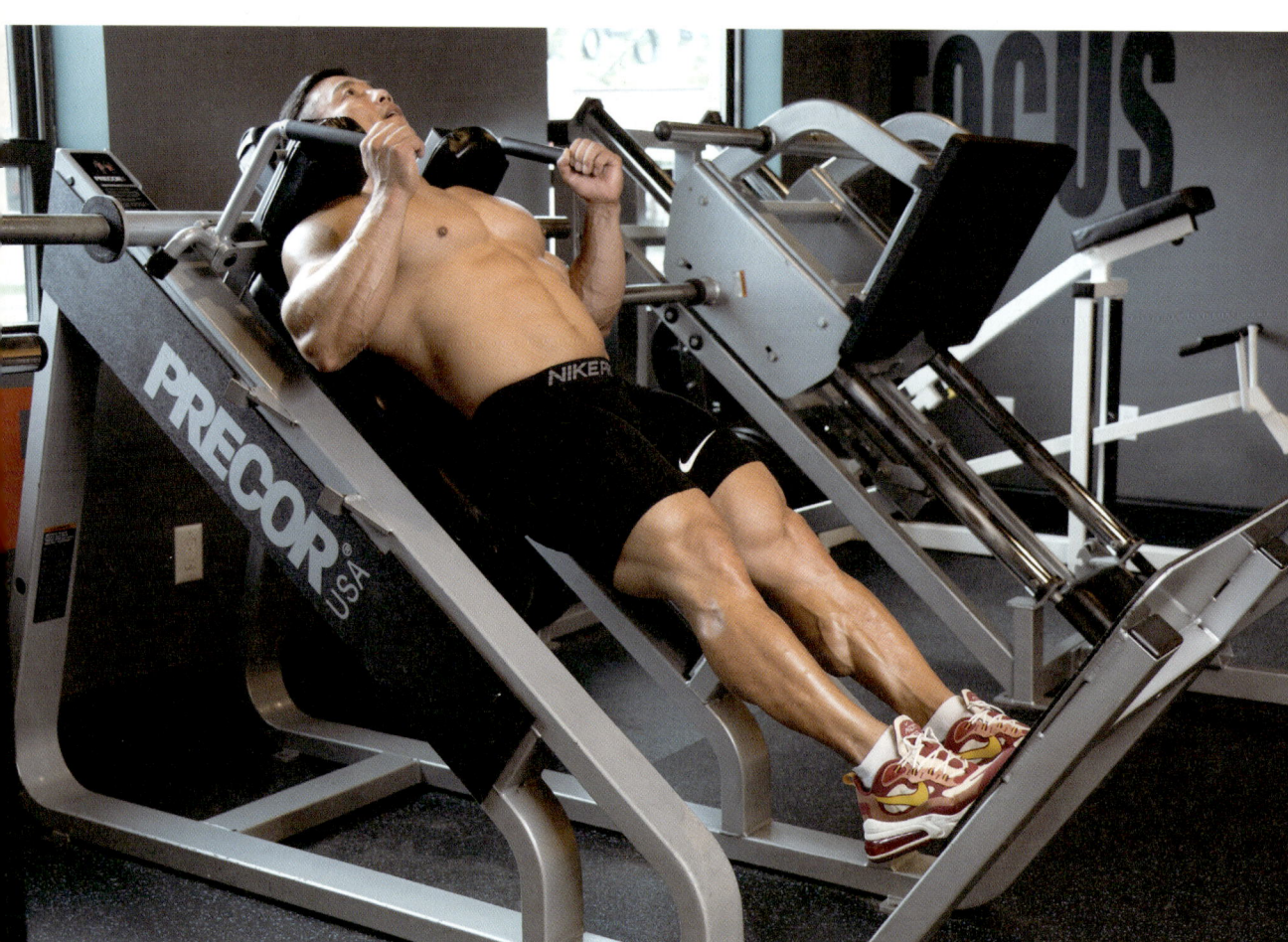

1 핵 스쿼트 머신에 발의 앞꿈치를 대고 패드를 어깨에 끼운 다음 그대로 뒤꿈치를 들어 올린다.

1세트 12-15회 × 2~5세트

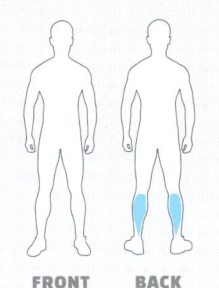
FRONT　BACK

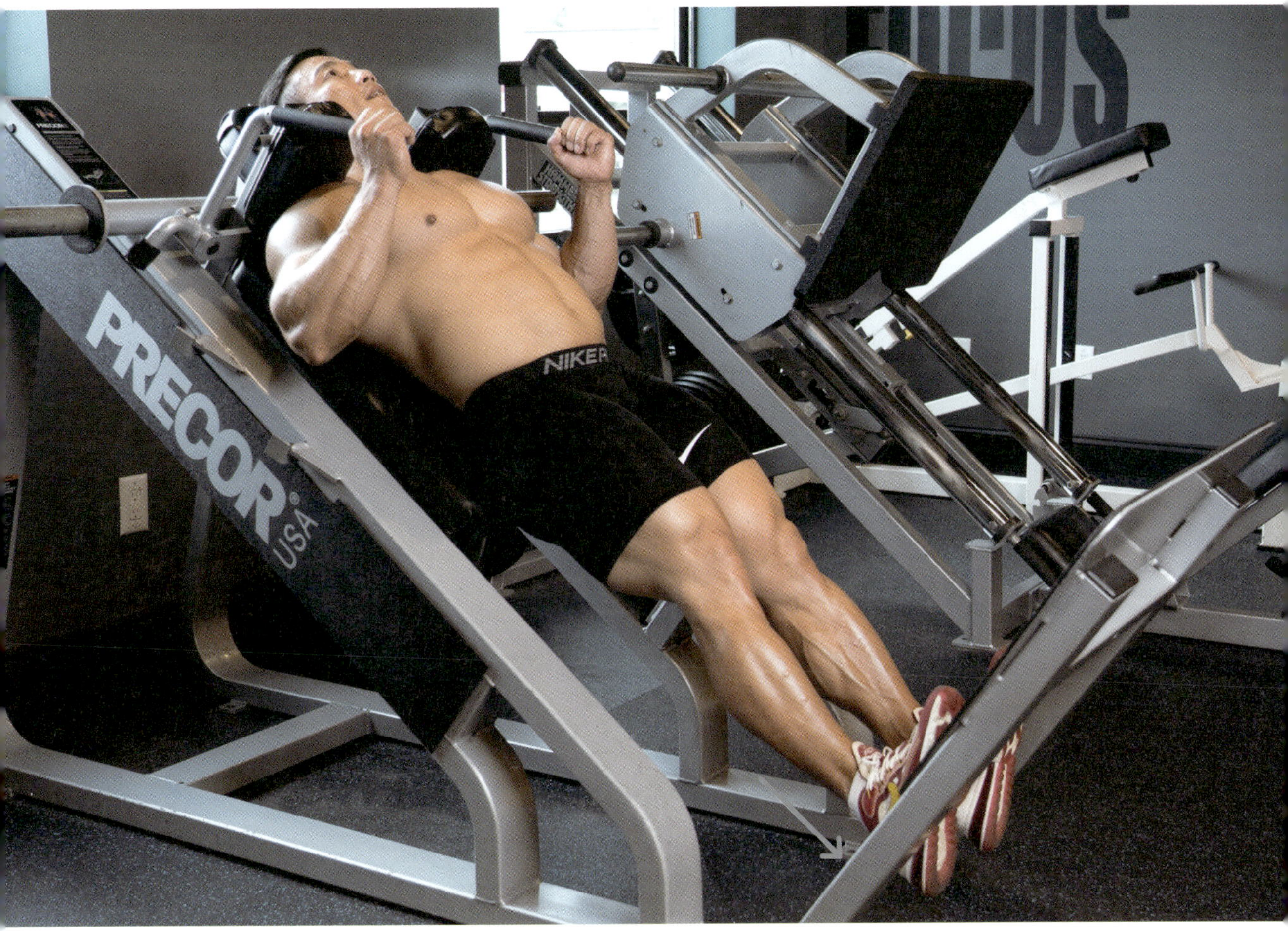

2 종아리 근육의 긴장감을 느끼며 뒤꿈치를 천천히 내린다.

하체 05

덩키 킥

허벅지를 위로 들어 올려서 둔근을 바로 자극하는 운동입니다.
소홀할 수 있는 엉덩이 아랫부분까지 힘이 들어가 탄력적인 라인을 만들기 좋습니다. 스쿼트 동작 후 보조 운동으로 시행하면
대둔근의 힘을 강화하기 좋습니다. 초급자도 쉽게 자극을 느낄 수 있다는 장점이 있어요.

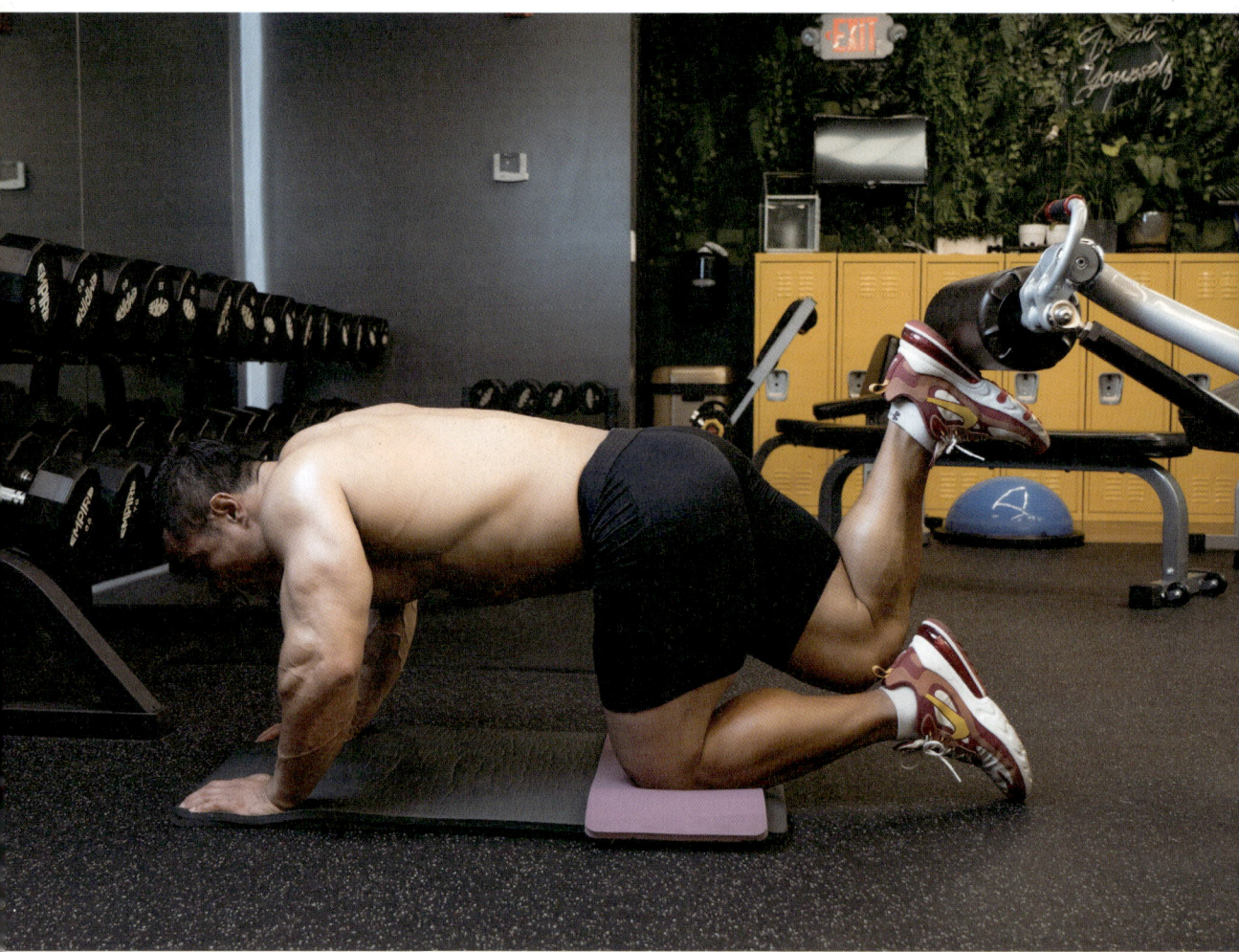

1 매트 위에서 양손을 바닥에 짚고 무릎이 바닥에 닿도록 엎드린다. 중심을 잡고 한쪽 무릎을 구부린 채 바닥에서 살짝 띄운다.
tip. 사진처럼 머신을 사용할 경우 패드에 발바닥이 닿게 한다.

1세트 12-15회 × 2~5세트

 잔소리 좀 할게요
초급자는 사진 속 기구가 아닌 매트에서 맨몸으로 진행해도 충분합니다. 중급자나 상급자의 경우 사진처럼 레그 익스텐션 머신을 활용해 중량을 올려 진행하세요.

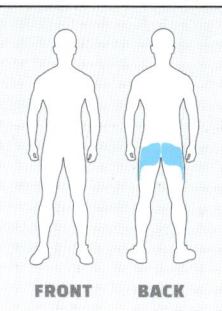

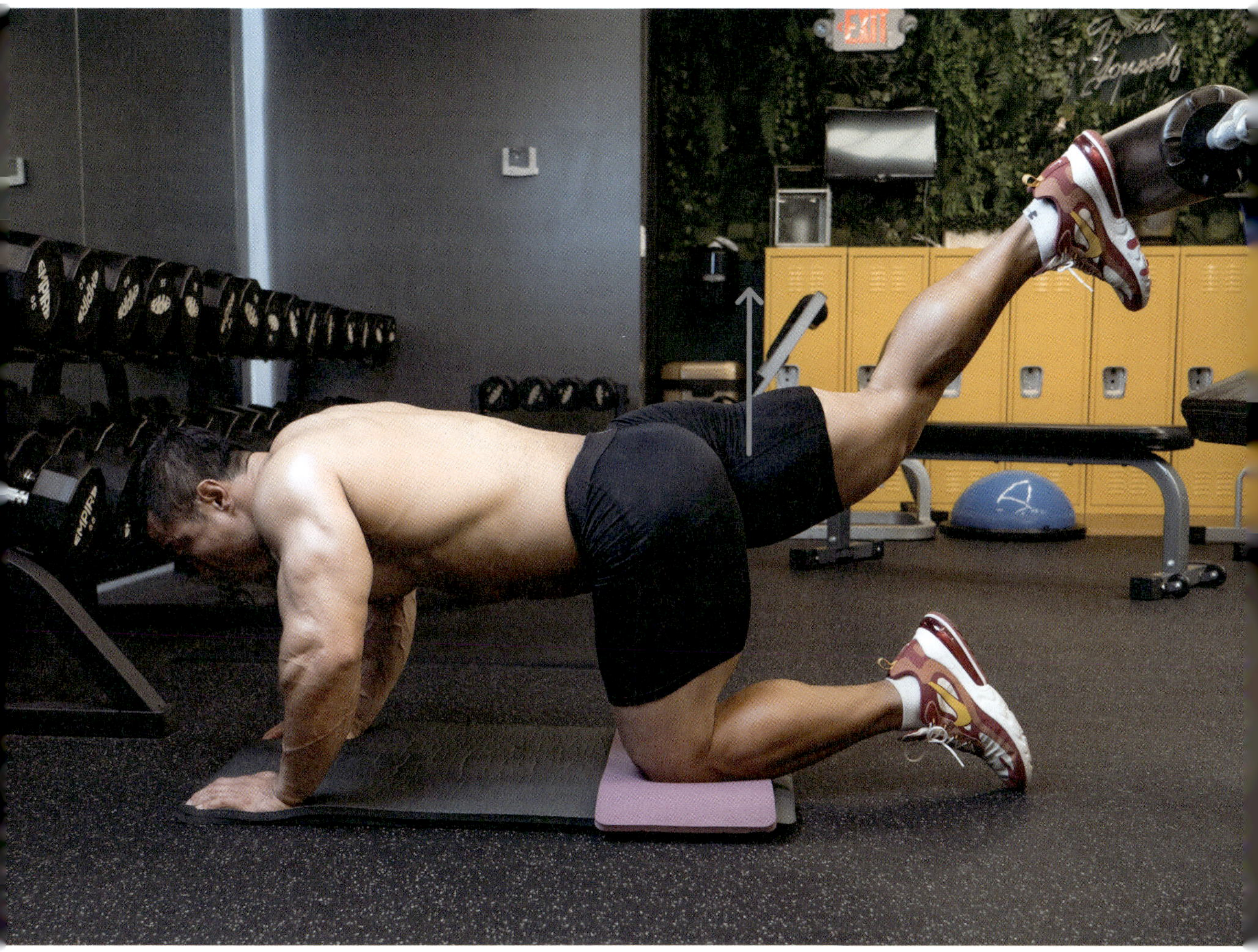

2 그대로 둔근을 수축하면서 허벅지를 최대한 들어 올린다. 엉덩이에 오는 자극을 느끼며 천천히 1번 동작으로 돌아간다. 반대쪽 다리도 같은 방법으로 진행한다.
tip. 다리를 올릴 때 허리가 말리지 않고, 무릎도 다 펴지지 않도록 주의해요.

하체 06

힙 어브덕션

중둔근과 대둔근을 동시에 효과적으로 자극시키는 운동입니다.
골반 옆의 볼륨감을 채워 주고 둔근의 힘을 길러 주기 좋지요. 보통 헬스장에 머신이 있지만,
집에서도 손쉽게 따라 할 수 있도록 밴드를 활용한 방법을 소개합니다.

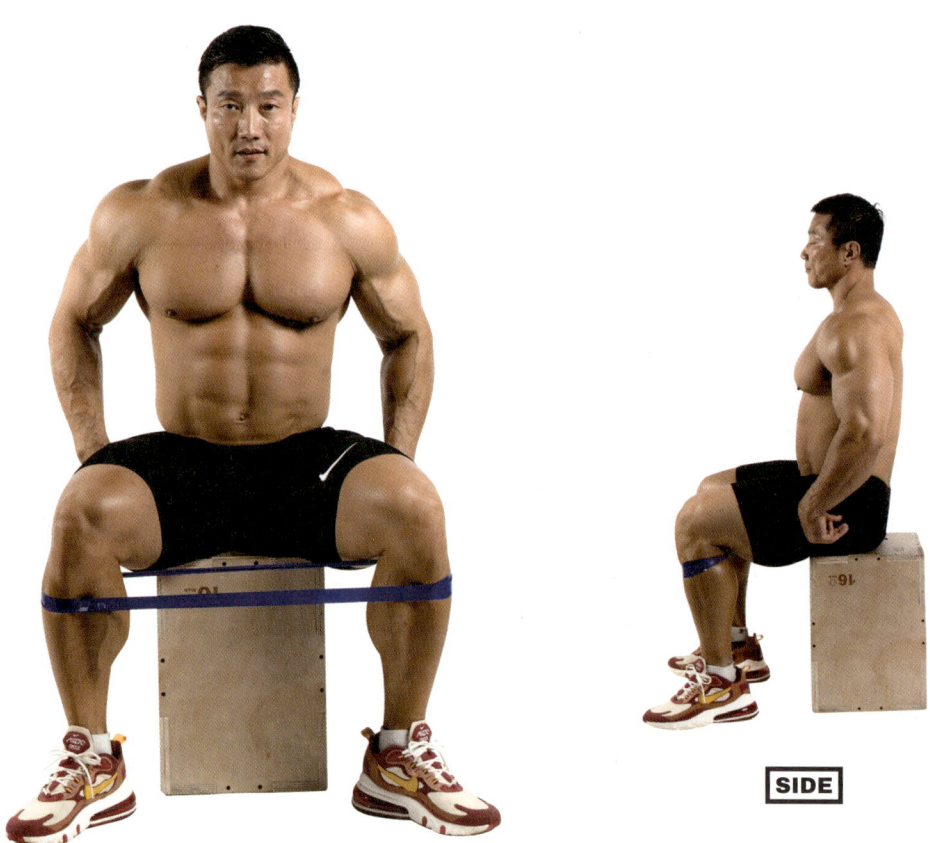

1 밴드를 종아리에 끼우고 다리를 어깨너비만큼 벌려 의자에 앉는다.

1세트 12-15회 × 2-5세트

 잔소리 좀 할게요

사람마다 고관절의 가동 범위가 다르므로 본인이 벌릴 수 있는 한계까지만 벌리고 오므리세요. 최대한 골반 주변의 중둔근과 대둔근의 힘으로만 움직이는 것이 포인트입니다.

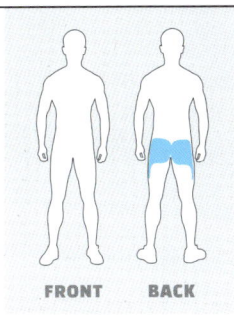

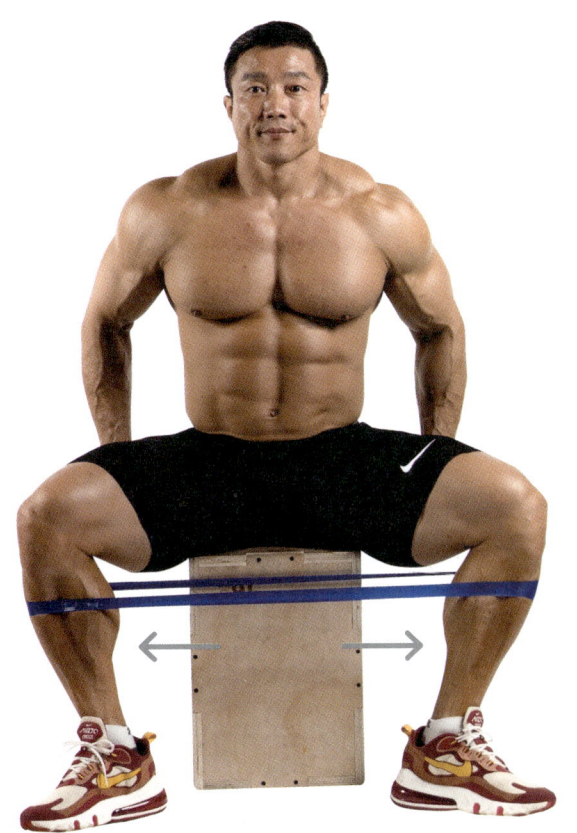

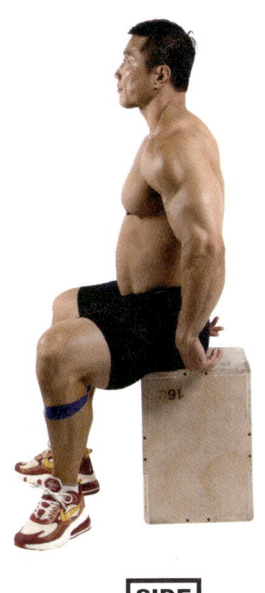

2 다리를 최대한 바깥쪽으로 벌렸다가 천천히 밴드의 저항을 느끼며 1번 동작으로 돌아간다.

하체   07

기본 스쿼트

하체 운동의 기본 중의 기본이라고 할 수 있는 스쿼트.
하지만 잘못된 자세로 하면 부상 위험이 큰 동작이므로 자세에 특히 유념하여 꾸준히 연습하길 권합니다.
발달시키고 싶은 부위를 집중 공략할 수 있으니 시작하기 전 타깃 부위를 확실히 하세요. 고관절 가동범위가 좁아
엉덩이를 뒤로 빼는 자세가 나오지 않는다면 스트레칭으로 고관절을 충분히 풀어 준 뒤 시도하세요.

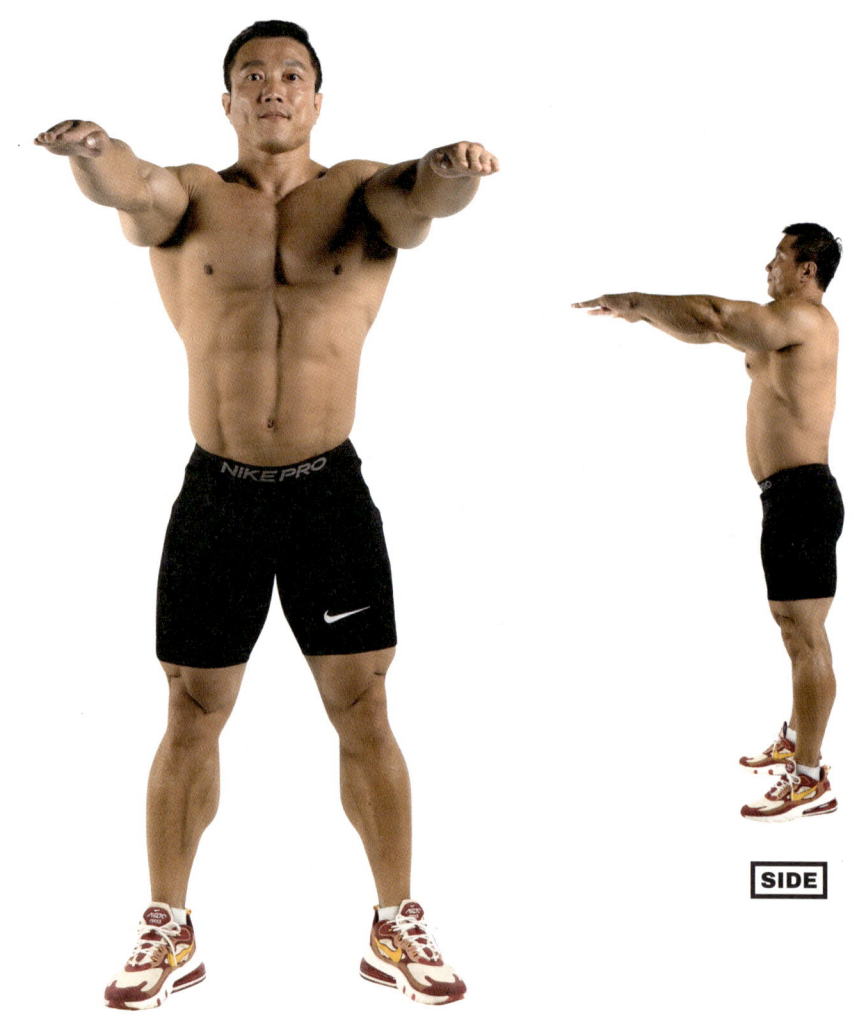

SIDE

1 바로 서서 양발을 어깨너비만큼 벌리고 발끝은 살짝 바깥쪽을 향하게 한다. 이때 양팔은 앞으로 나란히 뻗어 중심을 잡는다.

tip. 스쿼트를 할 때 무게중심은 항상 몸 뒤쪽에 있어야 다치지 않습니다.

1세트 12-15회 × 2~5세트

 잔소리 좀 할게요

스쿼트는 기본적으로 고립 운동입니다. 고립이란 한 부위만을 고정시켜 자극을 집중시키는 것을 말하지요. 고립시키고 싶은 부위에 따라 발의 너비, 앉는 높이 등이 달라집니다. 따라서 기본적으로 타깃 부위를 정확히 인지해야 하며, 그렇지 않으면 자극이 분산되어 운동 효과가 떨어지니 주의하세요.

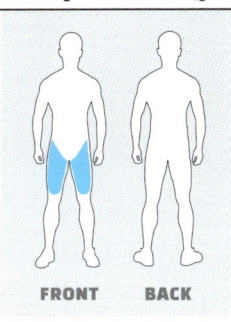

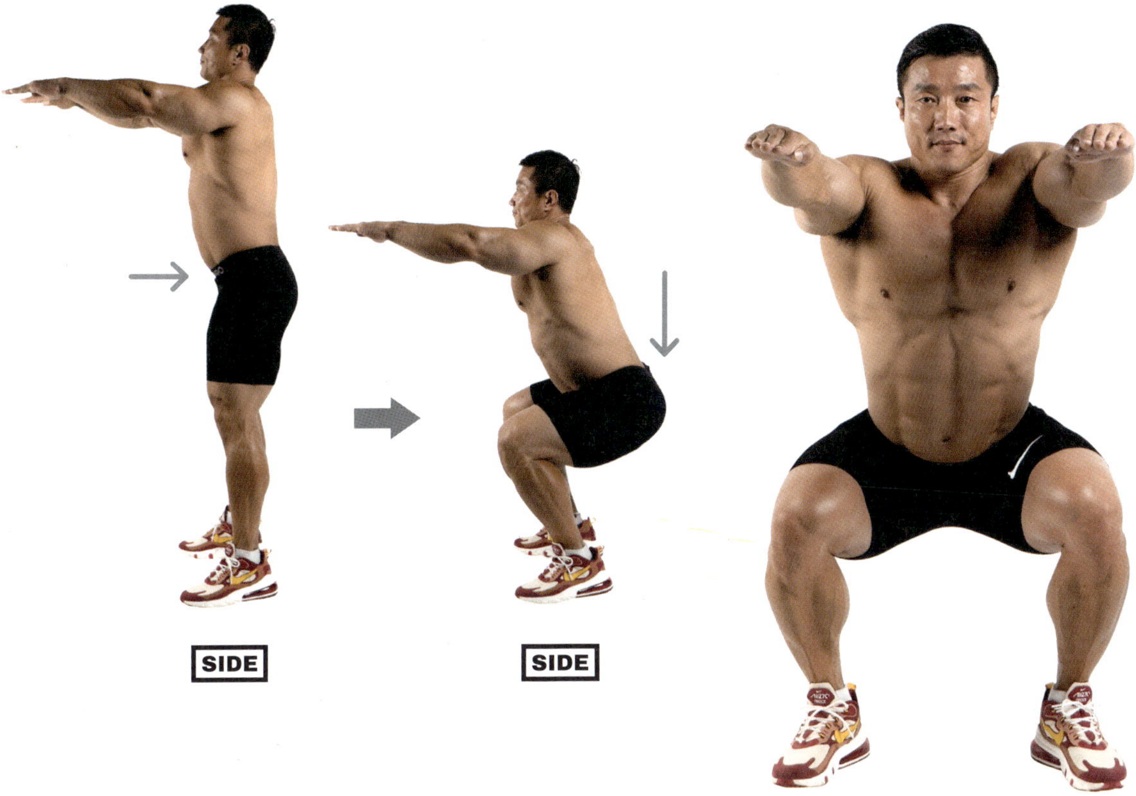

2 고관절을 사용해 엉덩이를 먼저 뒤로 빼면서 그대로 수직 방향으로 앉는다. 고개를 약간 들고, 허리를 꼿꼿이 세운 상태에서 다시 수직 방향으로 한 번에 일어나 1번 자세로 돌아간다.

tip. 이때 무릎과 엉덩이가 과하게 나오면 안 됩니다. 골반과 직근에 힘이 들어가는지, 타깃 부위에 계속 자극이 오는지 체크하세요.

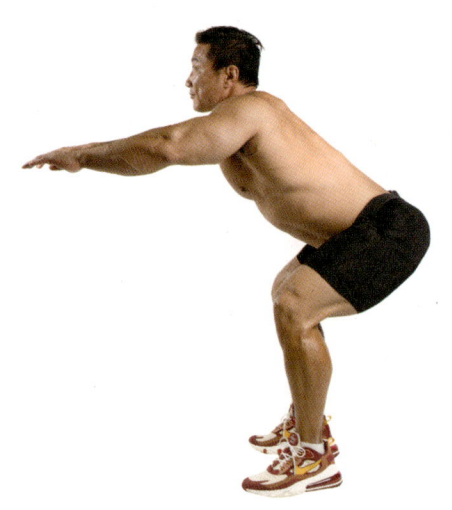

NG 1.
**엉덩이가 과하게
뒤로 빠진 자세**

만약, 중심이 뒤쪽에 있지 않으면 중량이 무릎 쪽으로 가서 그만큼 힘도 못 쓰고 무릎을 다칠 확률이 높습니다.
보통 막연히 엉덩이를 뒤로 많이 빼라고만 하는데, 그렇게 되면 자연스럽게 상체도 같이 숙여져 잘못된 자세가 돼요. 게다가 골반의 고관절 부분 또한 충분히 수축하지 못하게 됩니다. 엉덩이는 고관절을 사용해 약간만 빼고, 숭심이 뒤쪽에 있는 상태에서 수직으로 앉았다 일어난다고만 생각하세요.

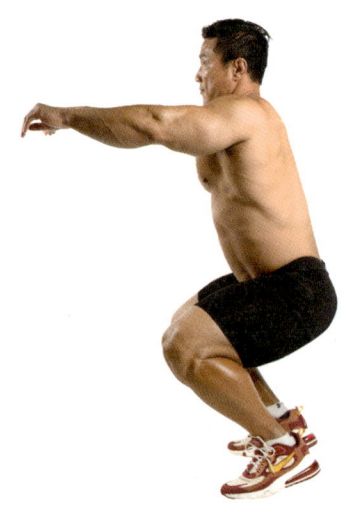

NG 2.
**무릎이 과하게
앞으로 나온 자세**

무릎이 엉덩이보다 먼저 나가면 무게중심이 앞으로 쏠리고 부하가 무릎 쪽으로 몰려 위험합니다. 다만 신체 구조상 키가 큰 경우 무릎이 기준보다 조금 나와도 크게 상관없습니다. 다리가 긴 사람들은 무릎이 앞으로 나가지 않는 데에 집중하면 엉덩이가 뒤로 과하게 빠지고, 허리 또한 많이 휘게 되어 아플 수 있어요. 먼저 나가지 않는 것만 유념해 주세요.

 ## 박스 스쿼트

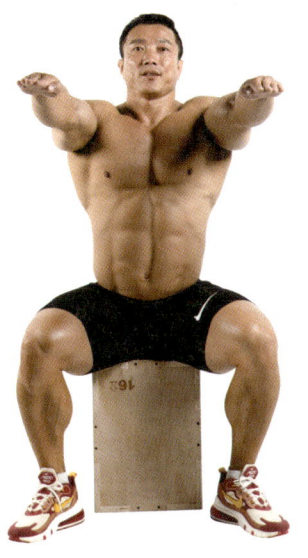
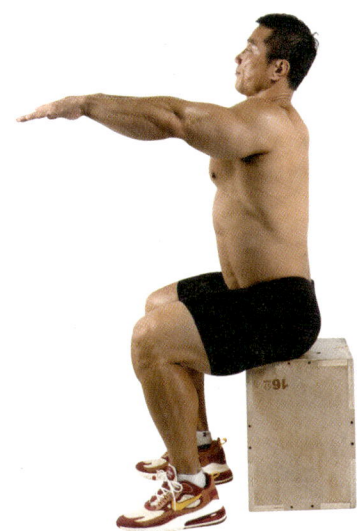

엉덩이에 박스나 벤치, 짐볼 같은 물체를 놓고 실제로 박스 위에 살짝 앉듯 수행하는 스쿼트입니다. 고관절, 무릎, 발목, 허리 등 스쿼트의 디테일한 자세를 교정하는 데 사용하는 훈련법입니다.

초급자들의 경우 자극점의 위치를 모르고, 동작의 정확성이 떨어질 때가 많아 기본 스쿼트 전에 박스 스쿼트로 고관절을 움직이는 자세에 익숙해지면 좋습니다.

"아킬레스건이 짧은 사람들에게"

스쿼트를 막상 하려고 보니 선천적으로 아킬레스건이 짧아 풀 범위로 운동할 수 없는 경우도 있습니다. 스쿼트를 할때 자꾸 뒤꿈치가 들리고, 깊게 앉는 동작이 어렵다면 아킬레스건이 짧은 것입니다.

이때 억지로 풀 범위로 앉으려고 하면 부상이 옵니다. 이런 분들은 뒤꿈치 아래 원판을 놓고 스쿼트를 진행하세요. 그럼 풀 범위로 앉을 수 있어요. 또는 스쿼트 수행 시 역도화 착용을 권장합니다.

하체　　　　　　　　　　　　　　　　　　　　　　　　　　　　　　08

와이드 스쿼트

양발의 너비를 기본 스쿼트의 어깨너비보다 넓게 벌리는 자세입니다.
와이드 스쿼트는 전체적인 하체 자극보다는 허벅지 안쪽과 둔근 위주로 발달시키고 싶은 이에게 추천합니다.
다만 허리에 부담이 간다는 점을 유의하세요.

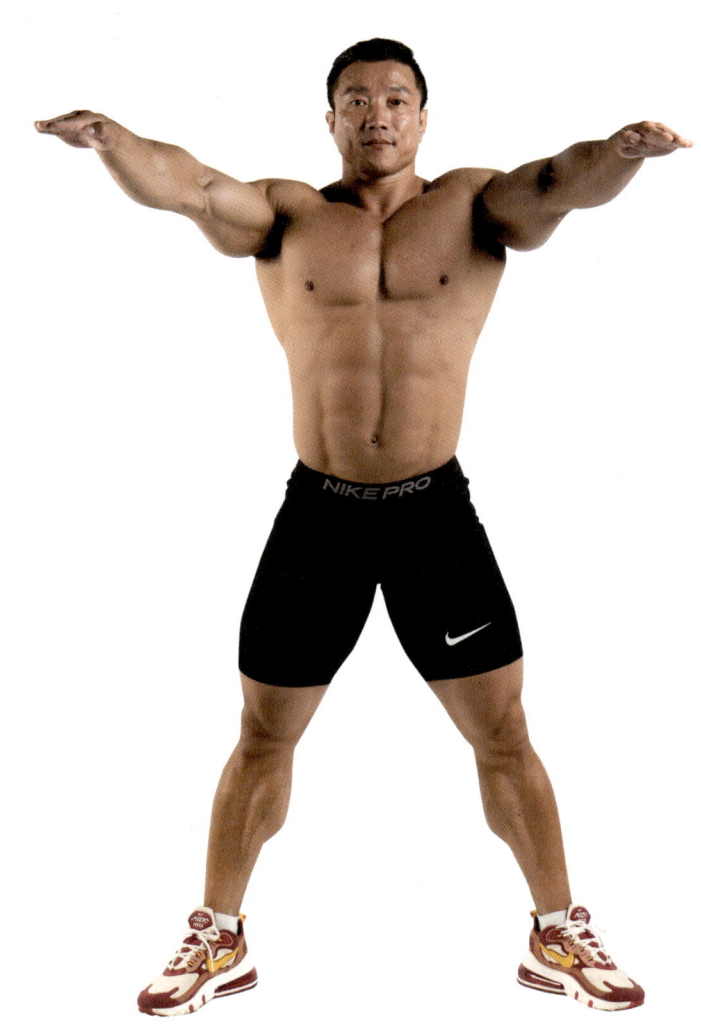

1 바로 서서 양발을 어깨너비보다 한두 뼘 정도 넓게 벌리고 발끝은 바깥쪽을 향하게 한다. 이때 양팔은 양발의 너비만큼 앞으로 나란히 뻗어 중심을 잡는다.

1세트 12-15회 ✕ 2~5세트

 잔소리 좀 할게요

발 모양을 '11자'로 하는지 아니면 'ㅅ자'로 하는지 많이 질문하는데, 사실 어떻게 해도 상관은 없습니다. 단, 발끝 방향과 무릎 방향이 똑같으면 됩니다. 그렇게 해야 무릎에 부담이 가지 않거든요. 전체적인 하체 자극을 원한다면 기본 스쿼트를 추천합니다.

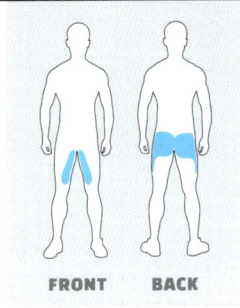

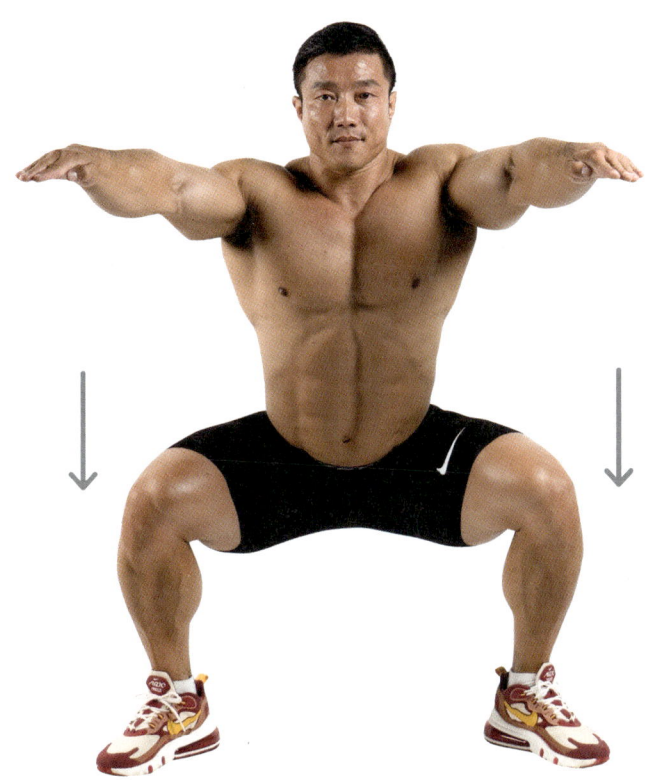

2 고관절을 사용해 엉덩이를 먼저 뒤로 빼면서 그대로 수직 방향으로 앉는다. 앉았을 때 무릎 방향이 발끝 방향과 동일한지, 엉덩이에 자극이 오는지 체크한다. 고개를 약간 들고, 허리를 꼿꼿이 세운 상태에서 다시 수직 방향으로 한 번에 일어나 1번 자세로 돌아간다.

tip. 무릎에 힘이 들어가지 않고, 일어날 때 둔근에 힘을 주어 꽉 조여 주는 것이 핵심입니다.

하체 09

내로우 스쿼트

양발을 좁게 벌려 수행하는 스쿼트입니다. 허벅지 바깥쪽 외측광근과 내측광근이 자극됩니다.
내로우 스쿼트 역시 전체적인 하체 자극보다 허벅지 앞쪽과 바깥쪽 근육을 집중적으로 발달시키고 싶은 이에게 추천합니다.
가동범위가 줄어 깊게 못 앉는 것이 특징이에요.

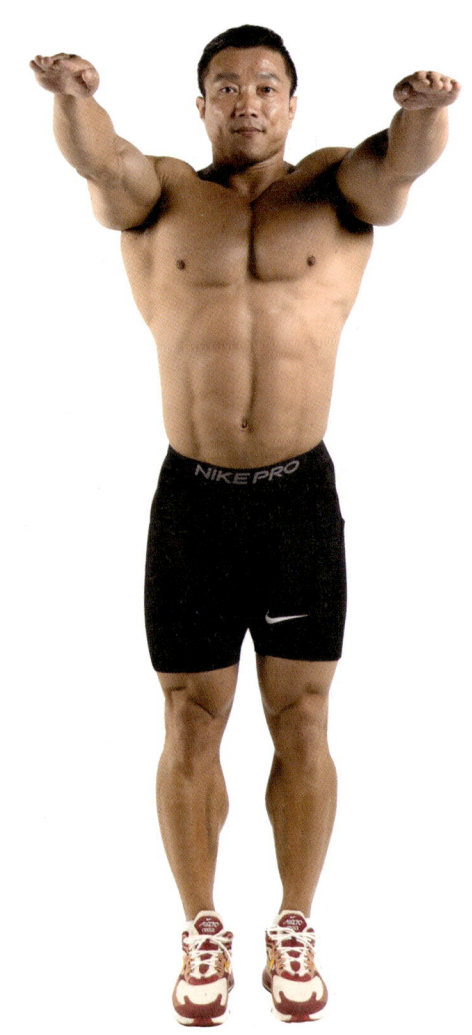

1 바로 서서 양발을 주먹 하나 정도의 너비로 벌린다. 이때 양팔은 앞으로 나란히 뻗어 중심을 잡는다.

1세트 12-15회 ✕ 2~5세트

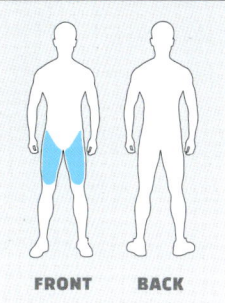

 잔소리 좀 할게요
무릎이 안쪽으로 돌아가지 않도록 주의하세요. 부상의 위험이 있습니다.

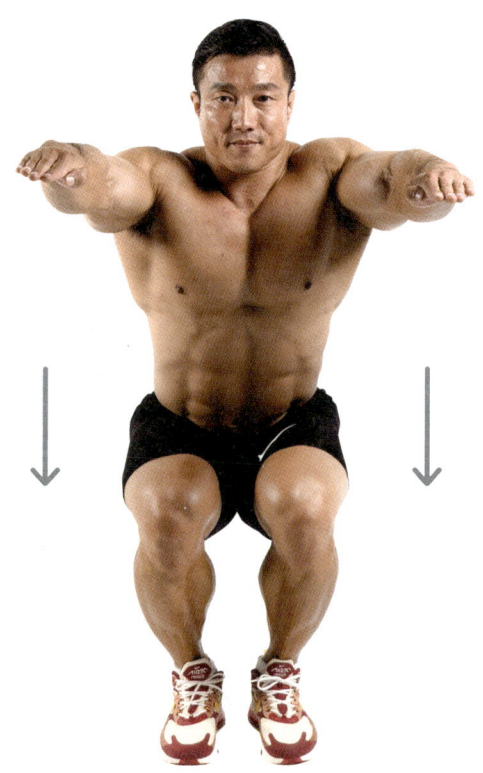

2 고관절을 사용해 엉덩이를 먼저 뒤로 빼면서 그대로 수직 방향으로 앉는다. 앉았을 때 무릎 방향이 발끝 방향과 동일한지, 허벅지 앞쪽에 자극이 오는지 체크한다. 고개를 약간 들고, 허리를 꼿꼿이 세운 상태에서 다시 수직 방향으로 한 번에 일어나 1번 자세로 돌아간다.

하체 10

하프 스쿼트 & 풀 스쿼트

앉는 깊이가 달라지면 근육의 성장도 달라집니다.
대퇴사두근의 근성장은 하프, 풀 모두 비슷하며 하프 스쿼트에서는 대퇴부에,
풀 스쿼트는 내전근과 대둔근에 더 큰 효과를 줍니다.
두 가지 모두 하체 근력 강화에 좋은 운동이므로 목적에 따라 진행하세요.

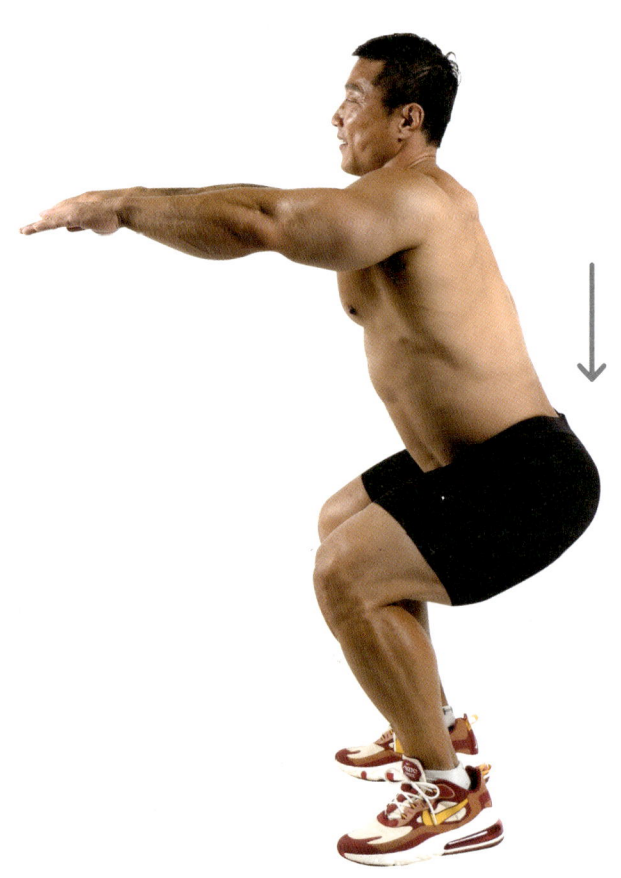

(하프 스쿼트)

기본 스쿼트(170p)와 동일한 과정에서 허벅지가 바닥과 평행이 되는 90도까지만 내려간다.

1세트 12-15회 ✕ 2~5세트

잔소리 좀 할게요

스쿼트 시 무릎 고립이 안 되는 사람이나 초급자에게는 하프 스쿼트를 강력 추천합니다. 중심을 못 잡는 상태에서 하체의 힘도 부족한데 풀 스쿼트를 할 경우 허리에 큰 부담이 되므로 될 수 있으면 처음에는 하프 스쿼트로 시작하는 것이 좋습니다.

대퇴부에 힘을 줄 수 있는 정도로 숙달된 다음에 풀 스쿼트로 나아가세요. 사람마다 유연성이 다르고 가동범위가 전부 다르므로 각자 맞는 방법으로 수행하도록 합니다.

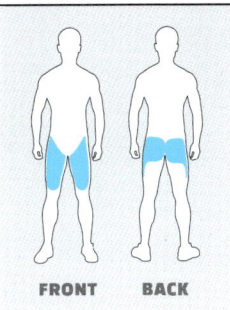

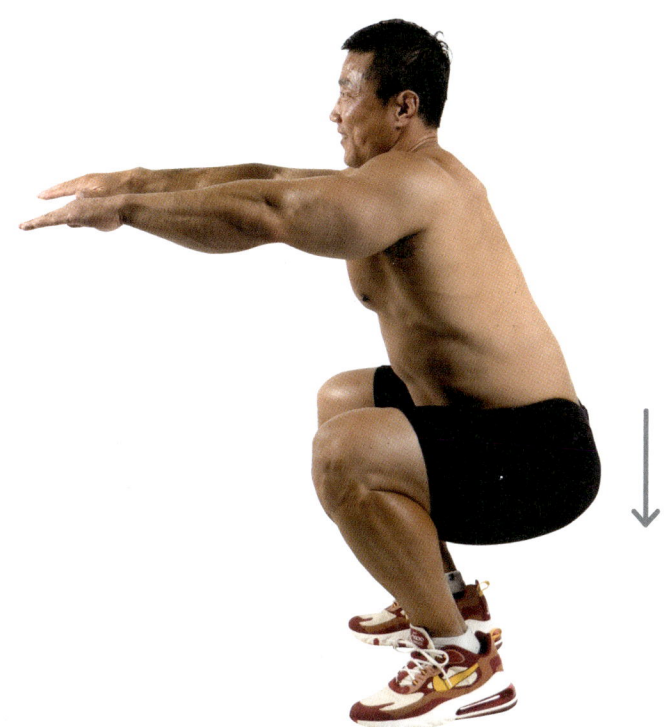

(풀 스쿼트)

기본 스쿼트(170p)에서 살짝 더 깊이 내려가는 스쿼트. 이때 무릎의 각도는 약 140도이다.

하체

바벨 프런트 스쿼트

바벨을 가슴 위에 두고 무게중심을 중간에 두며 운동합니다.
허벅지의 대퇴사두근과 코어에 집중적으로 효과를 볼 수 있어요.
풀 스쿼트로 깊게 앉기 때문에 둔근의 크기를 키우는 데에도 효과적입니다.

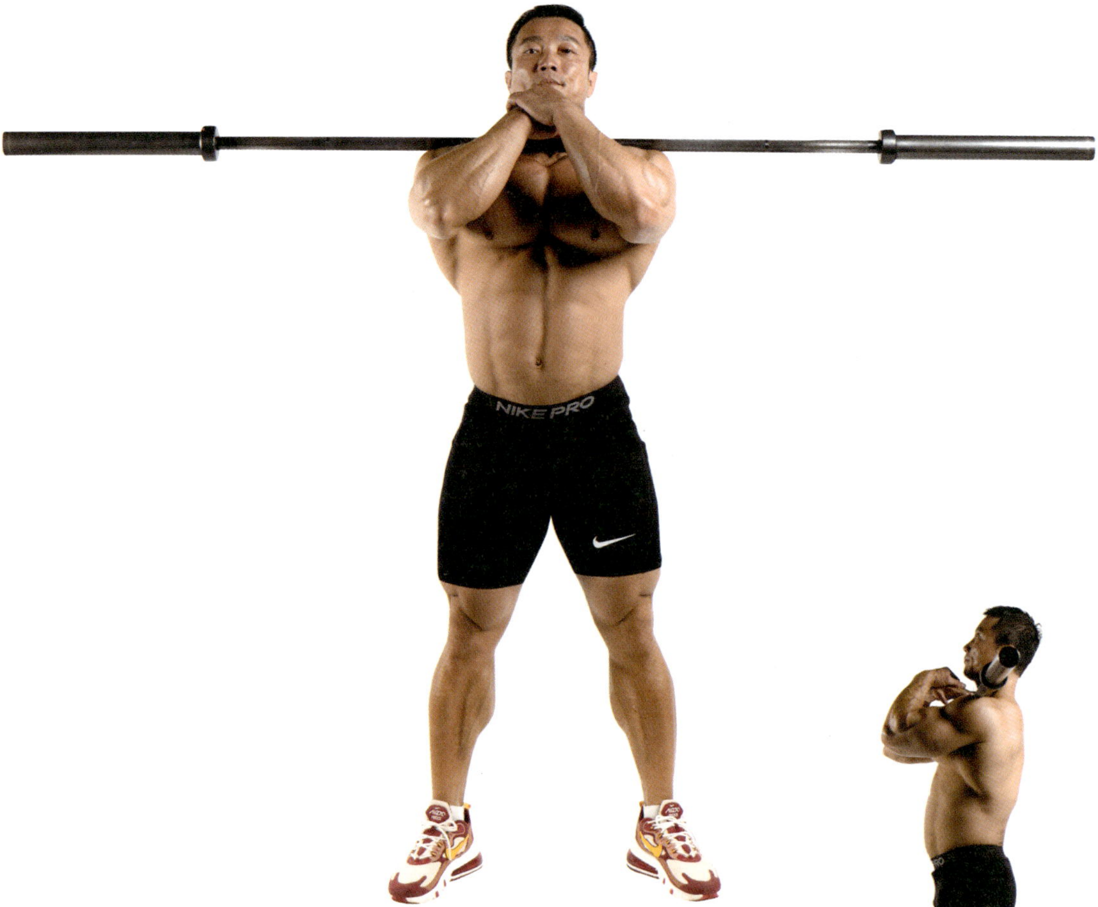

1 바로 서서 본인이 자극이 잘 오는 편한 너비로 다리를 벌린 뒤 바벨을 들어 쇄골 위쪽에 위치시킨다. 이때 양손을 모아 턱 아래쪽 바벨 위에 가볍게 두어 고정한다.

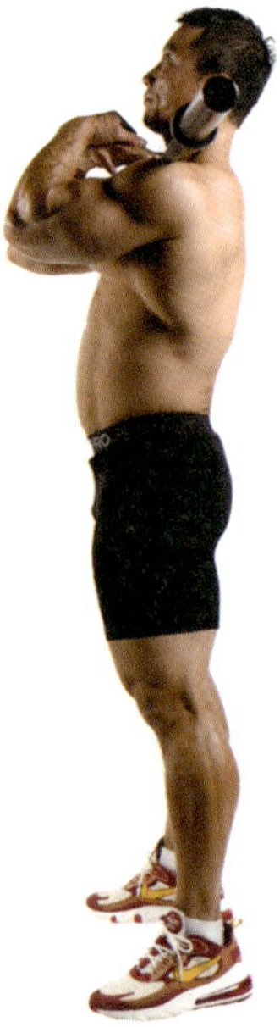

SIDE

1세트 12-15회 ✕ 2~5세트

 잔소리 좀 할게요

중량 스쿼트를 할 때는 부상을 방지하기 위해 항상 긴장하면서 동작하세요. 특히 허리는 항상 꼿꼿하게 세워서 올라와야 합니다. 동작 중 허리가 굽거나 흉추가 굽으면 위험해요. 초급자들은 하프 스쿼트로 동작하면 좋습니다.

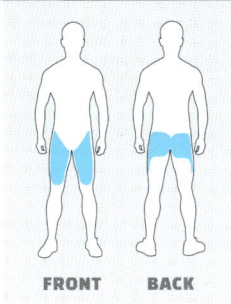

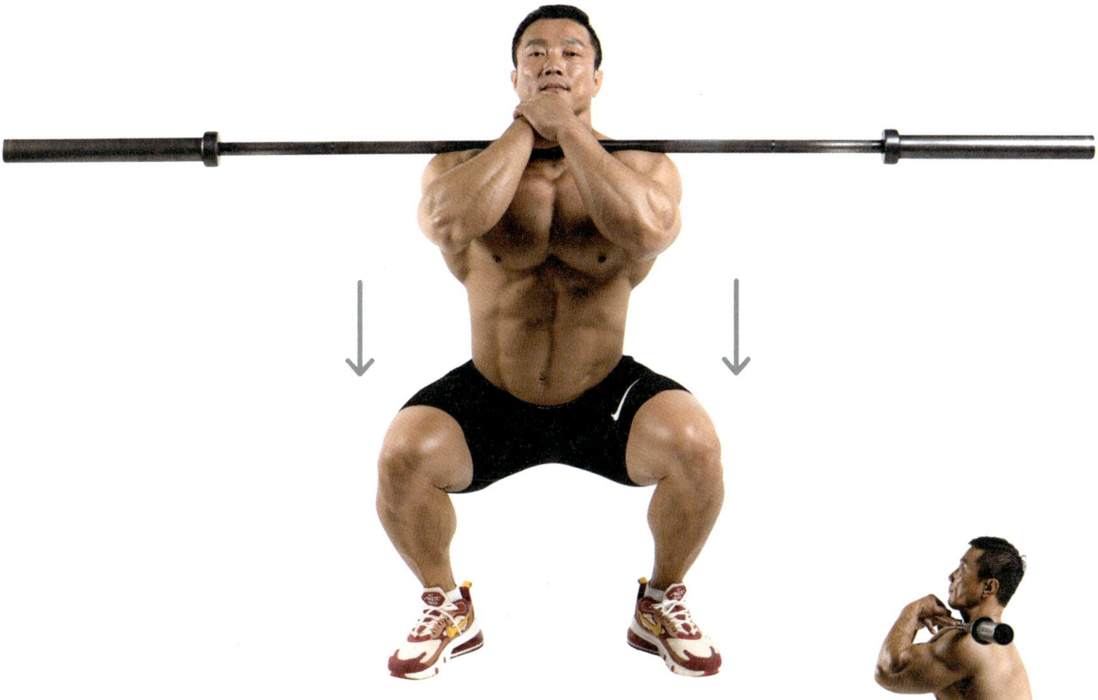

FRONT   BACK

2 허벅지가 지면과 평행이 될 때까지 천천히 무릎을 구부려 자연스럽게 앉는다. 이때 엉덩이를 과하게 빼지 않는다. 시선은 살짝 위를 보며 천천히 1번 동작으로 돌아간다.

tip. 시선이 바닥을 보게 되면 상체가 숙여져 부상의 위험이 있어요.

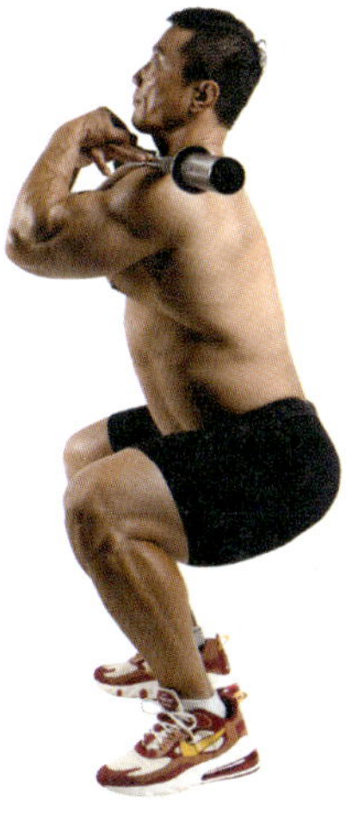

SIDE

하체 12

바벨 백 스쿼트

렉에서 중량을 올려 스쿼트를 할 때 가장 기본적인 종목입니다.
바벨을 어깨 뒤쪽 승모근에 올리고 무게중심을 뒤꿈치와 발의 중간에 두고 운동하세요.
허벅지와 둔근 전체에 폭발적인 자극과 효과를 줄 수 있습니다. 동작 시 척추를 올바로 세우는 것이 포인트!

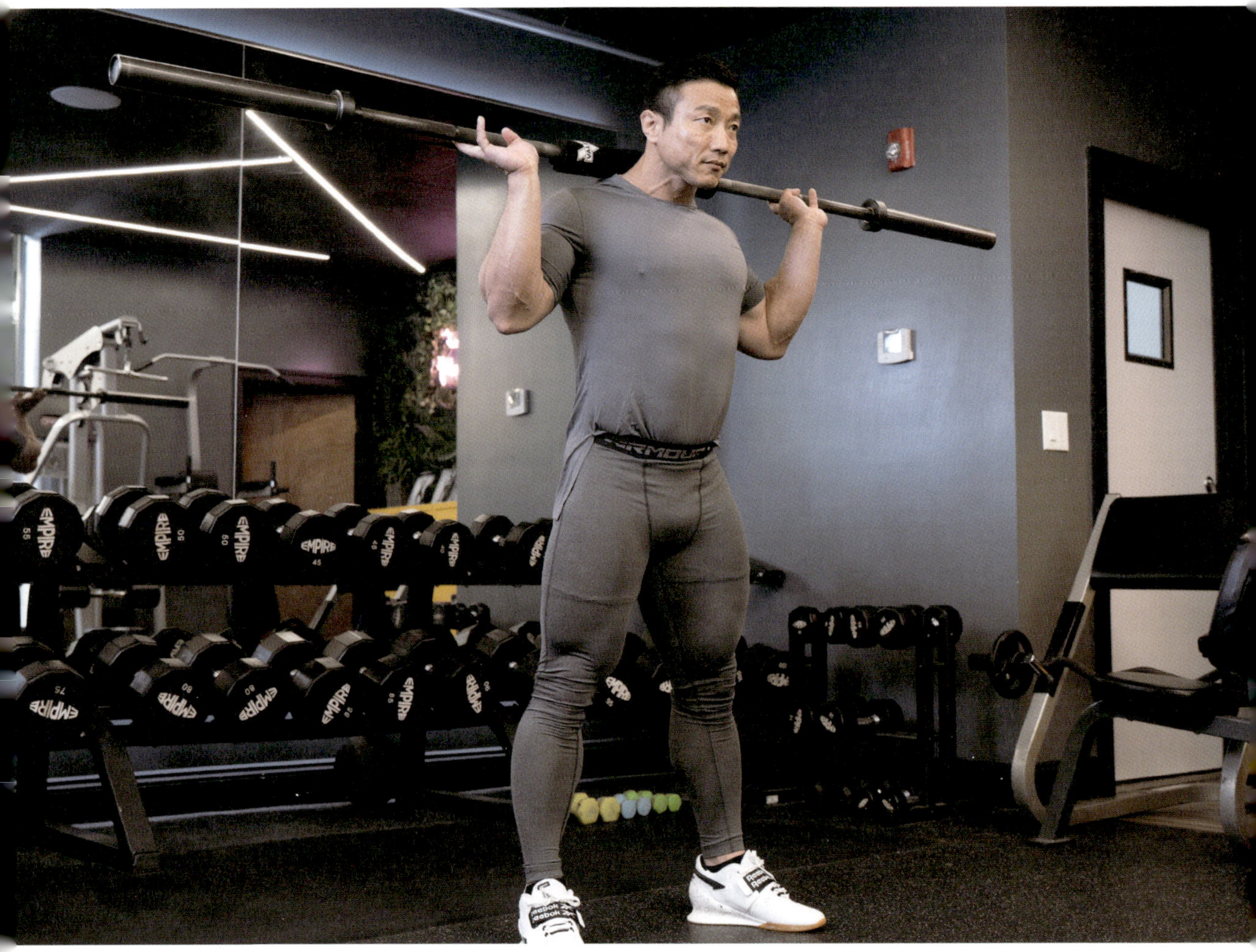

1 바로 서서 본인이 자극이 잘 오는 편한 너비로 다리를 벌린 뒤 바벨을 들어 승모근에 위치시킨다. 고관절을 사용해 엉덩이를 살짝 뒤로 빼고 무게중심을 뒤꿈치에서 발 중간에 둔다.

1세트 12-15회 × 2~5세트

 잔소리 좀 할게요

바벨 프런트 스쿼트와 마찬가지로 중량에 따른 부상을 방지하기 위해 항상 긴장하며 동작해야 합니다. 특히 허리와 척추를 꼿꼿하게 세우면서 올라오는 것이 중요합니다. 만약 동작 중 허리나 흉추가 휘거나 굽으면 정말 위험합니다. 초보자는 익숙해질 때까지 하프 스쿼트로 동작하세요.

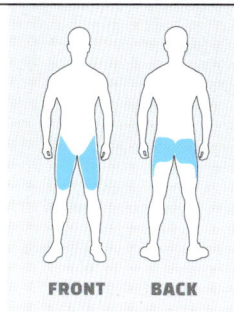

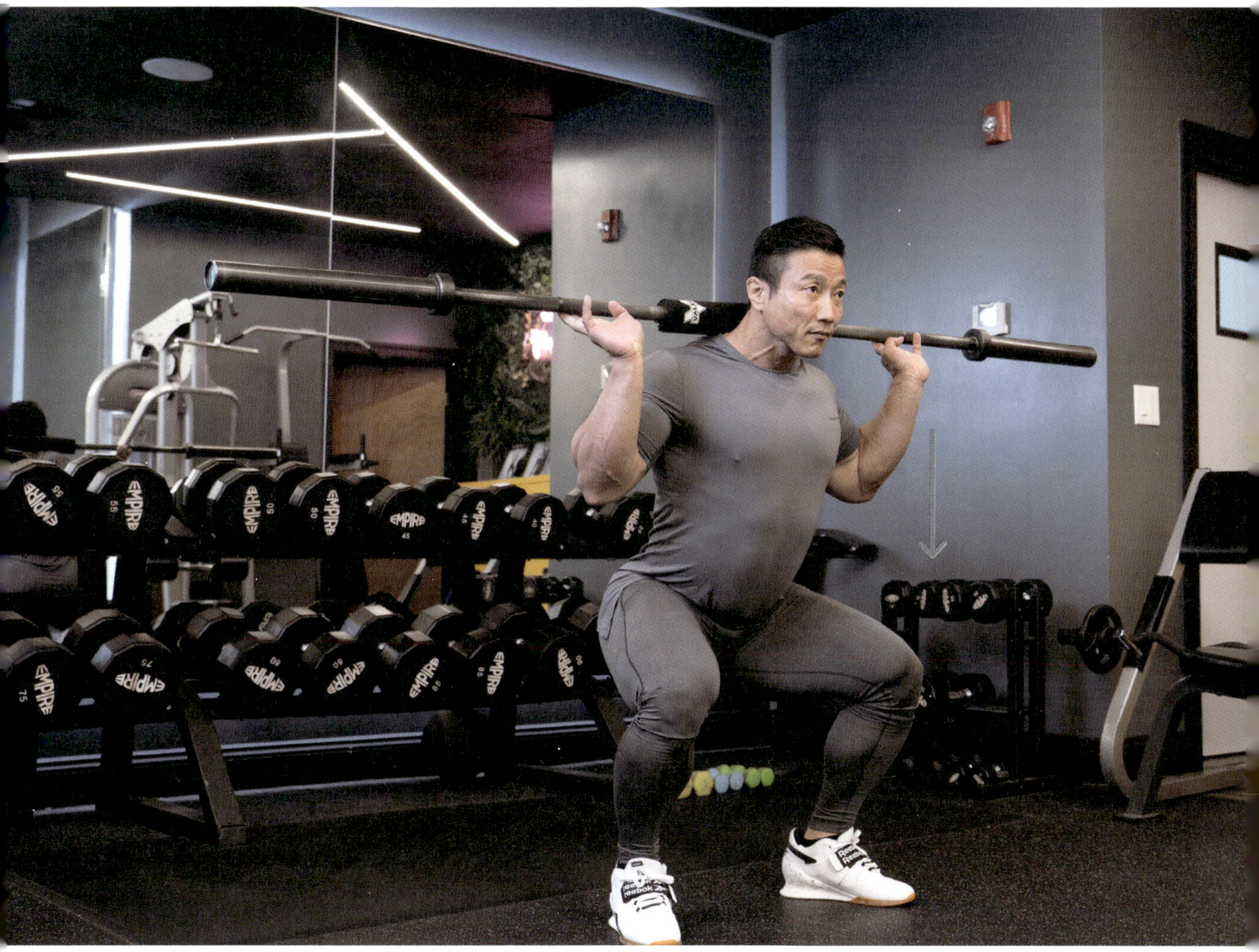

2 허벅지가 지면과 평행이 될 때까지 천천히 무릎을 구부려 자연스럽게 앉는다. 이때 허리를 꺾거나 엉덩이를 과하게 빼지 않는다. 시선은 살짝 위를 보며 천천히 1번 동작으로 돌아간다.

tip. 시선이 바닥을 보게 되면 상체가 숙여져 부상의 위험이 있어요.

하체

스티프 데드리프트

제대로 된 자세로 한다면 햄스트링이라고 불리는 허벅지 뒤쪽과 엉덩이에 무척 효과적인 운동입니다.

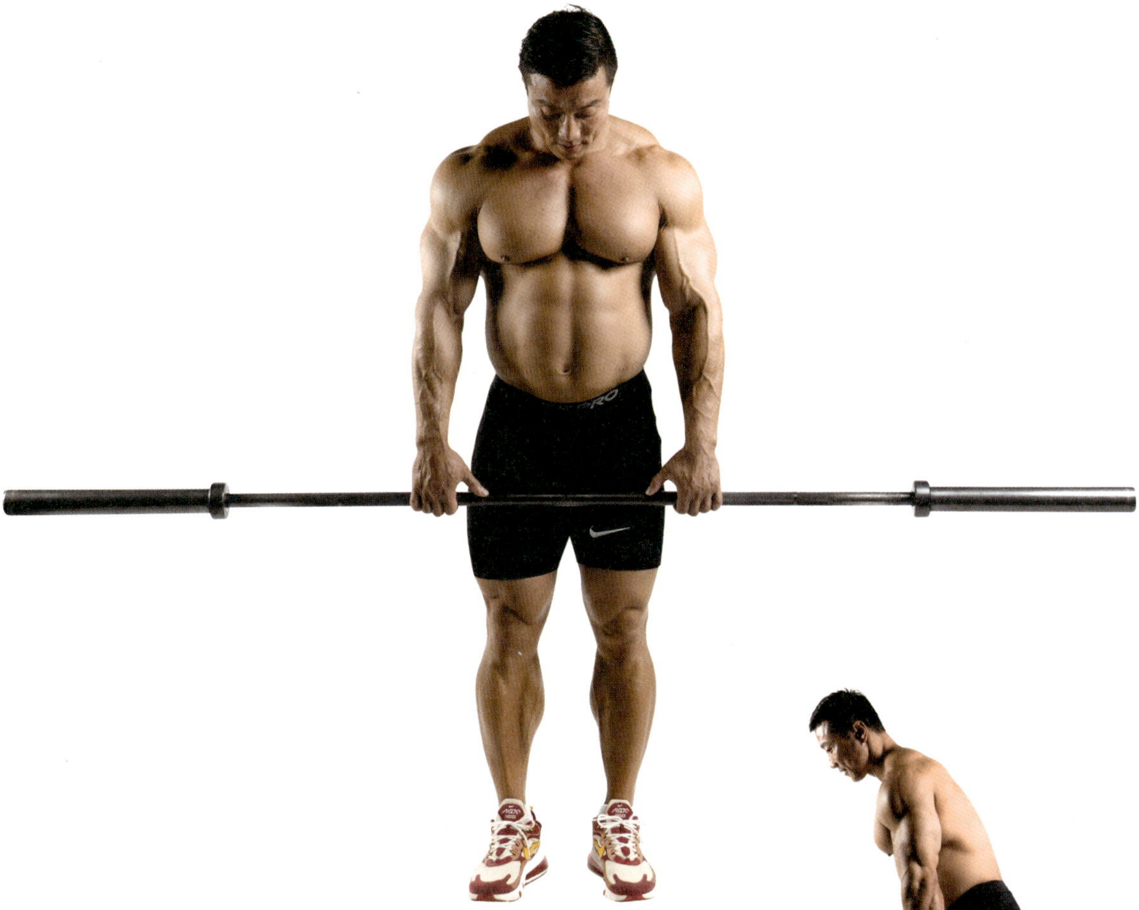

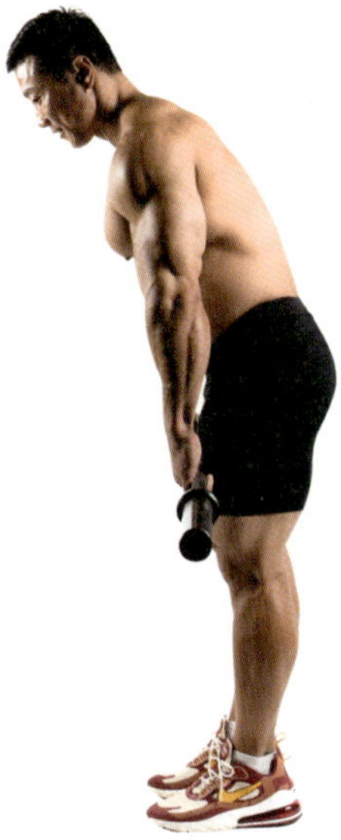

1 바로 서서 양발을 어깨너비보다 좁게 벌린 뒤 썸리스그립으로 바를 잡고 상체를 살짝 숙인다. 이때 바를 잡는 손의 위치는 어깨에서 바로 내려오는 위치로 한다.

SIDE

1세트 12-15회 × 2~5세트

 잔소리 좀 할게요

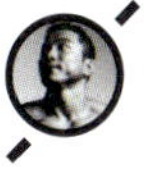

무릎을 완전히 펴서 동작할 수도 있지만 유연성이 부족한 사람은 가동범위가 심하게 제한되어 운동이 잘 안 될 수 있어요. 본인의 유연성에 따라 굽히는 정도는 조절하도록 합니다. 개인적으로는 무릎을 아주 약간만 굽히는 것을 추천해요.

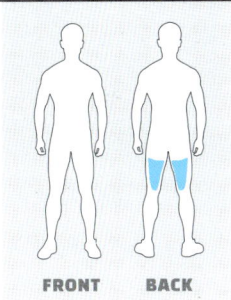

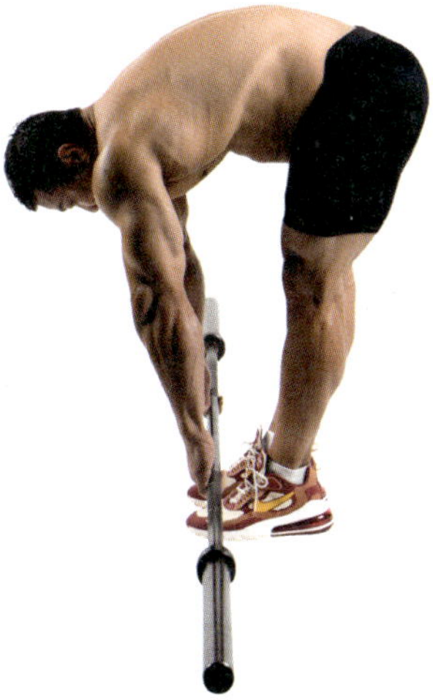

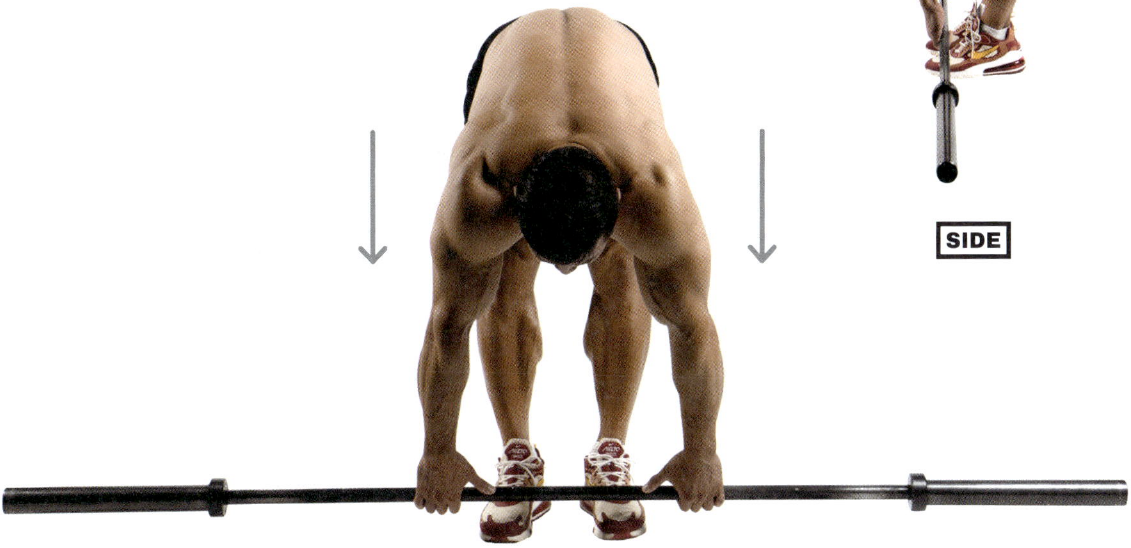

2 무릎을 편 상태에서 고관절을 사용해 엉덩이를 뒤로 빼고 바를 수직 방향으로 최대한 내린다. 허벅지 뒤쪽과 둔근의 자극을 느끼며 뒤꿈치로 밀어낸다는 느낌으로 1번 동작으로 돌아간다.

tip. 동작 시 무게중심은 항상 뒤꿈치에 둡니다.

유산소 운동, 꼭 해야 하나요?

네, 그렇습니다. 유산소 운동을 함으로써 지방을 태우고 체지방을 줄여 근육의 선명도를 올리는 데에도 도움이 되지만 가장 중요한 것은 심장 운동이 되기 때문입니다. 특히 보디빌더들은 키에 비해 체중이 많이 나가기 때문에 근력 운동과 유산소 운동의 밸런스가 맞지 않으면 심장에 무리가 옵니다. 몸 좋은 일반인들도 마찬가지입니다.

● 공복 유산소

음식을 섭취한 후에 하는 운동은 에너지를 사용하게 하지만 공복 상태에서의 유산소 운동은 온전히 지방을 태우는 역할을 합니다. 체중 감량을 목표로 하는 분들은 공복 유산소가 효과가 좋지요. 기상 후 공복 상태에서 가볍게 20~30분간 사이클 타는 것을 추천해요.
강도가 세지거나 시간이 30분 이상으로 길어질 경우 어지러움을 호소할 수 있습니다. 우선 가볍고 강도 낮게 20~30분간 하는 것을 추천합니다. 당뇨나 고혈압 등 성인병이 있다면 권하지 않습니다.

● 근력(웨이트) 운동 후 유산소

근육 증가를 목표로 한다면 본운동 즉, 근력 운동 후에 하는 유산소 운동을 추천합니다. 만약 유산소 운동 후 근력 운동을 수행하게 되면 이미 유산소에서 에너지를 많이 소비했기 때문에 근력 운동 효율이 뚝 떨어집니다.

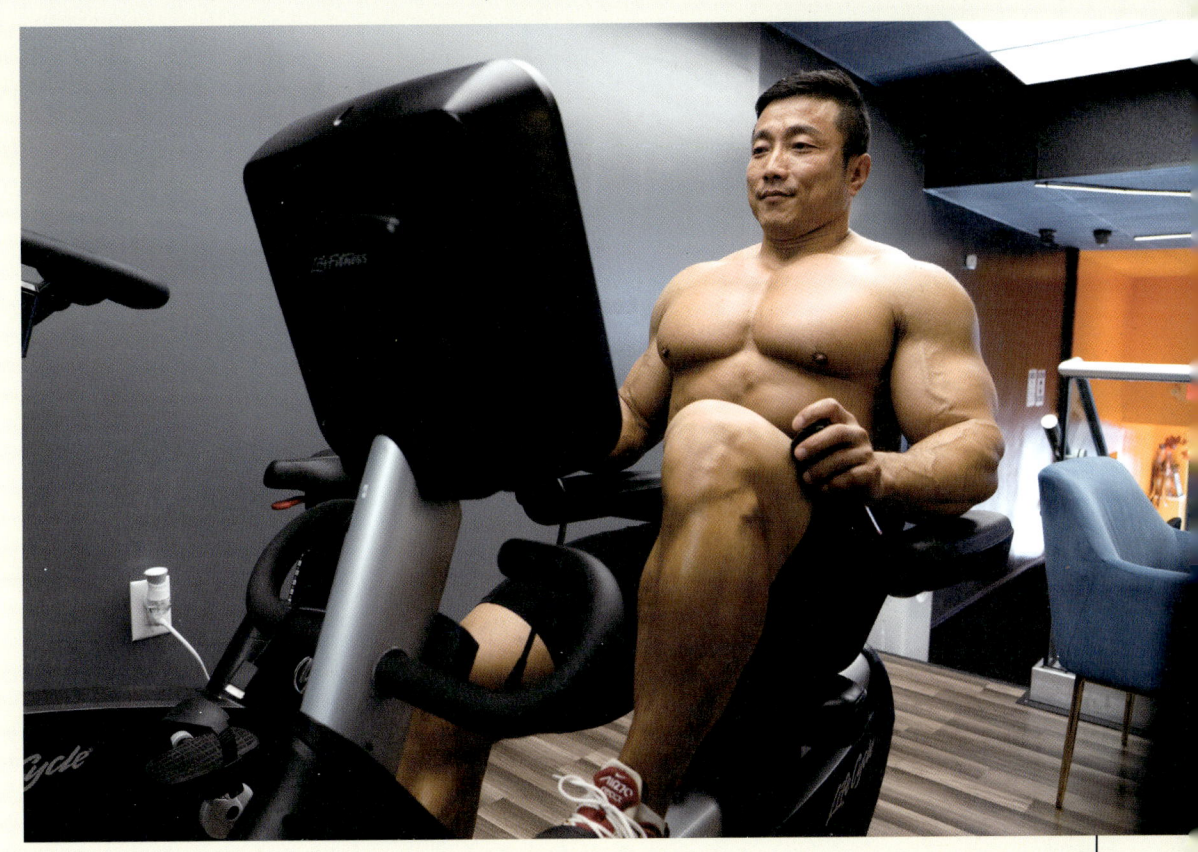

● 근육을 키우지 않고 운동을 하기 원하는 사람을 위한 유산소

유산소 운동 후 근력 운동을 수행하면 됩니다. 이 책을 펼친 분들에게는 해당 사항이 없을 거예요.

● 유산소 추천 시간

공복 유산소는 20~30분, 본운동 뒤에 하는 유산소 운동은 40~90분을 추천합니다. 대회를 앞둔 경우는 1시간씩 나누어 하루에 총 2시간 정도 하는 것이 좋아요.

● 유산소의 종류

사이클, 트레드밀, 계단 오르기, 스텝퍼, 줄넘기, 러닝 등이 있습니다. 저는 사이클을 가장 즐겨 하고 있어요.

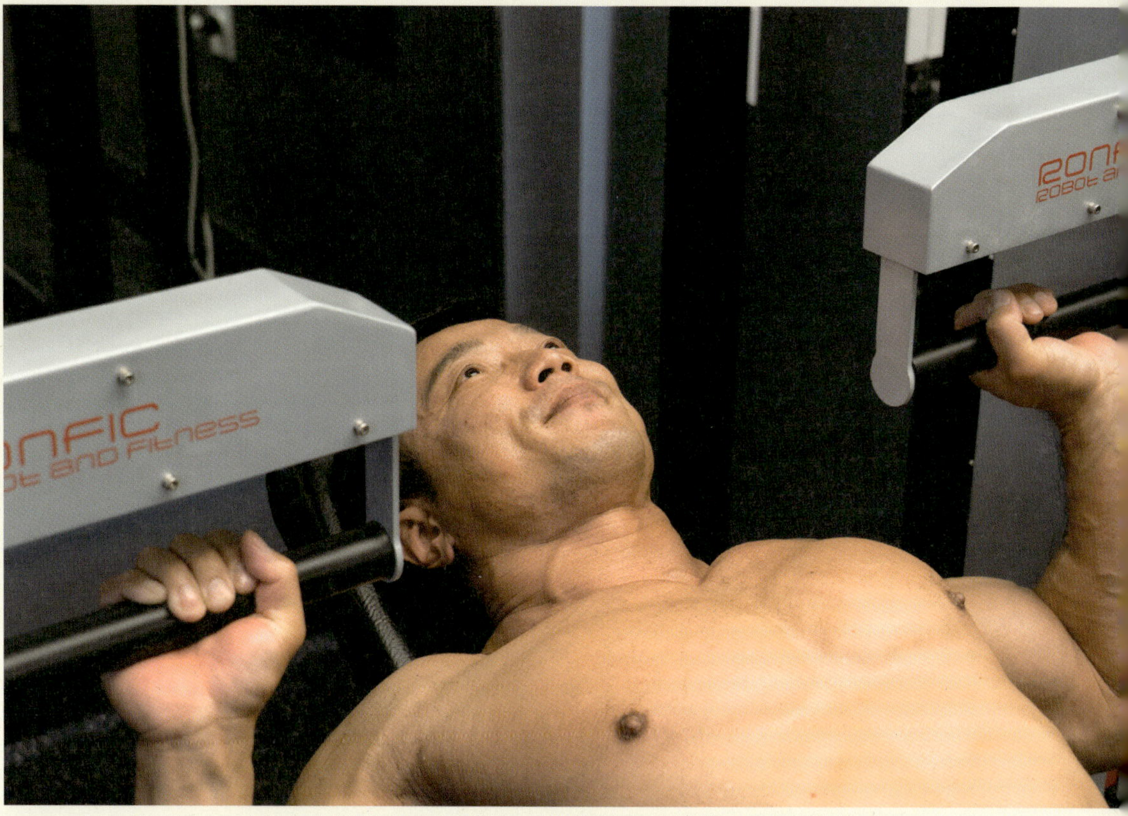

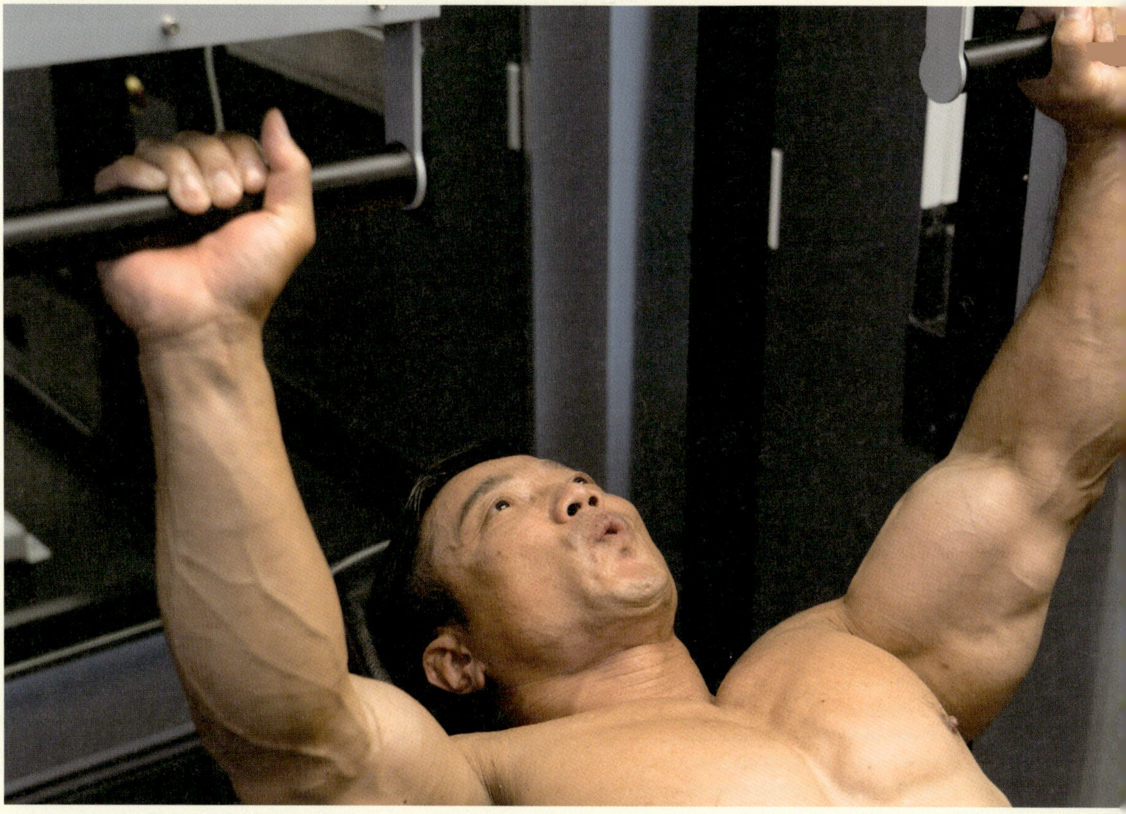

SPECIAL PAGE

188

호흡법

웨이트 트레이닝이나 보디빌딩 운동은 원래 무산소성 운동이기 때문에 운동 중에 숨을 쉬지 않습니다. 동작 중 숨을 쉬는 순간 몸 전체에 힘이 빠지게 되는데, 특히 중량을 드는 경우 무게를 들기 어려워집니다. 숨을 멈추고 동작하는 것이 정석입니다.

그렇지만 일반인들에게 숨을 쉬지 말라고 하면 많은 어려움을 호소합니다. 그래서 힘을 줄 때, 또는 밀어올릴 때 숨을 뱉고, 힘을 빼거나 버틸 때 숨을 들이마시도록 지도합니다. 운동 자세나 방법에 따라 달라지지 않습니다. 수축할 때 뱉고 이완할 때 들이마시면 된다고 생각하면 쉽습니다.

실제로 호흡법을 적용하여 중량을 들 경우 더 많은 힘이 들어 효율성이 떨어지는 것을 느낄 수 있습니다. 운동이 어느 정도 숙달됐다면 정석대로 호흡하지 않는 것을 추천합니다. 호흡법에 신경을 쓰다 보면 정작 타깃으로 하는 운동 부위에 힘을 주지 못하게 되거든요. 다시 한번 강조하지만 운동하고 있는 근육의 느낌에 집중하는 것이 가장 중요합니다. 무엇보다 운동을 꾸준히 하다 보면 본인에게 맞는 호흡법을 찾을 수 있어요. 따라서 호흡법에는 크게 신경 쓸 필요가 없다는 것을 알려 주고 싶습니다.

CHAPTER

SPLIT ROUTINE

3

분할 루틴
: 헬스장 갈 때 보세요

Q. 선생님, 분할이 무엇인가요?
A. 하루에 집중할 타깃 부위를 정해 주 단위로 루틴을 구성하는 것입니다.

헬스장에 오긴 왔는데, 거울 앞에서 어정쩡하게 서 있거나 기구들 사이로 서성거렸던 경험이 한 번쯤 있을 거예요. 원래 처음은 다 그래요. 헬스장에 들어서기 전부터 '오늘은 어디 운동 해야지!' 라고 각자의 루틴과 목표를 머릿속에 집어넣고 들어가야 합니다.

그래서 고민 없이 따라 할 수 있는 루틴을 준비했습니다. 이제 남들 하는 것 그대로 따라 하지 말고 오늘부터 제가 소개한 이 루틴대로 시작해 보세요. 흔히들 말하는 '분할 루틴'을 초급, 중급, 상급자에 따라 추천했습니다. 추가로 제가 하는 분할 루틴도 적었으니 참고가 되길 바랍니다.

오로지 내 몸에 집중하세요. 동작 하나하나에 집중해야 다치지 않고 오래 운동할 수 있습니다.

 2분할
2일 동안 상체와 하체를 번갈아 계속 반복합니다.

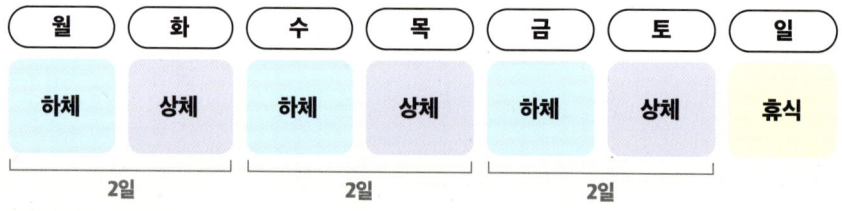

3분할
3일 동안 3개의 서로 다른 타깃 부위를 지정해 이를 3일씩 반복합니다.

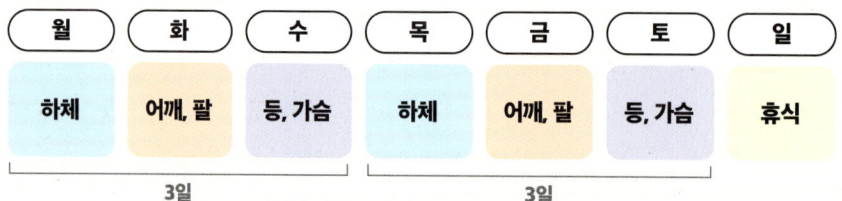

초급자

무분할

초급자는 말 그대로 이제 막 운동을 시작하는 사람들입니다.
헬스장의 기구가 아직 익숙하지 않고,
무엇부터 시작해야 할지 막막한 분들이 참고하면 좋습니다.

1 3~6개월 정도 머신만 사용한다.

2 하루에 부위별로 1가지 종류의 머신을 선택해 운동한다.
일주일 동안 1세트, 이 주일 동안 2세트, 한 달 동안 3세트로 점차 세트 수를 늘려 간다.

3 매일 어깨, 팔, 등, 가슴, 하체, 복근 운동 중 종목 1가지를 골라 각 1세트씩 수행해 몸 전체를 운동한다. 전신을 끝냈을 때 총 40~50세트 정도가 되도록 운동하길 추천한다.

 잔소리 좀 할게요

초급자에게 무분할로 매일 전신을 운동시키는 것은 운동 자체를 몸에 익숙해지게 하려는 데 목적이 있습니다. 아무 자극이 없던 근육에 계속해서 자극을 주어 감각을 깨우는 거예요. 운동 자체에 익숙해지지 않으면 다음 단계로 넘어갈 수 없습니다.
초급자에게 머신 운동만을 추천하는 이유는 자동으로 몸이 고립되어 고정된 자세로 타깃 부위에만 정확한 자극을 줄 수 있다는 장점 때문입니다. 헬스장에 가자마자 프리웨이트를 배우면 중량도 잘 들 수 없을 뿐만 아니라, 아무리 힘이 좋아도 자세를 고립시킬 수 없어 엉뚱한 부위에 운동이 되지요.
개개인에 따라 초급자의 무분할 루틴이 다소 단순한 반복이라고 느낄 수도, 버겁다고 느낄 수도 있을 거예요. 일단 운동 자체에 적응한다 생각하고 꾸준함을 기르세요.

중급자

2분할

중급자부터는
2분할로 진행합니다.

1 하루는 상체, 다른 하루는 하체로 나눠서 진행한다.

2 상체, 하체는 부위별로 2~3가지 운동을 수행한다.

3 상체, 하체 운동마다 최소 3~4세트를 진행한다.

4 하루 총 20~30세트를 추천하며 개개인의 체력에 맞게 복근 운동과 유산소를 추가한다.

집에 매트와 덤벨, 밴드가 있다면 홈 트레이닝도 충분히 가능하답니다. 머신을 제외한 모든 운동을 집에서 틈틈이 연습해 보세요.

 잔소리 좀 할게요

중급자는 머신으로 어느 정도 훈련되었으니, 프리웨이트를 배우기 시작하세요. 종목 수도 늘어나고, 강도도 세지고, 운동 시간도 늘려야 합니다. 포인트는 정확한 동작으로 천천히 운동하면서 온전히 타깃 근육의 힘으로만 동작하려고 노력하세요.

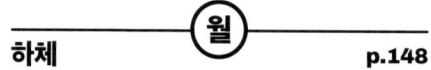

하체 — 월 — p.148

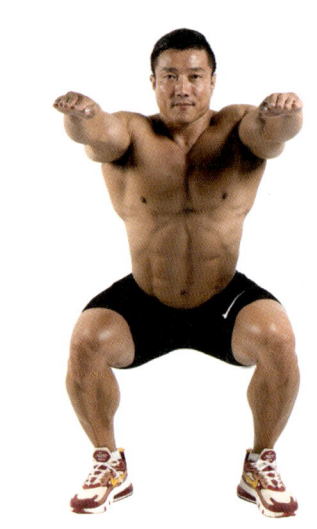

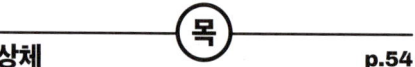

상체 — 목 — p.54

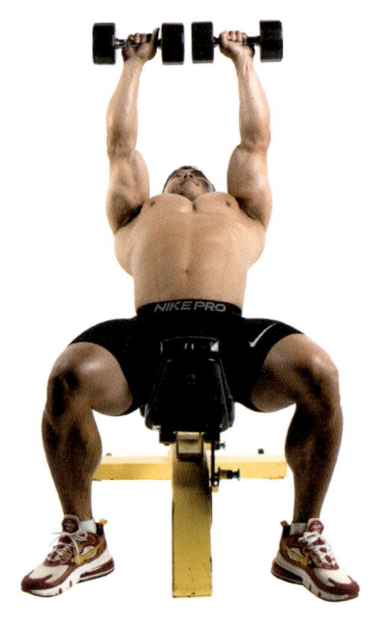

상체 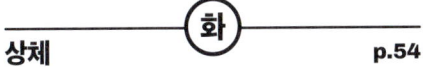 화 　p.54

하체 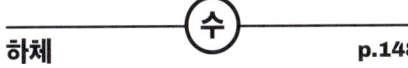 수 　p.148

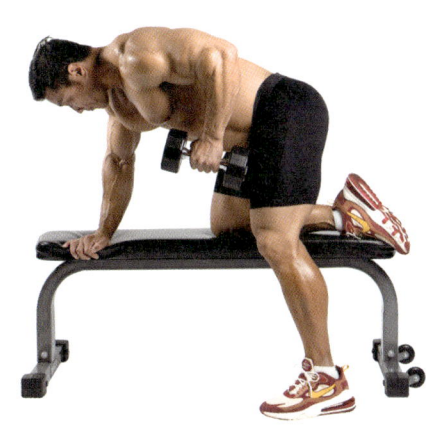

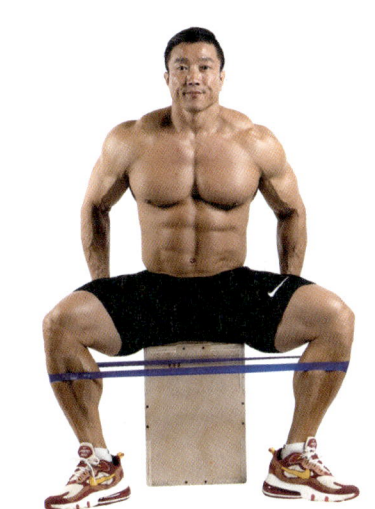

하체 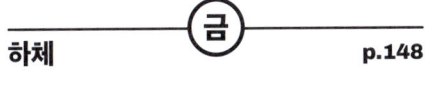 금 　p.148

상체 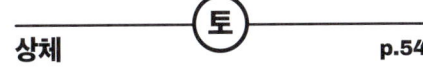 토 　p.54

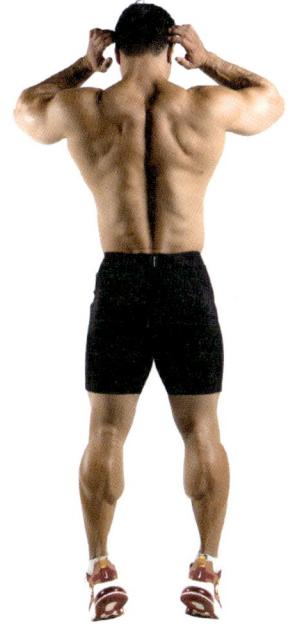

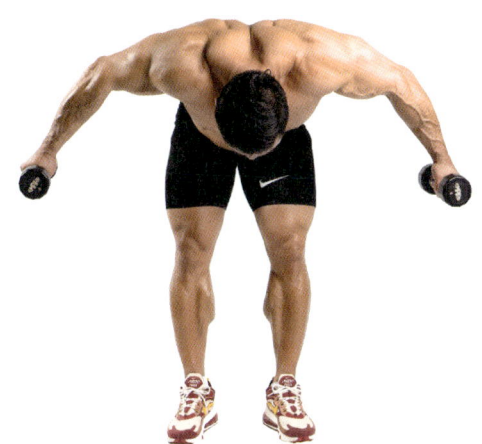

상급자

3분할

**상급자는
3일로 나눠서 진행하세요.**

1 루틴에 없는 복근 운동은 매일 혹은 이틀에 한 번 포함하길 추천한다.

2 한 부위당 20세트 이상 수행한다.
 가슴 - 플랫 벤치 프레스 5~7세트 수행 후 나머지 3~4가지 종목을 4세트씩 수행한다.

3 유산소 운동은 개인의 재량과 컨디션에 따라 추가한다.

집에 매트와 덤벨, 밴드가 있다면 홈트레이닝도 충분히 가능하답니다. 머신을 제외한 모든 운동을 집에서 틈틈이 연습해 보세요.

잔소리 좀 할게요

운동 빈도, 시간, 강도를 점차 늘려가야 합니다.

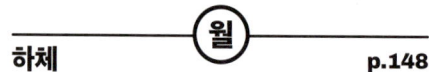

하체 — 월 — p.148

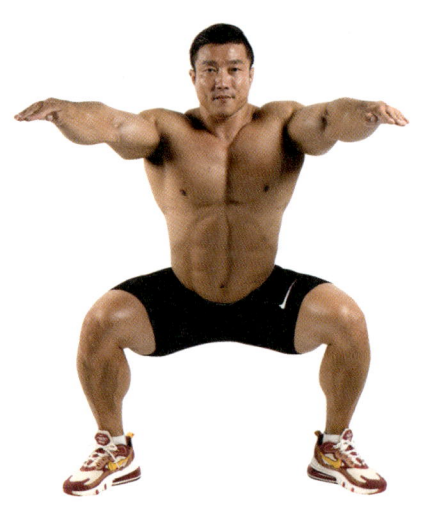

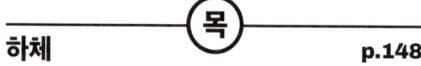

하체 — 목 — p.148

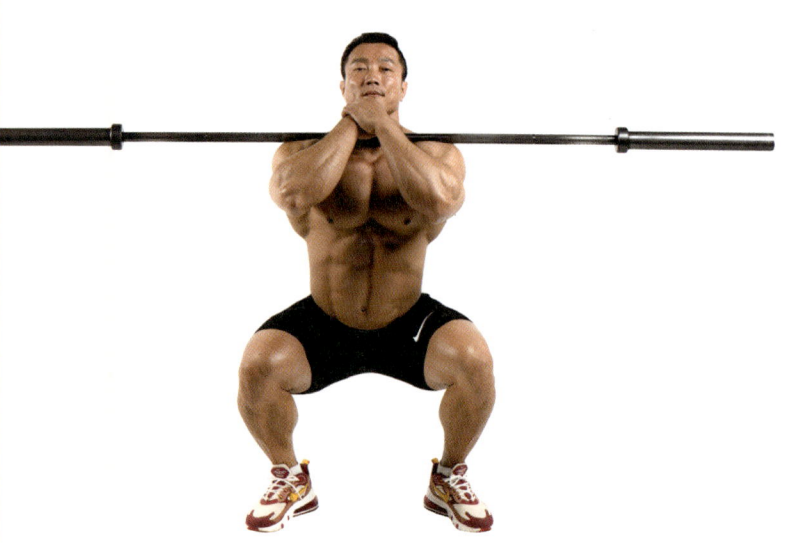

어깨, 팔 — 화 —	p.74 p.114	등, 가슴 — 수 —	p.56 p.94
어깨, 팔 — 금 —	p.74 p.114	등, 가슴 — 토 —	p.56 p.94

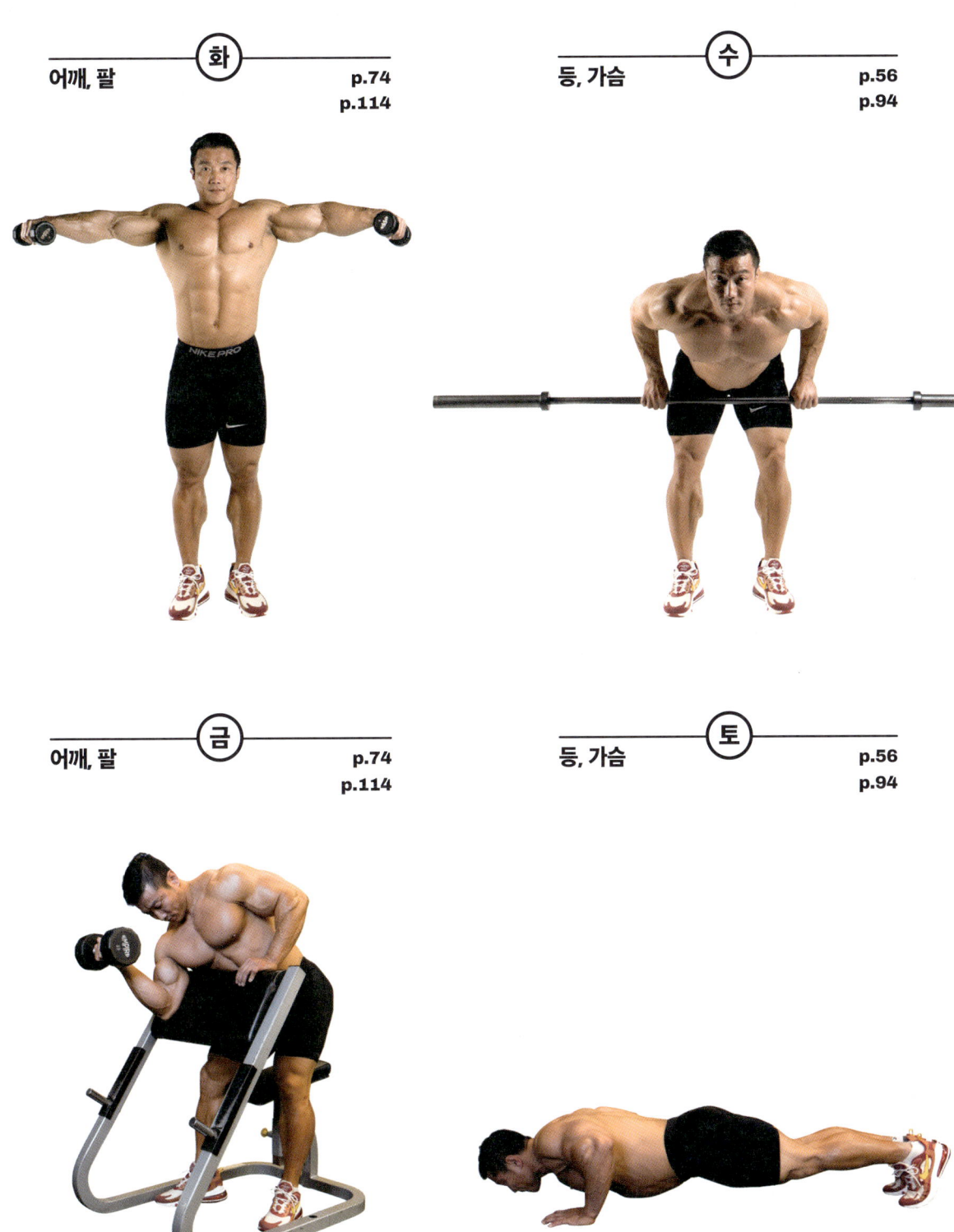

선수

4분할

선수의 경우는
4분할 루틴으로 진행합니다.

1 루틴에 없는 복근 운동은 매일 혹은 이틀에 한 번 포함시킨다.

2 한 부위당 40세트 이상 수행한다.
  ex 가슴 - 플랫 벤치 프레스 8~9세트 수행 후 나머지 3~4가지 종목을 4~5세트씩 수행한다.

3 유산소 운동은 개인의 재량과 컨디션에 따라 추가한다.

집에 매트와 덤벨, 밴드가 있다면 홈 트레이닝도 충분히 가능하답니다. 머신을 제외한 모든 운동을 집에서 틈틈이 연습해 보세요.

 잔소리 좀 할게요

선수의 경우 시즌과 비시즌의 운동 방법이 달라집니다. 특히 시즌에는 근성장에 효과적인 세트 구성으로 폭발적인 근육 증가를 위해 노력하면 좋습니다.

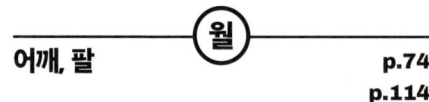

어깨, 팔 — 월 — p.74
p.114

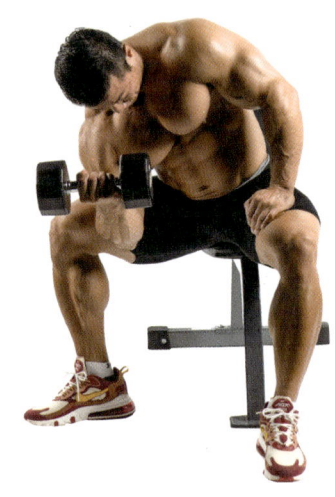

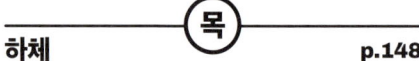

하체 — 목 — p.148

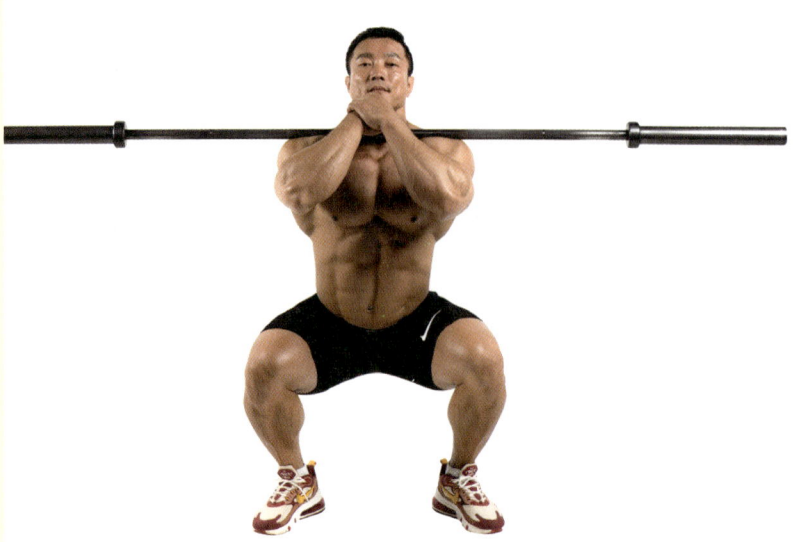

가슴 —（화）— p.94   등 —（수）— p.56

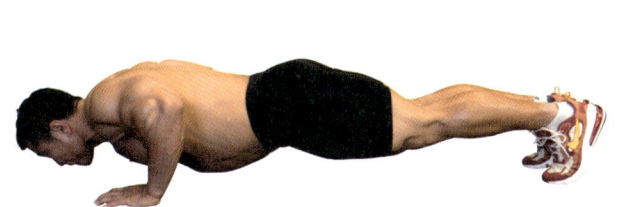
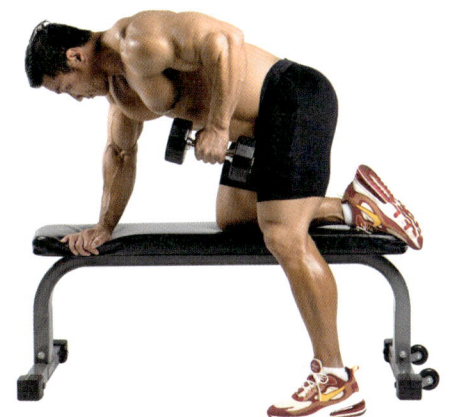

어깨, 팔 —（금）— p.74
p.114

가슴 —（토）— p.94

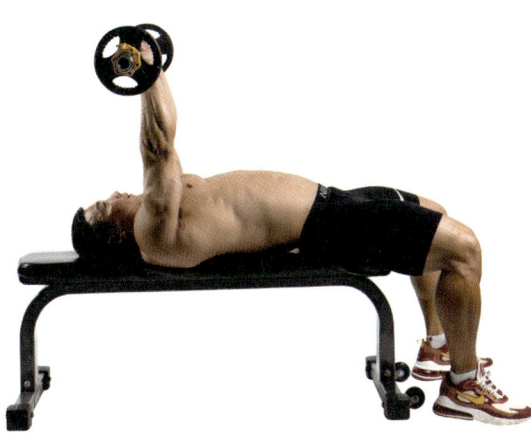
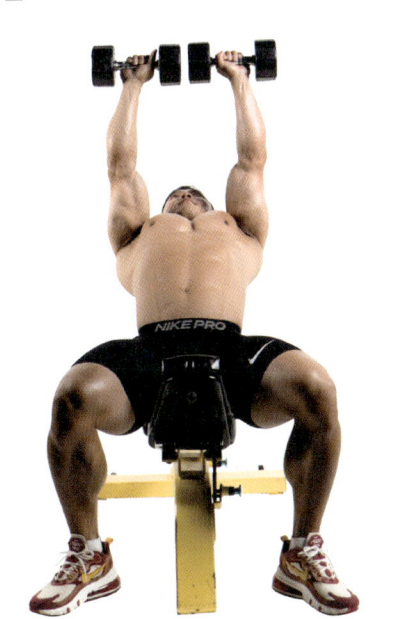

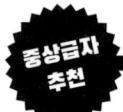

세트 종류

중급자나 상급자도 이를 적용해 운동 효과를 올리고
근육 강화 속도를 빠르게 성장시킬 수 있으니 참고하세요.

① 종목 조합으로 타깃 부위의 자극을 극대화!

● 슈퍼 세트

서로 반대되는 근육(주동근-길항근*)을 휴식 없이 이어 하는 것을 1세트로 한다.
상완이두근 + 상완삼두근 / 가슴 + 등 / 대퇴이두근 + 대퇴사두근 등이 있다.

ex 이두근, 삼두근 - 원암 덤벨 컬 or 바벨 컬 + 라잉 트라이셉스 익스텐션

> 길항근은 주동근이 움직일 때 견제하고 제어하는 근육입니다. 이두근의 길항근은 삼두근, 대흉근의 길항근은 등이라고 할 수 있죠.

● 컴파운드 세트

같은 부위의 2가지 운동을 쉬지 않고 이어 하는 것을 1세트로 한다.

ex 삼두근 - 케이블 푸시 다운 + 덤벨 킥백

● 트라이 세트

같은 부위의 3가지 운동을 쉬지 않고 이어 하는 것을 1세트로 한다.

ex 삼두근 - 케이블 푸시 다운 + 덤벨 킥백 + 라잉 트라이셉스 익스텐션

② 중량 조절로 타깃 부위의 펌핑을 극대화!

● **어센딩 세트**

가벼운 중량에서 세트를 시작해 점차적으로 중량을 올려 나간다.

ex 플랫 벤치 프레스 60kg 20회 ➡ 80kg 15회 ➡ 100kg 12회

● **디센딩 세트**

본인이 가능한 최고 중량에서 세트를 시작해 점차적으로 중량을 줄여 나간다.

ex 파워 레그 프레스 160kg 2회 ➡ 140kg 5회 ➡ 120kg 8회

● **드롭 세트**

첫 세트부터 마지막 직전 세트까지는 어센딩 세트로 수행하고, 마지막 세트에서 휴식 시간 없이 연달아 중량을 줄여 가며 가장 가벼운 무게가 될 때까지 진행한다.

ex 파워 레그 프레스 160kg 2회 ➡ 100kg 6회 ➡ 80kg 10회를 쉬지 않고 진행

BONUS

강경원 루틴

월요일은 가슴&팔, 화요일은 하체, 수요일은 어깨, 목요일은 등을 매주 반복하며 요일별로 타깃 부위를 정해 운동하는 편입니다. 비시즌에는 복근 운동을 이틀에 한 번씩 하고, 시즌에는 매일 합니다. 유산소 운동은 비시즌엔 1시간, 시즌에는 2시간을 수행합니다. 매번 이야기하지만, 제 루틴은 참고만 하세요. 본인의 체력과 몸에 맞게 운동하는 것이 정답입니다.

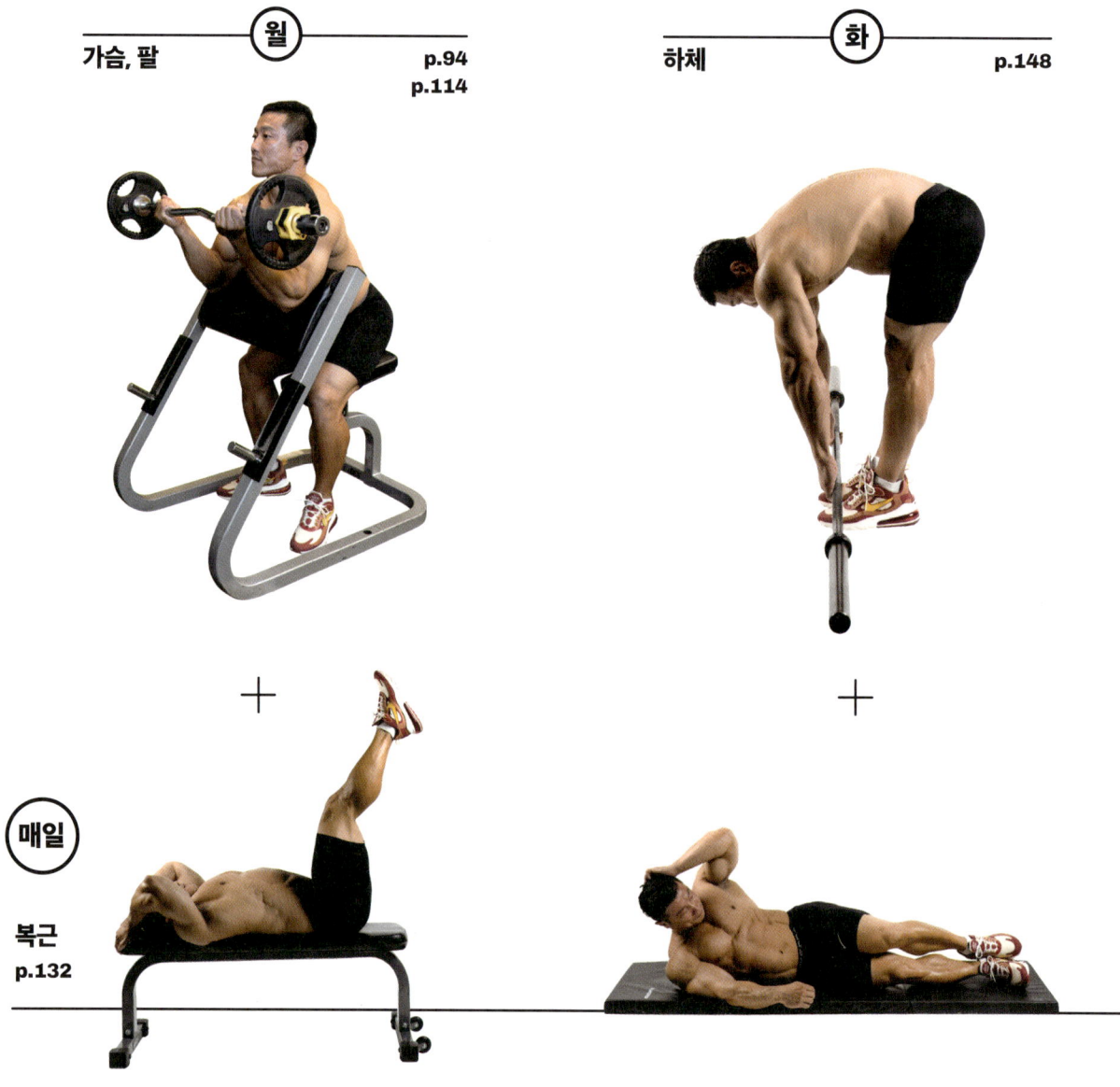

가슴, 팔 — 월 — p.94 / p.114

하체 — 화 — p.148

매일

복근 p.132

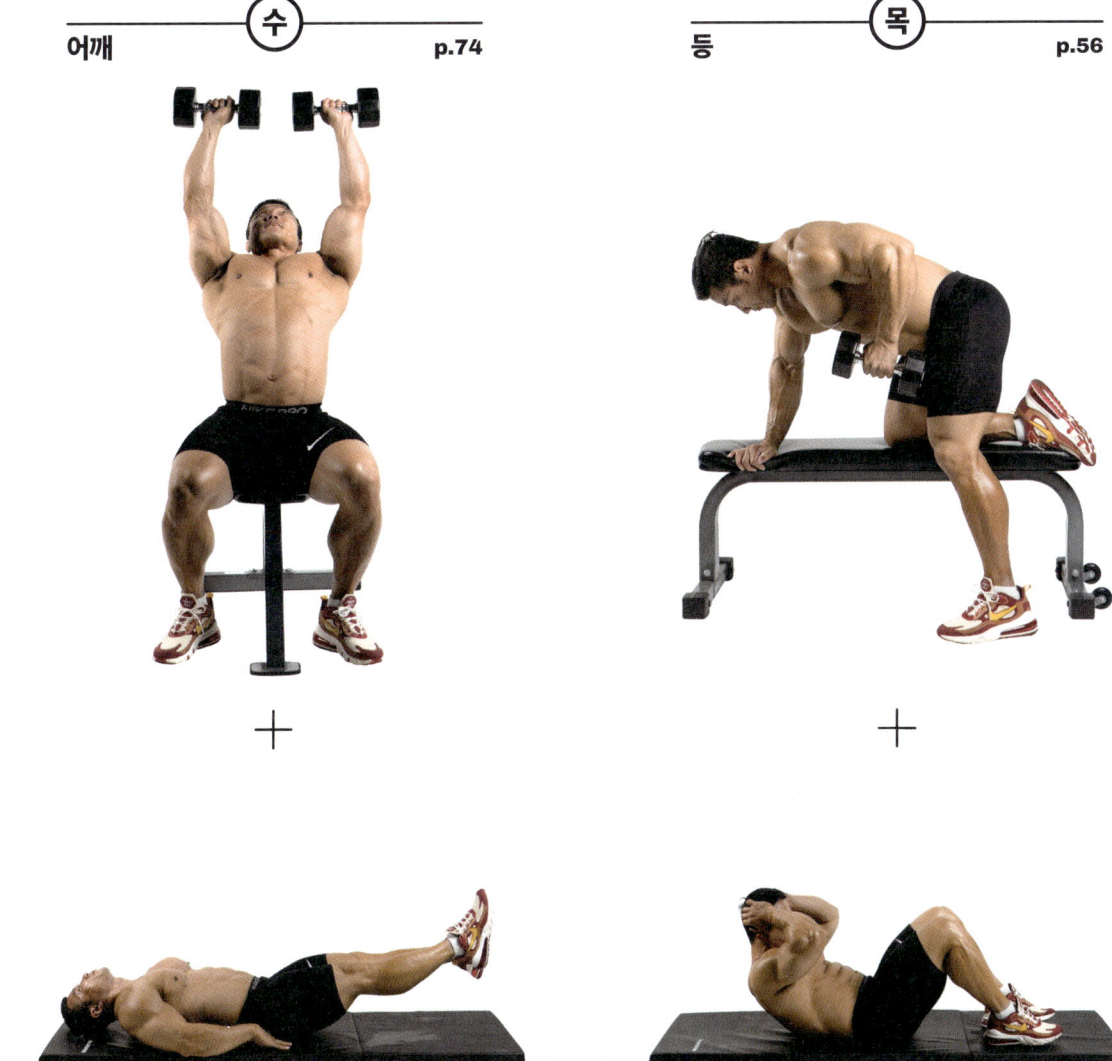

| 어깨 — 수 — p.74 | 등 — 목 — p.56 |

MONDAY

월요일은 가슴, 팔

가슴 루틴

스트레칭 10분 > 덤벨 플라이 웜업 2세트 > 플랫 벤치 프레스 웜업 2세트 > 플랫 벤치 프레스 8세트 > 인클라인 벤치 프레스 5세트 > 인클라인 덤벨 프레스 4세트 > 딥스 4세트 > 인클라인 푸시업 4세트

제가 해 오고 있는 기본적인 가슴 운동 루틴입니다. 시즌에는 케이블 크로스 오버나 덤벨 풀 오버, 바벨 풀 오비도 하지만, 시금은 비시즌이기 때문에 가장 기본적이고 평소에 하는 운동법이니 참고가 되길 바랍니다. 당부하고 싶은 것은 운동 루틴은 따라 해도 되나, 유튜브 속의 동작은 따라 하면 안 됩니다. 끝까지 다 밀고, 끝까지 다 모아 주며 운동하시기 바랍니다.

팔 루틴

케이블 푸시 다운 웜업 2세트 > 프리처 컬 웜업 2세트 > 케이블 푸시 다운 7세트 > 프리처 컬 7세트 > 시티드 트라이셉스 프레스 5세트 > 스탠딩 E-Z바 컬 5세트 > 라잉 트라이셉스 익스텐션 5세트 > 컨센트레이션 컬 6세트 > 인클라인 내로우 푸시업 3세트

저는 이두근, 삼두근 운동을 합쳐서 슈퍼세트로 진행합니다. 슈퍼세트로 하면 휴식 시간이 없어 훨씬 힘들거든요. 시즌과 비시즌에 상관없이 즐겨 하는 운동법입니다. 지금 팔 루틴의 시작은 케이블 푸시 다운과 프리처 컬인데, 저는 시작할 때 웜업 빼고는 무조건 7~8세트를 합니다. 총 시간은 1시간 30분 정도, 전체 30세트 정도를 하는 것 같아요.

TUESDAY

화요일은 하체

하체 루틴

라잉 레그 컬 7세트 > 바벨 런지 5세트 > 레그 익스텐션 5세트 > 핵 스쿼트 4세트 > 백 스쿼트 1세트(스트레칭) > 레그 프레스 4세트 > 와이드 덤벨 스쿼트 4세트 > 스탠딩 카프 레이즈 5세트 > 스티프 데드리프트 5세트

전반적인 하체 운동 종목을 고루 운동한다고 보면 됩니다. 제 경우 특히 햄스트링을 집중적으로 하는 날이 많습니다. 미국에 온 뒤로 외국인들과 경쟁을 하다 보니 힙과 햄스트링이 약하다는 생각이 들어 스티프 데드리프트, 시티드 레그 컬을 필수로 하고 있습니다. 그렇게 허벅지 뒤쪽 운동을 먼저 하고 앞쪽을 이어서 진행합니다.

WEDNESDAY

수요일은 어깨

어깨 루틴

사이드 레터럴 레이즈 웜업 2세트 > 스트레칭 10분 > 오버헤드 바벨 프레스 웜업 1세트 > 오버헤드 바벨 프레스 8세트 > 오버헤드 덤벨 프레스 5세트 > 사이드 레터럴 레이즈 5세트 > 바벨 프런트 레이즈 4세트 > 벤트 오버 덤벨 레이즈 5세트 > 바벨 슈러그 5세트

어깨는 비시즌 기준 사이드 레터럴 레이즈, 오버헤드 바벨 프레스, 오버헤드 덤벨 프레스, 벤트 오버 덤벨 레이즈 등 하루에 4가지 종목을 정해 운동하고 있습니다. 시즌기에는 위의 운동 종목에 추가로 바벨 프런트 레이즈 4세트와 원암 사이드 레터럴 레이즈 4세트를 추가합니다.

THURSDAY

목요일은 등

등 루틴

풀업 & 친업 8세트 > 티바 로우 5세트 > 원암 덤벨 로우 4~5세트 > 랫풀다운 4세트 > 시티드 로우 2세트 > 백 익스텐션

평상시인 비시즌에는 이렇게 6가지 종목으로 운동합니다. 항상 풀업이나 친업부터 시작하고 가장 먼저 하는 종목을 8세트 정도 합니다. 그리고 티바 로우 5세트, 원암 덤벨 로우 4~5세트, 랫풀다운, 시티드 로우, 백 익스텐션 등을 진행하면 40세트는 넘는 것 같아요. 가장 메인은 루마니안 데드리프트, 바벨 로우, 풀업으로 둡니다.

EVERYDAY

매일 복근

비시즌에는 이틀에 한 번, 시즌에는 매일 수행합니다. 이때 제가 주로 하는 복근 운동 4가지는 레그 레이즈, 벤치 크런치, 행잉 레그 레이즈, 사이드 크런치입니다. 이 중에서도 제가 가장 큰 효과를 본 복근 운동은 벤치에서 하는 레그 레이즈입니다. 선명한 복근을 만들고 싶다면 참고하세요.

보디빌딩 대회 소개

이제 누구나 보디빌딩 운동을 좋아하고 잘할 수 있는 시대입니다. 바디프로필을 넘어 보디빌딩 대회에도 관심이 현저히 높아진 상태지요. 그래서 제가 국내외 출전했던 대회들을 반갑게 소개하고, 현재 진행되고 있는 보디빌딩 대회들도 간단히 알려 줄게요. 관심 있는 분들에겐 일상의 새로운 활력과 도전이 되길 바랍니다.

GLOBAL

1. 아놀드 클래식

시상식에서 박수를 치고 있는 아놀드 슈왈제네거 사진을 본 적이 있나요?
보디빌더이자 할리우드의 톱스타인 아놀드 슈왈제네거가 주관하는 세계적인 보디빌딩 대회이며, 미스터 올림피아와 함께 가장 권위 있는 대회로 꼽힙니다. 미국 오하이오주에서 매해 개최됩니다.

저는 2014년 아놀드 클래식 아마추어 90kg급에서 1등을 차지하고, 모든 체급을 통틀어 오버롤 챔피언이 되면서 한국인 사상 최초로 프로 카드를 받았습니다. 이 카드가 있어야 아놀드 클래식 프로 대회를 출전할 수 있거든요.

그 후 3년 연속 아놀드 클래식의 초청으로 시합을 뛰었고, TOP 5 보디빌더 안에 이름을 올린 전무후무한 기록을 남겼습니다.

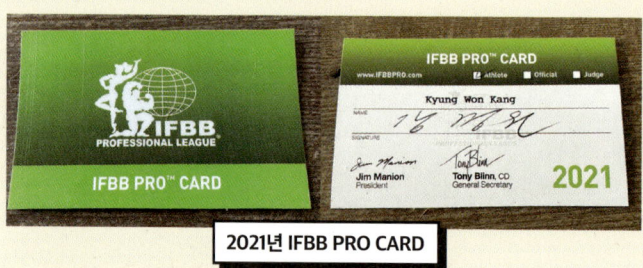

2021년 IFBB PRO CARD

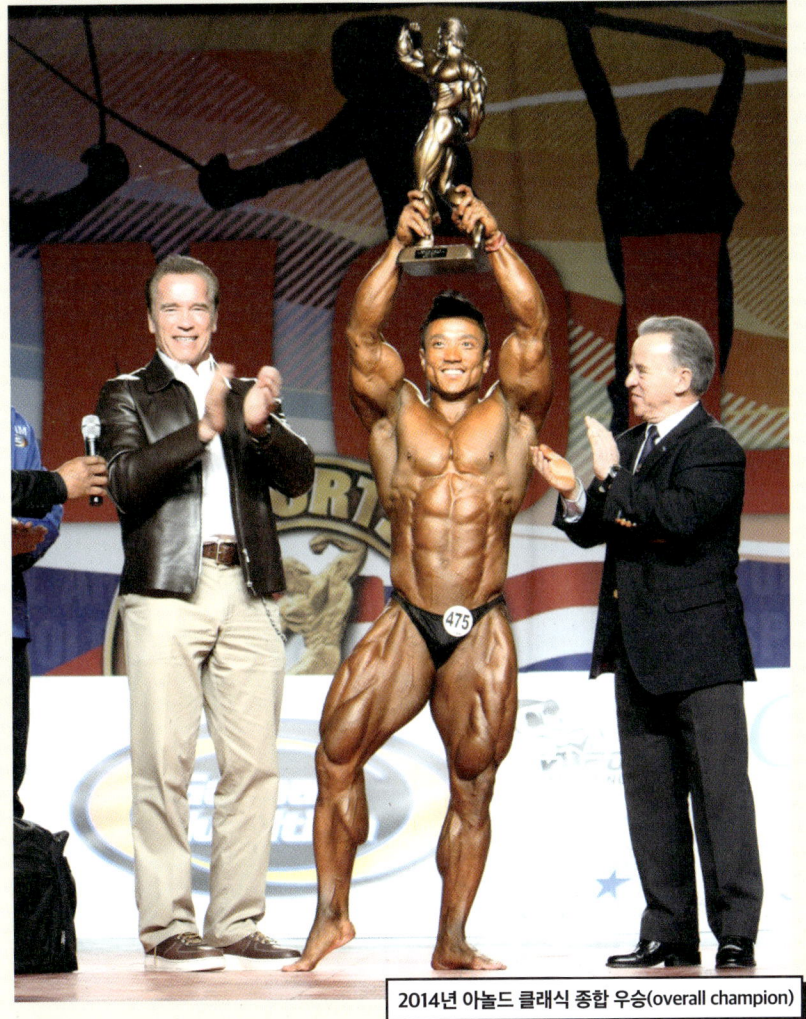

2014년 아놀드 클래식 종합 우승(overall champion)

2. 미스터 올림피아

매년 라스베이거스에서 열리는 미스터 올림피아. 보디빌딩이나 피트니스에 관심이 있다면 한 번쯤은 들어 봤을 거예요.

미스터 올림피아는 아놀드 슈왈제네거가 7회 우승한, 세계에서 가장 권위 있는 프로 보디빌딩 대회입니다. 국제보디빌딩연맹(IFBB)이 개최하며 많이들 이야기하는 IFBB 프로 카드 획득이 이 대회에서 이루어집니다.

도리안 예이츠, 카이 그린, 제이 커틀러 등 최고의 선수들이 경쟁한 대회입니다. 보디빌더라면 이 무대에 한 번 서는 것이 평생의 꿈이기도 하지요.

출전 자격의 문턱이 매우 높아 아마추어 부분 세계 대회에서 전 체급 통합우승을 차지해야 프로 카드를 획득할 수 있고, 이후 프로 대회에서 점수를 획득해야 올림피아 프로 대회에 참가할 수 있습니다. 제가 출전하기 이전에는 한국 선수 중 이 무대를 밟아 본 선수가 없을 정도였으니까요. 이 대회에서는 맨즈 피지크, 클래식 피지크, 보디빌딩 212, 보디빌딩 오픈 총 4종목이 열립니다.

● 맨즈 피지크 Men's Physique
최근 인기가 높아진 피트니스의 형태로 잡지나 영화 등에 나올 법한 대중적으로 매력적인 몸을 가진 형태의 피트니스입니다. 피지크에서는 누구든지 만들 수 있는 형태와 보기에 아름다운 몸을 지향합니다.

● 클래식 피지크 Classic Physique
피지크와 보디빌더의 사이의 몸을 지향하지만, 키 대비 몸무게에 제한을 두고 가장 밸런스가 좋고 아름다운 근육을 찾는 종목입니다.

● 보디빌딩 212 Bodybuilding 212
키의 제한이 없고 몸무게 212파운드 즉, 96kg의 제한만 존재합니다. 전통적인 보디빌딩 종목 역시 키에는 제한을 두지 않고 몸무게로 체급을 나눕니다.

● 보디빌딩 오픈 Bodybuilding Open
키와 몸무게 모두 제한이 없는 대회로, 한계 없이 더 크고 더 야성적인 몸이 살아남는 무제한급 대회를 말합니다.

KOREA

한국 보디빌딩은 크게 두 가지로 나뉩니다.
대한체육회 산하에 있는 대회와 그렇지 않은 대회.
흔히 '대보협 대회'와 '사설 대회'로 분류합니다.

1. 대한체육회 산하 대회

● 전국체전
대한체육회가 주최하고 문화체육관광부가 후원하며 100년 이상 한국 최고의 강자들이 경쟁해 온, 국내에서 가장 권위가 높은 공식 대회입니다. 한 지역의 대표로 선출이 되어야 대회에 출전할 수 있기 때문에 전국체전 출신 선수들을 한국에서는 엘리트 보디빌더로 종종 부르고 있습니다.

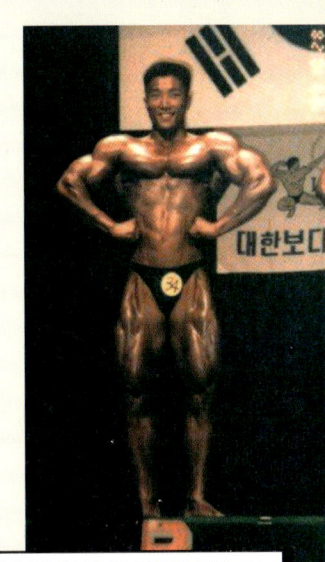
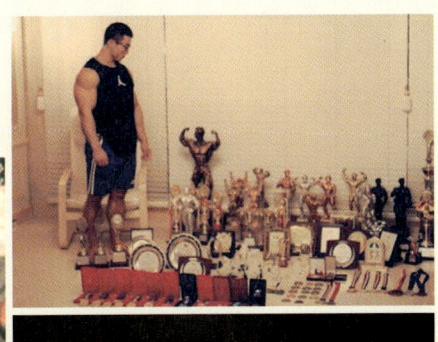
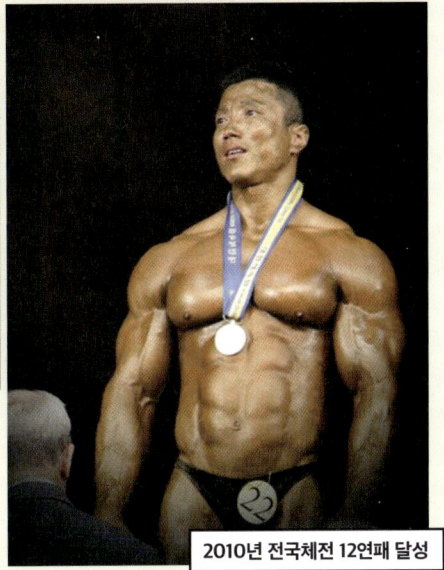

1997년 미스터 유니버시티 전체 우승

2010년 전국체전 12연패 달성

● **미스터 코리아**
대한체육회 산하의 미스터 YMCA 대회. 60kg부터 90kg까지 5kg 단위로 체급을 나눕니다. 국제보디빌딩연맹(IFBB) 프로에서 유일하게 인정하고, 국제 연맹의 아마추어 룰을 따르는 단체가 '대한보디빌딩협회'입니다.

2. 사설 대회

나바(NABA), 머슬마니아(Muscle Mania), 피트니스스타(Fitness Star) 등의 다양한 보디빌딩 대회가 존재합니다. 이 대회들은 국제연맹의 룰을 따르지 않기 때문에 사설 대회로 불립니다. 대체로 미국의 피지크나 클래식 피지크처럼 대중적이고도 아름다운 근육질의 몸을 찾는 피트니스 대회로 분류됩니다. 보디빌딩에 관심이 많은 누구나 마음만 먹으면 신청할 수 있어 최근 바디프로필 열풍과 함께 몸만들기 문화의 기폭제 역할을 하고 있지요.
이 단체들은 국제보디빌딩연맹이나 대한체육회 소속 단체가 아니므로 단체별 룰이 다릅니다. 영국 전통의 룰을 따르고 있는 '나바', 퍼포먼스와 스타성도 심사에 반영하는 '머슬마니아' 등은 의상을 입고 포즈를 취하거나, 전통적인 보디빌딩과 다른 포즈를 취하는 방식으로 조금 더 대중에게 친숙하게 다가가고 있습니다.

강경원의 백 투 베이직

1판 1쇄 찍음 2021년 7월 22일
1판 14쇄 찍음 2023년 6월 15일

지은이 강경원

편집 김지향 정예슬 황유라
교정교열 윤혜민
디자인 타입타이포
사진 김성현
미술 이미화 김낙훈 한나은 김혜수
마케팅 정대용 허진호 김채훈 홍수현 이지원 이지혜 이호정
홍보 이시윤 윤영우
저작권 남유선 김다정 송지영
제작 임지헌 김한수 임수아 권순택
관리 박경희 김도희 김지현

펴낸이 박상준
펴낸곳 세미콜론
출판등록 1997. 3. 24. (제16-1444호)
06027 서울특별시 강남구 도산대로1길 62

대표전화 515-2000 팩시밀리 515-2007
편집부 517-4263 팩시밀리 515-2329

ISBN 979-11-91187-49-6 13510

세미콜론은 민음사 출판그룹의
만화·예술·라이프스타일 브랜드입니다.
www.semicolon.co.kr

트위터 semicolon_books
인스타그램 semicolon.books
페이스북 SemicolonBooks
유튜브 세미콜론TV